医用化学与生物化学实验教程

张孟业　赵兴国　王莹　主编

山东大学出版社
·济南·

图书在版编目(CIP)数据

医用化学与生物化学实验教程 / 张孟业,赵兴国,
王莹主编.—济南:山东大学出版社,2021.7
ISBN 978-7-5607-7093-2

Ⅰ.①医… Ⅱ.①张…②赵…③王… Ⅲ.①医用化
学－实验－医学院校－教材②生物化学－实验－医学院校
－教材 Ⅳ.①R313-33②Q5-33

中国版本图书馆 CIP 数据核字(2021)第 144549 号

策划编辑	唐	棣
责任编辑	李昭辉	
封面设计	杜	婕

出版发行	山东大学出版社	
社 址	山东省济南市山大南路 20 号	
邮政编码	250100	
发行热线	(0531)88363008	
经 销	新华书店	
印 刷	济南巨丰印刷有限公司	
规 格	720 毫米×1000 毫米 1/16	
	18.25 印张 328 千字	
版 次	2021 年 7 月第 1 版	
印 次	2021 年 7 月第 1 次印刷	
定 价	35.00 元	

《医用化学与生物化学实验教程》
编委会

主　编　张孟业　赵兴国　王　莹

副主编　贾玉英　丁庆军　姚晓萌

编　者　(按姓氏笔画排列)

丁庆军　王　云　王　莹　亓　超

李新军　张　琛　张孟业　赵西梅

赵兴国　姚晓萌　姚梅悦　贾玉英

前　言

　　本书以全国高等本科院校规划教材《医用化学》和《生物化学》为参考,在已使用多年的《医用化学和生物化学实验》自编实验教材的基础上,借鉴国内外相关本科实验教材,组织我校(齐鲁理工学院)有多年教学经验的教师,共同编写了本实验教程。

　　本实验教程包括实验须知、无机化学实验、分析化学实验、有机化学实验和生物化学实验五篇。全书注重学生素质和能力的培养,强化了思政元素在实验课程中的有机融入,力求全面培养学生的实验操作技能,通过对实验内容的学习加深学生对实验原理的理解和对实验操作要点的掌握,提高学生将理论与实践相结合的能力及解决实际问题的能力,强化学生的动手能力和创新能力。对实验过程中学生操作容易出现问题的部分,书中列出了注意事项,以提高实验的成功率。实验内容后设有以二维码的形式呈现的思考题、临床案例、科技前沿知识等拓展资料,有利于引导学生分析问题并解决问题。

　　本教材适用于护理学、中药学、医学检验技术、康复治疗技术、药学等相关专业使用。全书在编写过程中采用了集体讨论、分别执笔的写作方式。由于笔者水平所限,书中的不足之处在所难免,在此特敬请广大读者提出宝贵的意见和建议。

编　者

2021 年 3 月 1 日

目　录

第一篇　实验须知

第二篇　无机化学实验

第三篇　分析化学实验

第四篇　有机化学实验

第五篇　生物化学实验

第一篇

实验须知

第一章　实验课教师与学生的职责及要求

实验课是培养学生的实际动手能力、综合能力和创新能力的重要课程。为了确保实验课的教学质量,维持实验教学的正常进行,对教师和学生均有一定的要求。

第一节　实验课教师的职责及要求

1.启发、教育学生认识实验教学的目的和意义,重视实验课。

2.指导学生按教学大纲和教材内容的要求,独立而正确地完成各项实验操作。培养学生的实验工作能力,养成良好的实验室工作习惯。

3.提示学生避免发生安全事故。

4.督促检查学生按要求完成各项试验作业,考核学生的实验成绩。

5.负责组织学生贯彻落实实验室的各项管理制度。

6.改进实验教学内容和教学方法,努力提高教学质量。

7.在实验室主任或实验课教学组长的组织领导下,负责向有关实验技术人员提出所需器材的使用计划,指导实验技术人员完成有关的准备工作。

8.实验课教师有权停止未按要求完成实验准备工作或不认真进行实验操作的学生的实验,有权制止任何违反实验室制度的行为。

9.实验课教师在教学中要认真备课,细心观察,耐心指导,严于律己,并认真填写教学记录,以便积累经验,不断提高教学水平。

10.要求实验课教师对实验教学的目的和要求有充分的理解和认识,并在教学中通过具体措施予以体现和落实。

11.对实验内容进行过哪些钻研(包括预实验记录)、发现过哪些问题、有哪些改进等都要有记录。

12.对实验课中出现的问题,对学生实验能力的观察和了解等要有详细的记录。

13.对学生进行指导和教育,对实验教学的经验和教训要有详细的记录。

第二节　实验技术人员的职责及要求

实验技术人员是担任实验教学工作的成员,其工作完成的好坏直接影响着教学质量的高低。在实验教学工作中,他们的职责是:

1.参加实验教学小组的必要备课活动,了解教学目的、要求和每次实验所需要的实验器材。

2.按教学要求完成实验器材的准备和供应工作。

3.负责实验教学器材的保养和管理,并维修一般的小件仪器。

4.有实验课时应值班。

5.负责管理教学实验室,参与确定所需仪器、设备、药品的购置计划。

6.协助实验室主任(或实验课教学组长)搞好实验室建设工作。

7.有技师(工程师)以上职称的实验技术人员可指导学生的实验,并参加实验教学内容改革工作。

第三节　实验课学生守则

实验课是育人成才的重要教学环节,为了提高教学质量,取得良好的实验教学效果,在实验课上,要求学生必须做到以下几点:

1.理解实验的教学目的和要求,课前认真阅读教材和有关资料,拟订实验计划,按教师的要求做好课前的各项准备,否则不能进入实验室做实验。

2.进行实验时,应认真操作,细致观察,注意理论联系实际,用已学的知识判断、理解、分析和解决实验中所观察到的现象和所遇到的问题,注意提高分析问题和解决问题的实际能力。

3.各项实验操作要认真遵守操作规程,养成良好的实验室工作习惯。

4.依据实验要求,如实并有条理地记录实验现象和所得数据,不得抄袭或弄虚作假。

5.实验完成后,要注意分析讨论造成实验结果好坏的原因,及时总结经验教训,不断提高实验工作能力。要认真书写实验报告,实验报告的字迹要工整,图标要清晰,按时交教师批阅。

6.实验及报告不符合要求者必须重做。

7.注意执行各项安全规定,节约水电、药品和器材,爱护仪器和实验室的各项设备。

8.遵守实验室的各项规章制度,实验课不得迟到或未经允许而早退。

9.要有良好的实验室工作道德,爱护集体,关爱他人。

第四节　对学生的实验要求

对学生而言,上实验课时需要做到以下几点:

1.预习:充分预习实验教程是保证做好实验的一个重要环节。预习应按每个实验的相关预习要求来进行,应当搞清楚实验的目的、内容、有关原理、操作方法及注意事项等,并初步估计每一步反应的预期结果,根据不同的实验及指导教师的要求做好预习报告(若有需要,某些实验内容可到实验室并在教师的指导下进行预习)。对于每个实验中的思考题,预习时应认真思考。学生在预习时应按指导教师的要求写好预习实验报告。

2.接受提问和检查:实验开始前,由指导教师进行集体或个别提问和检查,这样一方面可以了解学生的预习情况,另一方面可以具体指导学生的学习方法。查问的内容主要是实验的目的、内容、原理、操作、注意事项和预习实验报告等。若发现个别学生准备不够,教师可以停止其进行本次实验,在指定日期另行补做。

3.进行实验:学生应遵守实验室规则,接受教师的指导,按照实验器材上所指导的方法、步骤、要求及药品的用量进行实验。细心观察现象,如实记录于实验报告中。同时应深入思考,分析产生相关现象的原因。若有疑问,可相互讨论或询问教师。

4.完成实验报告:实验完毕后,应当堂(或在指定时间内)完成实验报告,由课代表收齐交给指导教师。教师可在实验预习报告示例中列出一些实验的报告格式,供学生书写时参考。实验报告要做到记载清楚,结论明确,文字简练,书写整洁,不合格者教师可退回令学生重做。教师在接受报告时,可以提出实验中的问题,对学生进行再次查问。

第二章 实验室工作的相关规定

第一节 实验室工作准则

1.实验前应清点仪器,如发现有破损或缺少,应立即报告教师,按规定的手续向实验技术员补领。实验时,仪器如果发生损坏,应按学校的仪器赔偿制度进行处理。未经教师同意,不得拿用别的位置上的仪器。

2.实验时应保持肃静,集中精力,认真操作,仔细观察现象,如实记录结果,积极思考问题。

3.实验时应保持实验室和桌面清洁整齐,废纸、火柴梗和废液等应倒在废液缸内,严禁倒入水槽内,以防水槽和下水道堵塞或腐蚀。

4.爱护公共财产,小心使用仪器和实验室设备,注意节约水、电和煤气。

5.使用药品时应注意以下几点:

(1)药品应按规定的量取用,如果未规定用量,应注意节约,尽量少用。

(2)取用固体药品时,注意勿使其撒落在实验台上。

(3)药品自瓶中取出后,不应倒回原瓶中,以免带入杂质而引起瓶中药品变质。

(4)试剂瓶用过后,应立即塞上塞子,并放回原处,以免和其他试剂瓶上的塞子搞错,混入杂质。

(5)无关的各种试剂和药品严禁随意拿到自己的实验桌上。

(6)实验后要回收的药品应倒入指定的回收瓶中。

6.使用精密仪器时,必须严格按照规程进行操作,细心谨慎,如发现仪器有故障,应立即停止使用,及时报告指导教师。

7.实验完毕后,应将仪器洗刷干净,放回指定的位置,整理好桌面。

8.值日生打扫整个实验室,最后负责检查水龙头和煤气龙头是否关好,断开电闸,关好门窗,经教师检查同意后才能离开实验室。

第二节　实验室安全守则

化学药品中有很多是易燃、易爆、有腐蚀性或有毒的,所以在实验前应充分了解安全注意事项。在进行实验时,应在思想上高度重视安全问题,集中注意力,遵守操作规程,以避免事故的发生。

1.进入实验室工作的人员必须严格遵守实验室的规章制度,保持实验室内肃静和整洁,做到文明实验。

2.实验前应清点仪器,如发现仪器有破损或缺少,应立即报告教师,按规定手续向实验技术员补领。实验时仪器如果发生损坏,应按学校仪器赔偿制度的规定进行处理。

3.使用仪器设备必须严格遵守操作规程,发现仪器设备损坏时及时报告,查明原因。凡违反操作规程造成事故的,按有关规定处理。

4.保证账、物相符,对仪器设备要定期进行保养、维修、检验,保持仪器设备的完好和实验数据的准确可靠;提倡分工协作、专管专用,提高仪器设备的使用率。

5.实验室应保持整洁、安静,禁止吸烟,严禁存放个人物品,不得随意住宿,更不得将仪器设备、场地私自租借给无关人员使用。

6.未经同意,非本实验室人员不得在实验室内做实验;任何人也不得以任何借口长期占用实验室。

7.注意安全,做好防火、防盗、防爆炸、防破坏工作,防止事故的发生。一旦发生事故,应立即切断电源、火源,并向上级如实报告,采取紧急措施。

8.勤俭节约,不浪费水、电、材料,爱护实验室内的一切设施,不得乱写乱画,禁止动用与本实验无关的仪器设备、器材和设施。

9.凡做带有危险性的实验,必须采取安全防护措施,同时保证至少有两人或更多人员在场,否则不得进行。

10.对易燃、易爆、高压、高温、有毒、有害等危险品,要按规定设专用库房,由专人妥善保管,且一律不准向外出借。其中,剧毒物品要专柜存放,锁匙由专人保管,且双人双锁,对其领、用、剩、废、耗的数量详细记录,任何人不准带出实验室。

11.加热试管时,不要将试管口指向自己或别人,不要俯视正在加热的液体,以免液体溅出,受到伤害。

12.嗅气体时,应用手轻拂气体,扇向自己后再嗅。

13.使用酒精灯时,应随用随点燃,不用时盖上灯罩。不要用已点燃的酒精灯去点燃别的酒精灯,以免酒精溢出而失火。

14.浓酸、浓碱具有强腐蚀性,切勿将其溅在衣服、皮肤上,尤其是不要溅到眼睛上。稀释浓硫酸时,应将浓硫酸慢慢倒入水中,而绝不能将水向浓硫酸中倒,以免迸溅。

15.对乙醚、乙醇、丙酮、苯等有机易燃物质,安放和使用时必须远离明火,取用完毕后应立即盖紧瓶塞和瓶盖。

16.对能产生有刺激性或有毒气体的实验,应在通风橱内(或通风处)进行,使用后的器皿应及时洗净。

17.有毒药品(如铬盐、钡盐、铅盐、砷的化合物、汞的化合物等,特别是氰化物)不得进入口腔或接触伤口,也不能将有毒药品随便倒入下水管道。

18.实验室内严禁饮食和吸烟。实验完毕,应洗净双手后才可离开实验室。

19.不要用湿手、湿物接触电源、插头及电器设备,电器设备使用完毕应立即关闭电源,然后再拆接线。

20.加料前,应检查实验装置是否正确、稳妥与严密,常压操作时切勿造成装置系统密闭,否则可能会发生爆炸事故。

21.使用易燃物品时,应尽可能远离火源(甚至将火熄灭)。对易爆炸固体的残渣,必须小心销毁(如用盐酸或硝酸分解重金属炔化合物)。使用腐蚀性药品(如苯酚)时切勿接触皮肤。

22.使用易挥发和易燃物品的实验应在远离火源的地方进行;使用易燃药品时,加热应在水浴中进行。

23.若使用含汞的仪器(如温度计)时出现损坏,因汞有毒,要立即报告教师进行处理。

24.实验室内严禁吸烟、饮食或把食具带进实验室,实验完毕后要洗净双手。

25.禁止穿拖鞋、高跟鞋、背心、短裤(裙)进入实验室。

26.对有毒的废液、废渣要集中处理,严禁向下水道倾倒。

第三节　实验室发生意外事故时的处理

1.烫伤:可用高锰酸钾或苦味酸溶液揩洗烫伤处,再搽上凡士林或烫伤油膏;切勿用水冲洗,更不能把烫起的水疱戳破。

2.割伤:在实验过程中,不慎被玻璃割伤时,如果伤口较小且无异物,可用水冲洗后涂上红药水,并用消毒纱布包扎;如果伤口较大且伤口内有碎玻璃屑或其他异物,要设法先取出异物,再用绷带扎紧伤口上部,立即送医院就诊。

3.受强酸腐伤:应立即用大量的水冲洗伤处,再用碳酸氢钠饱和溶液冲洗,最后用水冲洗,涂敷氧化锌软膏或硼酸软膏。

4.受强碱腐伤:立即用大量的水冲洗伤处,然后用枸橼酸或硼酸饱和溶液或1%～2%的乙酸溶液洗涤,涂敷硼酸软膏,再涂上凡士林。

5.吸入刺激性或有毒气体,如吸入氯气、氯化氢气体时,可吸入少量酒精和乙醚的混合蒸气以解毒。吸入硫化氢气体而感到不适时,要立即到室外呼吸新鲜空气。

6.毒物进入口内时,应用5～6 mL稀硫酸铜溶液加入一杯温水中,内服后,用手指伸入咽喉部催吐,然后立即送往医院治疗。

7.触电:有人触电时要立即切断电源,必要时进行人工呼吸。

8.碱金属、氰化物、氢氰酸灼伤皮肤:用高锰酸钾溶液冲洗伤处,再用硫化铵溶液漂洗,然后用水冲洗。

9.溴灼伤皮肤:立即用乙醇或石油醚洗去溴,再用2%的硫代硫酸钠溶液洗,然后用水冲净,涂上甘油或烫伤油膏。

10.苯酚灼伤皮肤:先用大量水冲洗,然后用4∶1的乙醇(70%)-氯化铁(浓度为1 mol/L)混合液冲洗。

11.起火:燃烧是一种伴随着发热和发光的剧烈氧化反应,燃烧必须同时具备下列条件:可燃物、助燃物(如空气中的氧气)和火源(如明火、火花、灼热的物质等),三者缺一不可。控制或消除已经产生的燃烧条件,就可以控制或防止火灾。

在化学实验中经常要用到火源,而且许多有机物容易燃烧,因此实验室内一旦起火,首先不要惊慌失措,要立即关闭火源或电源开关,然后设法灭火。

(1)一般小火可用湿布、石棉布或沙土等扑灭;如火势较大,可使用四氯化碳灭火器或二氧化碳泡沫灭火器,而且根据不同的着火情况,应选用不同的灭火器,必要时要及时报火警。现对不同可燃物的灭火方法简述如下:

①油类、有机溶剂着火:切勿使用水灭火,小火用沙子或干粉覆盖灭火,大火用二氧化碳灭火器灭火。

②精密仪器、电器设备着火:首先切断电源,小火可用石棉布或湿布覆盖灭火,大火用四氯化碳灭火器灭火。

③活泼金属着火:可用干燥的细沙覆盖灭火。

④纤维材质着火:小火用水降温灭火,大火用泡沫灭火器灭火。

⑤衣服着火:应迅速脱下衣服或用石棉覆盖着火处,或卧地打滚灭火。

(2)扑灭实验室火灾的急救用具包括:

①消防器材:如灭火器(如泡沫灭火器、四氯化碳灭火器、二氧化碳灭火器)、黄沙等。

②急救药箱:红药水、3%的碘酒溶液、紫药水、烫伤药膏、3%的双氧水溶液、70%的乙醇溶液、2%的醋酸溶液、饱和碳酸氢钠溶液、1%的硼酸溶液、5%的硫酸铜溶液、甘油、凡士林、消炎粉、绷带、纱布、药棉、棉花签、橡皮膏、医用镊子、剪刀等。

第三章　化学实验常用仪器简介

化学实验常用仪器如表 1-3-1 所示。

表 1-3-1　化学实验常用仪器

仪器	规格	主要用途	注意事项
试管　　具支试管	试管分硬质试管和软质试管,有刻度、无刻度,有支管、无支管等。无刻度试管一般以管口直径(mm)×长度(mm)的方式表示,如 10×100、15×150 等;有刻度试管按容量表示,如 5 mL、10 mL、15 mL 等	1.作为少量试剂的反应器,便于操作和观察 2.作为收集少量气体的容器 3.具支试管可用于装配气体发生器、洗气装置和检验气体产物	1.可直接用火加热,当加强热时要用硬质试管 2.加热后不能骤冷(特别是软质试管),否则容易破裂
离心管	离心管分有刻度和无刻度两种,有刻度的离心管以容量表示,如 5 mL、10 mL、15 mL 等	作为少量试剂的反应器,还可用于分离沉淀	1.不可直接加热,只能用水浴加热 2.离心时,把离心试管插入离心机的套管内进行离心分离,取出时要用镊子

续表

仪器	规格	主要用途	注意事项
烧杯	烧杯分硬质、软质或有刻度、无刻度,有刻度的以容量大小表示,例如 50 mL、100 mL、250 mL、500 mL 等,还有 5 mL 和 10 mL 的微型烧杯	1.作为反应器,反应物易混合均匀 2.配制溶液 3.物质的加热溶解 4.蒸发溶剂或从溶液中析出晶体、沉淀	1.加热前要将烧杯外壁擦干,加热时下垫石棉网,使受热均匀 2.反应液体不得超过烧杯容量的 2/3,以免液体外溢
量筒	按其能够量出的最大容量表示,例如 10 mL、50 mL、100 mL、500 mL 等	量取液体	1.不能加热,不能用作反应容器,不能用作配制溶液或稀释酸碱的容器 2.不可量热的溶液或液体
锥形瓶(三角烧瓶)	分有塞、无塞等,可按容量表示,如 50 mL、100 mL、500 mL 等	1.作为反应容器,振荡方便,适用于滴定反应 2.装配气体发生器	1.盛液不宜太多,以免振荡时溅出 2.加热时下垫石棉网或置于水浴中
滴瓶 细口瓶　广口瓶	按颜色分无色、棕色;按瓶口分细口瓶、广口瓶。瓶口上沿磨砂而不带塞的广口瓶称"集气瓶"。可按容量表示,如 60 mL、125 mL、250 mL 等	1.滴瓶、细口瓶盛放液体试剂,广口瓶盛放固体试剂 2.棕色瓶盛放见光易分解或不太稳定的试剂 3.集气瓶用于收集气体	1.滴管及瓶塞均不得互换 2.盛放碱液时,细口瓶要用橡皮塞,滴瓶要改用套有滴管的橡皮塞 3.浓酸或其他会腐蚀胶头的试剂(如溴等)不能长期存放在滴瓶中 4.具有磨口塞的试剂瓶不用时,应洗净后在磨口处垫上纸条 5.用集气瓶收集气体后,用毛玻璃片盖住瓶口,以免气体溢出

续表

仪器	规格	主要用途	注意事项
容量瓶	按颜色分棕色和无色两种,以刻度以下的容量大小表示并注明温度,如50 mL、100 mL、250 mL、500 mL等	配制标准溶液、试样溶液或作为溶液的定量稀释容器	1.不能加热 2.磨口瓶塞是配套的,不能互换(也有配塑料塞的) 3.不能代替试剂瓶用来存放溶液
移液管 吸量管	胖肚型移液管只有一个刻度;吸量管有分刻度,按刻度的最大标注表示,如1 mL、2 mL、5 mL、10 mL等	用于精确移取一定体积的液体	1.用时先用少量要移取的液体淋洗3次 2.一般移液管残留的最后一滴液体不要吹出,但刻有"吹"字的完全流出式移液管例外
普通 直形 环形 球形 安全 漏斗 漏斗 漏斗 漏斗 漏斗	普通漏斗按口直径的大小表示,如40 mm、60 mm;漏斗的锥形底角为60°,安全漏斗可分直形、环形和球形三种	1.用于过滤或往口径小的容器里注入液体 2.安全漏斗用于加液和装配气体发生器	1.不能用作反应器或直接加热 2.在气体发生器中,安全漏斗作加液用时,漏斗颈应插入液面以下(液封),防止气体从漏斗逸出
抽滤瓶 布氏漏斗或 吸滤瓶	布氏漏斗为瓷质,吸滤瓶为玻璃制品,以容量大小表示,如250 mL、500 mL等	两者配套使用,用于无机化学实验中晶体或沉淀的减压过滤	1.不能直接加热 2.滤纸要略小于漏斗的内径,又要把底部小孔全部盖住,以免漏滤 3.先抽气,后过滤,停止过滤时要先放气,后关泵

续表

仪器	规格	主要用途	注意事项
研钵	以口直径大小来表示,如 60 mm、75 mm、90 mm 等。一般为瓷质,也有玻璃、玛瑙或铁制品	磨细药品或将两种或两种以上的固态物质通过研磨混匀,可按固体的性质和硬度选用	1.不能作为反应容器 2.只能研磨不能捣碎(铁研钵除外),放入物质的量不宜超过容器的1/3 3.易爆物质不能在研钵中研磨
试管架	有木质、铝质或塑料等不同材质,形状和大小各不相同	放置试管	加热的试管应稍冷后再放到架上,铝质试管架要防止酸碱腐蚀
试管夹	有木制和金属等不同材质,形状大同小异	用于加热时夹持试管	1.夹在试管上端(离管口约 2 cm 处) 2.要从试管底部套上或取下试管夹,不得横着套进套出 3.加热时用手握试管夹的长柄,不要同时握住长柄和短柄
坩埚钳	铁和铜合金制品,表面常镀镍或铬	灼烧或加热坩埚时,加持热的坩埚用	1.不要和化学药品接触,以免腐蚀 2.放置时应将钳的尖端向上,以免污染 3.使用铂坩埚时,所用坩埚钳尖端要包有铂片
漏斗架	可固定于铁架台或木架上	用于过滤时支持漏斗	活动的有孔板不能倒放

续表

仪器	规格	主要用途	注意事项
表面皿	以直径大小表示，如 45 mm、65 mm、75 mm、90 mm 等	盖在烧杯上，防止液体在加热时迸溅或晾干晶体等其他用途	不能用火直接加热
蒸发皿	以口径大小表示，如 60 mm、80 mm、95 mm，也有以容量大小表示的，常用的为瓷质制品	用于溶液蒸发、浓缩和结晶，根据液体性质的不同，可选用不同质地的蒸发皿	1.能耐高温，但不能骤冷 2.蒸发溶液时，一般放在石棉网上加热以便受热均匀，也可直接用火加热
铁夹 铁圈 铁架台	铁制品，也有铝制的，夹口常套橡皮或塑料铁圈，以直径大小表示，如 6 cm、9 cm、12 cm等	装配仪器时用于固定仪器，铁圈还可以代替漏斗架使用	1.仪器固定在铁架台上时，仪器和铁架的重心应落在铁架台底盘中心 2.铁夹加持玻璃仪器时不宜过紧，以免造成碎裂
三脚架	铁制品，有大小、高低之分	放置较大或较重的加热容器	三脚架的高度是固定的，一般是通过调整酒精灯的位置，使氧化焰刚好在加热容器的底部
毛刷	按洗刷对象的名称表示，如试管刷、烧瓶刷、滴定管刷等	用于洗刷玻璃仪器	使用时防止刷子顶端的铁丝捅破玻璃仪器底部

续表

仪器	规格	主要用途	注意事项
药匙	由牛角或塑料制成	取固定药品用,药匙两端各有一个勺、一大一小,根据用药量大小分别选用	1.药匙大小的选择应以盛取试剂后能放进容器口为准 2.取用一种药品后,必须洗净并用滤纸碎片擦干才能取用另一种药品
石棉网	由铁丝编成,中间涂有石棉,其大小按石棉层的直径表示,如 10 cm、15 cm等	加热玻璃器皿时,垫上石棉网可使受热物体均匀受热,不致造成局部过热	不能与水接触,以免石棉脱落或铁丝生锈
水浴锅	铜或铝制品	用于间接加热	1.根据反应容器的大小,选择好圈环 2.经常加水,防止锅内的水烧干 3.用毕应将锅内的剩水倒出并擦干

第四章　化学试剂相关知识

化学试剂又叫"化学药品",简称"试剂",是工农业生产、文教卫生、科学研究等多领域进行化验分析的重要用品。化学试剂是指具有一定纯度标准的各种单质和化合物,也可以是混合物。要进行任何实验,都离不开试剂,试剂不仅有各种状态,而且不同的试剂其性能差异很大:有的常温下非常稳定,有的通常就很活泼;有的高温下也不变质,有的却易燃易爆;有的香气浓烈,有的则有剧毒。只有对化学试剂的有关知识深入了解,才能安全、顺利地进行各项实验,达到预期实验目的,同时消除对环境的污染。因此,首先需要知道化学试剂的分类情况,然后才能掌握各类试剂的存放和使用原则。

第一节　化学试剂的分类

化学试剂的分类方法较多,例如,按状态可分为固体试剂、液体试剂,按用途可分为通用试剂、专用试剂,按类别可分为无机试剂、有机试剂,按安全性能可分为危险试剂、非危险试剂等。从试剂的存放和使用角度,常按类别和安全性能两种方法对试剂进行分类。

一、无机试剂和有机试剂

将化学试剂分为无机试剂和有机试剂的分类方法与化学物质的分类一致,既便于识别、记忆,又便于存放、取用。无机试剂按单质、氧化物、碱、酸、盐分出大类后,再考虑性质进行分类;有机试剂则按烃类、烃的衍生物、糖类、蛋白质等高分子化合物、指示剂等进行分类。

二、危险试剂和非危险试剂

将化学试剂分为危险试剂和非危险试剂的分类方法既注意到了实用性,更考虑到了试剂的特征性质,因此既便于安全存放,也便于让实验工作者在使用时遵守安全操作规则。

(一)危险试剂的分类

根据危险试剂的性质和存放要求,可将其分为以下几种类型:

1.易燃试剂

易燃试剂是指在空气中能够自燃或遇其他物质容易引起燃烧的化学物质,由于存在状态或引起燃烧的原因不同,常可分为:

(1)易自燃试剂:如黄磷等。

(2)遇水燃烧试剂:如钾、钠、碳化钙等。

(3)易燃液体试剂:如苯、汽油、乙醚等。

(4)易燃固体试剂:如硫、红磷、铝粉等。

2.易爆试剂

易爆试剂是指受外力作用发生剧烈化学反应而引起燃烧爆炸,同时能放出大量有害气体的化学物质,如氯酸钾等。

3.毒害性试剂

毒害性试剂是指对人或生物以及环境有强烈毒害性作用的化学物质,如溴、甲醇、汞、三氧化二砷等。

4.氧化性试剂

氧化性试剂是指对其他物质能起氧化作用而自身被还原的物质,如过氧化钠、高锰酸钾、重铬酸铵、硝酸铵等。

5.腐蚀性试剂

腐蚀性试剂是指具有强烈腐蚀性,对人体和其他物品能因腐蚀作用发生破坏现象,甚至引起燃烧、爆炸或伤亡的化学物质,如强酸、强碱、无水氯化铝、甲醛、苯酚、过氧化氢等。

(二)非危险试剂的分类

根据非危险试剂的性质与存放要求,可将其分为以下几种类型:

1.遇光易变质的试剂

遇光易变质的试剂是指受紫外光线的影响,易引起试剂本身分解变质,或促使试剂与空气中的成分发生化学变化的物质,如硝酸、硝酸银、硫化铵、硫酸亚铁等。

2.遇热易变质的试剂

遇热易变质的试剂多为生物制品及不稳定的物质,在气温较高时就可发生分解、发霉、发酵作用;有的试剂常温下也如此,如硝酸铵、碳铵、琼脂等。

3.易冻结试剂

易冻结试剂的熔点或凝固点都在日常气温以内,当气温高于其熔点或低于其凝固点时,试剂可由于熔化或凝固而发生体积的膨胀或收缩,易造成试剂瓶的炸裂,如冰醋酸、晶体硫酸钠、晶体碘酸钠以及溴的水溶液等。

4.易风化试剂

易风化试剂本身含有一定比例的结晶水,通常为晶体。常温时,易风化试剂在干燥的空气中(一般相对湿度在 70%以下)可逐渐失去部分或全部结晶水而变成粉末,导致使用时不易掌握其水分含量,如结晶碳酸钠、结晶硫酸铝、结晶硫酸镁、胆矾、明矾等。

5.易潮解试剂

易潮解试剂易吸收空气中的潮气(水分)而发生潮解、变质,导致外形改变、有效成分含量降低甚至发生霉变等,如氯化铁、无水乙酸钠、甲基橙、琼脂、还原铁粉、铝银粉等。

第二节　化学试剂的等级标准

化学试剂按含杂质的多少分为不同的级别,以适应不同的需要。为了在同种试剂的多种不同级别中迅速选用所需试剂,还规定对不同级别的试剂用不同颜色的标签印制。目前,我国试剂的规格一般分为四个级别,级别序号越小,试剂纯度越高。这四个级别是:

一级纯:用于精密化学分析和科研工作,又叫"保证试剂"或"优级纯试剂",符号为 GR,卷标为绿色。

二级纯:用于分析实验和研究工作,又叫"分析纯试剂",符号为 AR,卷标为红色。

三级纯:用于化学实验,又叫"化学纯试剂",符号为 GP,卷标为蓝色。

四级纯:用于一般化学实验,又叫"实验试剂",符号为 LR,卷标为黄色。

四级化学试剂如表 1-4-1 所示。

表 1-4-1　化学试剂的级别

级别	一级纯	二级纯	三级纯	四级纯
名称	保证试剂/优级纯试剂	分析纯试剂	化学纯试剂	实验试剂
英文缩写	GR	AR	CP	LR
卷标颜色	绿色	红色	蓝色	黄色

除上述四种级别的试剂外,还有适合某一方面需要的特殊规格试剂,如基准试剂,它的纯度相当于或高于保证试剂,是容量分析中用于标定标准溶液的基准物质,一般可直接得到滴定液,不需标定;生化试剂则用于各种生物化学实验;另外还有高纯试剂,它又细分为高纯、超纯、光谱纯试剂等。此外,还有工业生产中大量使用的化学工业品(也分为一级品、二级品)以及可供食用的食品级产品等。各种级别的试剂及工业品因纯度不同而价格相差很大,所以使用时,在满足实验要求的前提下,应考虑节约的原则,尽量选用较低级别的试剂。

第三节　化学试剂的取用

实验室中一般只存放固体试剂和液体试剂,气体物质都是需用时临时制备。在取用和使用任何化学试剂时,首先要做到"三不",即不用手拿,不直接闻气味,不尝味道。此外还应注意,试剂瓶塞或瓶盖打开后要倒放在桌上,取用试剂后立即还原塞紧,否则会污染试剂,使之变质而不能使用,甚至可能引起意外事故。

(一)固体试剂的取用

粉末状试剂或粒状试剂一般用药匙取用。药匙有动物角匙,也有塑料药匙,且有大小之分。用量较多且容器口径又大者,可选用大号药匙;用量较少或容器口径又小者,可选用小号药匙,并尽量送入容器底部。特别是粉末状试剂容易散落或沾在容器口和壁上,可将其倒在折成槽形的纸条上,再将容器平置,使纸槽沿器壁伸入底部,竖起容器并轻抖纸槽,试剂便落入器底。块状固体用镊子送入容器时,务必先使容器倾斜,使之沿器壁慢慢滑入器底。

若实验未规定剂量时,所取试剂量以刚能盖满试管底部为宜。取多了的试剂不能放回原瓶,也不能丢弃,应放在指定容器中供他人或下次使用。

取用试剂的镊子或药匙务必擦拭干净,更不能一匙多用。用后也应擦拭干净,不留残物。

（二）液体试剂的取用

取用少量液体试剂时，常使用胶头滴管吸取。用量较多时则采用倾泻法，从细口瓶中将液体倾入容器中时，先把试剂瓶上贴有标签的一面握在手心，另一手将容器斜持，并使瓶口与容器口相接触，逐渐倾斜试剂瓶，倒出试剂。试剂应该沿着容器壁流入容器，或沿着洁净的玻璃棒将液体试剂引流入细口或平底容器内。取出所需的量后，逐渐竖起试剂瓶，把瓶口剩余的液滴碰入容器中去，以免液滴沿着试剂瓶的外壁流下。

若实验中未规定剂量时，一般取用 $1\sim2$ mL。定量使用时，则可根据要求选用滴定管或移液管。取多的试剂也不能倒回原瓶，更不能随意废弃，应倒入指定容器内供他人使用。

若取用有毒试剂时，必须在教师的指导下进行，或严格遵照规则取用。

第四节　化学试剂的存放

在实验室中，化学试剂的存放是一项十分重要的工作，一般化学试剂应存放在通风良好、干净和干燥的房间内，要远离火源，并要注意防止水分、灰尘和其他物质的污染。同时，还要根据试剂的性质及方便取用原则来存放试剂，固体试剂一般存放在易于取用的广口瓶中，液体试剂则存放在细口瓶中；一些用量小而使用频繁的试剂，如指示剂、定性分析试剂等可盛装在滴瓶中；见光易分解的试剂（如 $AgNO_3$ 溶液、$KMnO_4$ 溶液、饱和氯水等）应装在棕色瓶中。对于 H_2O_2，虽然也是见光易分解的物质，但不能盛放在棕色的玻璃瓶中，这是因为棕色玻璃中含有催化分解 H_2O_2 的重金属氧化物，通常将 H_2O_2 存放于不透明的塑料瓶中，置于阴凉的暗处保存。试剂瓶的瓶盖一般都是磨口的，密封性好，可使长时间保存的试剂不变质，但盛强碱性试剂（如 NaOH 溶液、KOH 溶液）及 Na_2SiO_3 溶液的瓶塞应换成橡皮塞，以免长期放置互相粘连。易腐蚀玻璃的试剂（氟化物等）应保存于塑料瓶中。

特种试剂应采取特殊存放方法，如易受热分解的试剂必须存放在冰箱中，易吸湿或易氧化的试剂则应存放于干燥器中，金属钠浸在煤油中，白磷要浸在水中等。吸水性强的试剂如无水碳酸盐、苛性钠、过氧化钠等应严格用蜡密封。

对于易燃、易爆、强腐蚀性、强氧化性及剧毒品的存放应特别加以注意，一般需要分类单独存放。强氧化剂要与易燃、可燃物分开隔离存放；低沸点的易燃液体要放在阴凉通风处，并与其他可燃物和易产生火花的物品隔离放置，更要远离火源。闪点在-4 ℃以下的液体(如石油醚、苯、丙酮、乙醚等)理想的存放温度为-4~4 ℃,闪点在 25 ℃以下的液体(如甲苯、乙醇、吡啶等)存放温度不得超过 30 ℃。

　　盛装试剂的试剂瓶上都应贴上标签,并写明试剂的名称、纯度、浓度和配制日期,标签外应涂蜡或用透明胶带等保护。

第五章　化学实验基本技能及基本操作

本章主要介绍化学实验的基本技能及基本操作,包括常见化学仪器及其使用、药品的取用和实验安全、化学实验的基本操作等内容。

第一节　常用仪器的洗涤与干燥使用

一、仪器的洗涤

化学实验室内经常使用玻璃仪器或瓷器。用不干净的仪器进行实验时,往往会由于污物和杂质的存在而得不到精确的结果,所以仪器应该保持干净。洗涤仪器的方法有很多,应根据实验的要求、污物的性质和污染的程度选择合适的方法进行洗涤。一般来说,附着于仪器上的污物有尘土和其他可溶性物质、不溶性物质、有机物质及油污等。针对这些情况,可采用下列方法进行洗涤:

(一)用水刷洗

用水刷洗即用毛刷蘸水刷洗,这种方法能洗掉仪器上的尘土、可溶性物质、对器壁附着力不强的不溶性物质等。用水刷洗时应注意:

(1)洗前用肥皂将手洗净,选择大小合适、干净、完好的毛刷。

(2)使用毛刷洗涤试管时,注意刷子顶端的毛必须顺着深入试管,并用食指抵住试管末端,避免刷洗时用力过猛将试管底部穿破。

(二)用去污粉或合成洗涤剂洗

用去污粉或洗衣粉、洗洁精等洗去油污和有机物杂质。对试管、烧杯、量筒等普通玻璃仪器,可在容器内先注入 1/3 左右的自来水,选用大小合适的刷子蘸取去污粉刷洗。如果用水冲洗后,仪器内壁能均匀地被水润湿而不附有水珠,则证明已洗涤干净;如果有水珠附着在容器内壁上,表示容器内壁仍有油脂或其他垢迹污染,应重新洗涤。

用去污粉或合成洗涤剂洗时应注意,容量仪器不能用去污粉洗刷内部,以免磨损器壁,使实际容积发生变化。

(三)用洗液洗

这里的"洗液"是铬酸洗液的简称,由粗浓硫酸和重铬酸钾配制而成(25 g重铬酸钾溶于 50 mL 水中,加热溶解,冷却后往溶液中慢慢加入 450 mL 浓硫酸),呈深褐色,具有强酸性、强氧化性、强腐蚀性,对有机物和油污的洗涤力很强。铬酸洗液用于定量实验所用的一些仪器(如滴定管、移液管、容量瓶等)和某些形状特殊的仪器的洗涤。洗涤时,先用水冲洗仪器,将仪器内的水尽量倒去,然后加入少量洗液,转动容器使其内壁全部被洗液润湿。稍等片刻后,将洗液倒回原瓶,再用自来水冲洗干净,最后用蒸馏水冲洗 2～3 次。

用洗液洗时应注意:

(1)使用洗液前,最好先用去污粉将仪器洗一下。

(2)使用洗液前,应尽量把仪器内的水倒掉,以免将洗液稀释,影响洗涤效果。

(3)倒回原瓶内的洗液可重复使用。

(4)具有还原性的污物(如某些有机物杂质),会将洗液中的重铬酸钾还原为硫酸铬,溶液的颜色则由原来的深褐色变为绿色,已变为绿色的洗液不能继续使用。

(5)洗液具有很强的腐蚀性,会灼伤皮肤和损坏衣服,如果不慎将洗液洒在皮肤、衣服和实验台上,应立即用水冲洗。

二、仪器内沉淀垢迹的洗涤方法

在实验时,一些不溶于水的垢迹常常会牢固地黏附在容器的内壁上。对于这些垢迹,需根据其性质选用适当的试剂,通过化学方法除去。几种常见垢迹的处理方法如表 1-5-1 所示。

表 1-5-1　常见垢迹的处理方法

垢迹	处理方法
附着在器壁上的 MnO_2、$Fe(OH)_3$、碱土金属的碳酸盐等	用盐酸处理 MnO_2 垢迹时需要使用浓度不低于 6 mol/L 的盐酸
沉积在器壁上的银和铜	用硝酸处理
沉积在器壁上的难溶解的银盐	一般用 $Na_2S_2O_3$ 溶液洗涤，Ag_2S 垢迹则需要加热后用浓硝酸处理
附着在器壁上的硫黄	用煮沸的石灰水处理，方程式为：$3Ca(OH)_2 + 12S \xrightarrow{\triangle} 2CaS_5 + CaS_2O_3 + 3H_2O$
残留在容器内的 Na_2SO_4 溶液或 Na_2HSO_4 固体	加水煮沸使其溶解，趁热倒掉
不溶于水且不溶于酸或碱的有机物和胶质等污迹	用有机溶剂洗，常用的有机溶剂有酒精、丙酮、苯、四氯化碳、石油醚等
瓷研钵内的污迹	取少量的食盐放在研钵内研洗，倒去食盐，再用水洗涤
煤焦油污迹	用浓碱浸泡约 1 天时间，再用水冲洗
蒸发皿和坩埚内的污迹	一般可用浓盐酸或王水洗涤

三、仪器的干燥

实验用的仪器除必须洗净外，有时还要求干燥。干燥的方法有以下几种：

(1)晾干：把洗净的仪器倒置于干净的实验柜内、仪器架上或木钉上晾干。

(2)烤干：一般可用酒精灯烤干，烧杯或蒸发皿可置于石棉网上用火烤干。如烤干试管时，可将试管略微倾斜，管口向下，并不时转动试管以散发掉水气。

(3)吹干：用吹风机(热风和冷风)直接吹干，如果吹前先用易挥发的水溶性有机溶剂(如酒精、丙酮、乙醚等)淋洗一下，则干得更快。

(4)烘干：将洗净的仪器放在电热烘干箱内烘干(控制烘干箱温度在105 ℃左右)，仪器放进烘干箱前应尽量把水倒净，并在烘干箱的最下层放一个搪瓷盘，接收容器上滴下的水珠，以免直接滴在电炉上损坏炉丝。

带有刻度的容量仪器，如移液管、容量瓶、滴定管等不能用高温加热的方法干燥。

第二节　酒精灯和煤气灯的使用

一、酒精灯

　　酒精灯的结构如图 1-5-1 所示。在没有煤气的实验室中,常使用酒精灯进行加热。酒精灯火焰的温度通常为 400~500 ℃。

　　酒精灯一般是玻璃制的,其灯罩带有磨口。不用时,必须将灯罩罩上以免酒精挥发。酒精易燃,使用时必须注意安全。

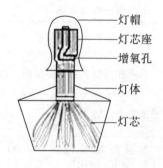

图 1-5-1　酒精灯的结构

　　使用酒精灯前要先检查灯芯,如灯芯不齐或烧焦要进行修整。点燃酒精灯时应该用火柴点燃,切不可用燃着的酒精灯直接去点燃,否则灯内的酒精会洒出,引起燃烧而发生火灾。

　　酒精灯内需要添加酒精时,应把火焰熄灭,然后利用漏斗把酒精加入灯内,但应注意灯内酒精不能装得太满,一般以不超过其总容量的 2/3 为宜。

　　熄灭酒精灯的火焰时,只要将灯罩盖上即可使火焰熄灭,切勿用嘴去吹。

　　用酒精灯加热时,若要使灯焰平稳并适当提高温度,可以加金属网罩。

二、煤气灯

(一)煤气灯的结构

　　实验室中如果备有煤气灯,则在加热操作中常用煤气灯。煤气由导管输送到实验台上,用橡皮管将煤气龙头和煤气灯相连。煤气中含有毒物质(但是它的燃烧产物却是无害的),所以绝不可把煤气逸到室内,用时一定要注意把煤气龙头关紧。煤气有特殊的气味,漏出时极易嗅出。

　　观察煤气灯的结构(见图 1-5-2)时,可以转下灯管,这时便可看到灯座的煤气出口和空气入口。转动灯管能够完全关闭或不同程度地开放空气入口,从而调节空气的输入量。灯座旁有螺丝,可控制煤气的输入量。

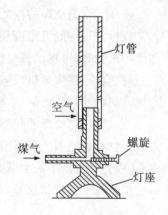

图 1-5-2　煤气灯的结构

(二)灯焰性质

当煤气完全燃烧时,生成不发光亮的无色火焰,可以得到最大的热量。但当空气不足时,煤气燃烧不完全,会析出碳质,生成光亮的黄色火焰。不发光亮的无色火焰可以分为三个锥形的区域(见图1-5-3):内层3,在这里空气和煤气进行混合,并未燃烧;中层2,在这里煤气不完全燃烧,由于煤气成分分解为含碳的产物,这部分的火焰具有还原性,称为"还原焰";外层1,在这里煤气完全燃烧,但由于含有过量的空气,这部分火焰具有氧化性,称为"氧化焰"。氧化焰温度为 800~900 ℃。

如果点燃煤气灯时,空气入口开得大,煤气的进入量很小或者中途煤气供应量突然减小时,都会产生"侵入火焰"(见图1-5-3)。此时煤气在管内燃烧,会发出"嘘嘘"的响声。火焰的颜色变成绿色,灯管被烧得很热。发生这种现象时,应该关上煤气灯,待灯管冷却后,再关小空气入口,重新点燃。必须注意:在产生侵入火焰时,灯管很烫,切勿立刻用手去关小空气入口,以免烫伤。当空气的进入量很大或煤气和空气的

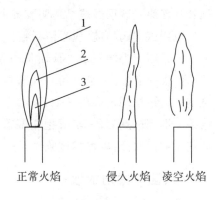

图 1-5-3　煤气灯的三种火焰

进入量都很大时,火焰会脱离金属灯管的管口凌空燃烧,这种火焰称为"凌空火焰"(见图1-5-3)。凌空火焰只在点燃煤气灯的一瞬间产生,当火柴熄灭时,火焰也立即熄灭,这时应该把煤气门关闭,重新调节后再点燃煤气灯。

(三)使用方法

使用煤气灯时,首先将煤气灯灯管和灯座旁的螺丝旋下,用大头针或细铁丝将灯内煤气的进口和出口捅一捅,并清理干净。重新装好灯座和灯座旁的螺丝,再将空气入口关闭,擦燃火柴,打开煤气开关,将煤气点燃。这时因空气不足,火焰呈黄色,温度较低;旋转金属管,慢慢将空气入口打开,调节空气进入量,直至火焰分为三层,上层火焰近于无色为止。

煤气灯调节好以后,如要减小火焰,应先把空气门调小,然后再调小煤气门。关灯时,关闭煤气龙头即可。

一般情况下,在加热试管中的液体时,温度不需很高,这时可将煤气灯上的

空气入口和煤气龙头关小些;在石棉网上加热烧杯中的液体时,火焰温度可调得高些。进行实验时,一般都用氧化焰来加热。煤气量的大小一般可以用煤气龙头来调节,也可用煤气灯旁的螺丝来调节。

有些煤气灯的煤气调节螺旋在灯管底部或灯座上边,圆柱体的一侧,在使用前务必要弄清楚。

第三节　固体及液体试剂的取用和估量

每一个试剂瓶上都必须贴标签,以标明试剂的名称、浓度和配制日期,并在标签外面涂上薄层蜡或贴透明胶带来保护。

取用试剂药品前,应看清标签。取用时,先打开瓶塞,将瓶塞反放在实验台上。如果瓶塞上端不是平顶而是凸起的,可用食指和中指将瓶塞夹住(或放在清洁的表面皿上)。绝不可将瓶塞横置桌面上,以免污染。不能用手接触化学试剂。应根据用量取用试剂,不必多取,这样既能节约药品又能取得好的实验结果。取完试剂后,一定要把瓶塞盖紧,绝不允许将瓶塞"张冠李戴"。然后把试剂瓶放回原处,以保持试验台整齐干净。

一、固体试剂的取用

固体试剂取用的注意事项如下:

(1)要用干净、干燥的药匙取试剂。药匙的两端为一大一小两个匙,取大量固体时用大匙,取少量固体时用小匙。应专匙专用,用过的药匙必须洗净擦干后才能再使用。

(2)注意不要超过指定用量取药品,多取的不能倒回原瓶,可放在指定的容器中供他人使用。

(3)要求取用一定质量的固体试剂时,可把固体放在干燥的纸上称量。具有腐蚀性或易潮解的固体应放在表面皿上或玻璃容器内称量。

(4)往试管(特别是湿试管)中送入固体试剂时,可用药匙或将取出的药品放在折好的纸槽上,伸进试管约2/3处(见图1-5-4和图1-5-5)。加入块状固体时,应将试管倾斜,使其沿管壁慢慢滑下,以免碰破管底。

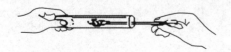　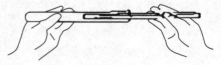

图1-5-4　用药匙往试管里送入固体试剂　　　图1-5-5　用纸槽往试管里送入固体试剂

（5）固体的颗粒较大时，可在清洁干燥的研钵内研碎。研钵中所盛固体的量不要超过研钵容量的1/3。

（6）有毒药品要在教师的指导下取用。

二、液体试剂的取用和估量

液体试剂取用的注意事项如下：

（1）从滴瓶中取用液体试剂时，先提起滴管，使滴管离开液面，用手指紧捏滴管上部的橡皮头，以赶出滴管中的空气，然后把滴管伸入试剂中，松开手指，吸入试剂。再提起滴管，将试剂一滴一滴地滴入试管或烧杯中。操作中必须注意以下几点：

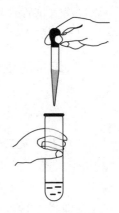

图 1-5-6　将液滴滴入试管的手法

①将试剂滴入试管中时，必须用无名指和中指夹住滴管，将其悬空地放在靠近试管口的上方，然后用大拇指和食指微捏橡皮头，使试剂滴入试管中（见图 1-5-6）。绝对禁止将滴管伸入所用的容器中，以免接触器壁而污染药品。

②某个滴瓶上的滴管不能用来移取其他试剂瓶中的试剂，必须注意，不能和其他滴瓶上的滴管搞混。因此，使用后应立刻将滴管插回原来的滴瓶中。

③如用滴管从试剂瓶中取少量的液体试剂时，则需用附于该试剂瓶的专用滴管取用。

④装有药品的滴管不得横置或滴管口向上斜放，以免液体流入滴管的橡皮头中。

（2）从细口瓶中取用液体试剂时，用倾注法：先将瓶塞取下，反放在桌面上，手握试剂瓶上贴标签的一面（若两面均有标签，手握空白的一面），逐渐倾斜瓶子，让试剂沿着洁净的试管壁流入试管或沿着洁净的玻璃棒注入烧杯中

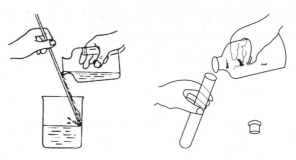

图 1-5-7　倾注法

（见图 1-5-7）。注入所需的量后，将试剂瓶口在容器上靠一下，再逐渐竖起瓶子，以免遗留在瓶口的液滴流到瓶的外壁上。

(3)在试管里进行某些性质的实验时,取试剂不需要用量准确,只要学会估计取用液体的量即可。例如用滴管取用液体时,1 mL 相当于 15～20 滴,3 mL 液体约占一个小试管容量(10 mL)的 1/3,5 mL 液体约占一个小试管容量的 1/2,一个大试管容量的 1/4,等等。必须注意的是,倒入试管里溶液的量一般不超过其容积的 1/3。

三、天平的使用

(一)托盘天平

托盘天平又称"台秤"(见图 1-5-8),用于精密度不高的称量,一般能称准到 0.1 g。在称量前,首先要检查托盘天平的指针是否停在刻度盘上中间的位置。不在中间的话,可调节托盘天平托盘下面的螺旋,使指针停在中间的位置,称为"零点"。称量物体时,左盘放称量物,右盘放砝码。10 g(或 5 g)以上的砝码放在砝码盒内,10 g(或

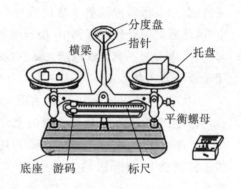

图 1-5-8 托盘天平

5 g)以下的质量是通过移动游标上的游码来测量的。砝码加到托盘天平两边平衡,即指针停在中间的位置为止,称为"停点"。停点与零点之间允许偏差在 1 个小格以内,这时砝码所示的质量就是称量物的质量。

称量时必须注意:托盘天平不能称热的物体;称量物不能直接放在托盘上,视情况决定称量物放在纸上、表面皿上或容器中。称量吸湿或有腐蚀性的药品时,必须放在玻璃容器内;称量完毕后放回砝码,使托盘天平各部分恢复原状;经常保持托盘天平的整洁,托盘上有药品时立即擦净。

(二)分析天平

分析天平是定量分析中最常用的精密仪器之一,其包括半自动电光天平、全自动电光天平、电子分析天平等。了解分析天平的构造和性能特点,正确进行称量是做好定量分析实验的基本保证。

1.电子分析天平的工作原理

电子分析天平是根据电磁力补偿原理设计制造的,核心组件是电磁力传感器,其工作原理如图 1-5-9 所示,通电后,线圈 5 在永磁铁 6 的磁场中做切割磁

感线的运动,将产生电磁力。位置传感器 7 采集由称盘 1 上放重物而引起的传力杠杆 4 的位置变化数据,将其转化成电信号并经伺服放大器 8 加在线圈 5 上,因此产生的电磁力必与被称物体的重力相平衡。线圈 5 中的电流强度与精密电阻 9 中的电流强度相等,因此电阻 9 上的电压值与被称物体的质量有确定的对应关系。采集该电压信号,并经模/数转换和微处理器处理,即可在显示器上显示出称盘上被称物体的质量。

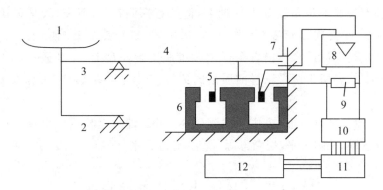

图 1-5-9　电磁力传感器的基本结构

1.称盘　2.下部杠杆　3.上部杠杆　4.传力杠杆　5.线圈　6.永磁铁　7.位置传感器

8.伺服放大器　9.精密电阻　10.模数转换器　11.微处理器　12.显示器

2.电子分析天平的使用方法

(1)检查。通过观察天平背后下部的水平泡,判断天平是否处于水平状态。若水平泡偏离中心,则应调整天平底部的水平调节脚。

(2)预热。为了保证获得准确的称量结果,首次称量前,必须先通电预热 1 h 以上,以达到工作温度。

(3)开机。接通外电路,天平自检结束(出现"OFF"字样)后,单击开关键(ON/OFF 键),稍待天平进行自检,出现称量模式显示"0.0000 g"后,一般即可进行称量。

(4)校准。应经常校准天平,特别是首次使用天平称量之前或改变放置位置之后,必须进行校准。操作是按住校准键(CAL 键),至显示屏出现"CAL"字样再松开按键,放上所需的外校准砝码(显示屏中闪烁)。天平经自动校准,至"0.0000 g"闪烁时移去校准砝码。稍等片刻,待天平显示"0.0000 g"后即可进行称量。

(5)称量。用电子天平称量时,其操作方法与机械天平有所不同。现以用

指定质量称量法称取 0.5000 g 的基准物一份为例,其操作方法如下:

将容器置于秤盘上,稍待显示屏左下角的稳定状态探测符"°"消失,天平显示出容器的质量。按去皮键("→O/T←"键)清零去皮重,待天平显示"0.0000 g"后,用药匙将试样逐渐加到容器中,直至天平显示的数字为 0.5000 g 即可。此时的读数即试样的净重,记录读数,移出被称物。

又如,用差减称量法称取 0.4~0.6 g 的试样两份,其操作方法如下:

将装有样品的称量瓶置于秤盘上,待状态探测符"°"消失(天平显示待称物的质量),按去皮键清零(天平显示"0.0000 g"),然后轻轻敲打出 0.4~0.6 g 试样于盛器后,再将内有余样的称量瓶置于秤盘上,天平显示的负读数(如-0.5126 g)即为所得试样的质量的负值。同法清零、转样,可称取第二份试样。

(6)复原。称量结束,按住开关键(ON/OFF 键),至显示屏出现"OFF"字样再松开按键,关闭天平,切断电源,清洁、整理天平。

第四节　温度计和试纸的使用

一、温度计的使用

实验室最常用的温度计有酒精温度计、水银温度计和贝克曼(差示)温度计三种。

温度计一般用玻璃制成,酒精温度计和水银温度计的下端有一个玻璃球(内盛酒精或水银),与上边一根内径均匀的厚壁毛细管相连通,管外刻有温度刻度,分格值为 1 ℃ 或 2 ℃ 的温度计可以估读到 0.1 ℃ 或 0.2 ℃,分格值为 0.1 ℃ 的温度计可以估读到 0.01 ℃。

每支温度计都有一定的测温范围。酒精温度计所测液体温度不能超过 100 ℃,水银温度计最高测量温度可以为 250 ℃、360 ℃ 等。

水银温度计下端的玻璃球很薄,容易破碎,使用时要轻拿轻放,不能当作搅拌棒使用。测量正在加热的液体的温度时,最好将温度计悬挂起来,并使水银球完全浸放在液体中,注意勿使水银球接触容器的底部或器壁。刚测量过高温的温度计不可立即用冷水冲洗,以免水银球炸裂。温度计的水银球一旦被打碎,要立即用硫黄粉覆盖,避免有毒的汞蒸气挥发。

贝克曼(差示)温度计属于移液式温度计,主要用于在科研工作中精确地测量微量的温度变化,其测温范围为-20~+125 ℃,最小分格值为 0.01 ℃,借助放大镜读数可精确到 0.001 ℃。

贝克曼(差示)温度计具有两个标度:主标度范围为 5 ℃,分格值为 0.01 ℃;副标度温度范围为 −20～+125 ℃,分格值为 2 ℃,副标度的功能是在 −20～+125 ℃时可任意调节到实际所需用的 5 ℃温度。由于贝克曼(差示)温度计没有固定温度点,所以不能单独用来测定实际温度,需协同另一支标准温度计一起使用,才能测得精确的温度。贝克曼(差示)温度计是精密仪器,放置时要小心轻放,并切勿倒置。

二、试纸的使用

实验室常用试纸来定性检验一些溶液的酸碱性,或判断某些物质是否存在。常用试纸有 pH 试纸、石蕊试纸、碘化钾-淀粉试纸、醋酸铅试纸等。

(一)pH 试纸

pH 试纸用于检查溶液的酸碱度。pH 试纸分两类:一类是广泛 pH 试纸,变色范围为 1～14,可粗略测量溶液的 pH 值;另一类是精密 pH 试纸,如变色范围为 2.7～4.7、3.8～5.4、5.4～7.0、6.9～8.4、8.2～10.0、9.5～13.0 等,这类精密 pH 试纸可较精确地测量溶液的 pH 值。

使用 pH 试纸时,先将试纸剪成小块,放在干燥的表面皿或白色点滴板上,用玻璃棒蘸取待测溶液点在试纸中部。待试纸变色后,再与标准色板比较,便可确定溶液的酸碱度。不能将试纸浸泡在待测溶液中,以免造成误差或污染溶液。

(二)石蕊试纸

石蕊试纸用于检查溶液的酸碱性。石蕊试纸分两类:蓝色石蕊试纸和红色石蕊试纸。石蕊试纸的使用方法和 pH 试纸相同,若检查挥发性物质及气体时,可先将石蕊试纸用蒸馏水润湿,然后悬空放在气体出口处,观察试纸的颜色变化。

(三)碘化钾-淀粉试纸

碘化钾-淀粉试纸用于定性检验氧化性气体,如 Cl_2、Br_2 等。碘化钾-淀粉试纸曾在 KI-淀粉溶液中浸泡过,使用时用蒸馏水润湿,置于反应容器上方(勿与反应物接触)。若反应中产生了氧化性气体,如 Cl_2、Br_2 等,则可与试纸上的 KI 反应,生成 I_2,而 I_2 会立即与试纸上的淀粉作用,使试纸变为蓝色。

（四）醋酸铅试纸

醋酸铅试纸用于定性检验 H_2S 气体。醋酸铅试纸曾在醋酸铅溶液中浸泡过，使用时用蒸馏水润湿，置于反应容器上方（不与反应物接触）。若有 H_2S 气体产生，则会与试纸上的醋酸铅反应，生成黑色的 PbS 沉淀，从而使试纸显黑褐色且有金属光泽。

各种试纸都要密闭保存，并且用镊子取用。

第五节　固体的溶解和沉淀的分解与洗涤

一、固体的溶解

用溶剂溶解固体试样时，加入溶剂时应先把烧杯适当倾斜，然后把量筒嘴靠近烧杯壁，让溶剂慢慢顺着杯壁流入；或通过玻璃棒使溶剂沿玻璃棒慢慢流入，以防杯内溶液溅出而损失。加入溶剂后，用玻璃棒搅拌，使试样完全溶解。对溶解时会产生气体的试样，则应先用少量水将其润湿成糊状，用表面皿将烧杯盖好，然后用滴管将溶剂自杯嘴逐滴加入，以防生成的气体将粉状的试样带出。对于需要加热溶解的试样，加热时要盖上表面皿，还要防止溶液剧烈沸腾和迸溅。加热后要用蒸馏水冲洗表面皿和烧杯内壁，冲洗时也应使水顺杯壁流下。

在实验的整个过程中，盛放试样的烧杯要用表面皿盖上，以防脏物落入。放在烧杯中的玻璃棒不要随意取出，以免造成溶液损失。

二、沉淀与溶液的分离与洗涤

沉淀与溶液的分离方法有下列几种：

（一）倾析法

当沉淀的相对密度较大或结晶的颗粒较大，静止后能沉降至容器底部时，可用倾析法进行沉淀的分离和洗涤。具体操作是把沉淀上部的澄清溶液倾入另一容器内，然后加入少量洗涤液（如蒸馏水）洗涤沉淀，充分搅拌沉降，倾去洗涤液。如此重复操作三遍以上，即可洗净沉淀。

（二）离心分离

将少量沉淀与溶液进行分离时，可使用离心机。实验室中常用的离心仪器

是电动离心机(见图1-5-10)。使用时应注意下列事项:

(1)离心管放入金属导管中,位置要对称,质量要平衡,否则易损坏离心机的轴。如果只有一只离心管的沉淀需要进行分离,可取另一只空的离心管,盛以相同质量的水,然后把离心管分别对称地装入离心机的管套中,以保持平衡。

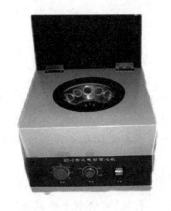

(2)打开旋钮,逐渐旋转变阻器,使离心机的转速由小到大。数分钟后,慢慢恢复变阻器到原来的位置,使其自行停止。

(3)离心时间和转速由沉淀的性质来决定:结晶形的紧密沉淀转速为1000 r/min,离心1~2 min后即可停止;无定形的疏松沉淀沉降时间

图 1-5-10 电动离心机

要长些,转速可提高到2000 r/min,如果经3~4 min后仍不能使其分离,则应设法(如加入电解质或加热等)促使沉淀沉降,然后再进行离心分离。

离心分离的操作步骤如下:

(1)沉淀:在溶液中边搅拌边加沉淀剂,等反应完全后离心沉降。在上层清液中再加1滴试剂,如上清液不变浑浊,即表示沉淀完全,否则必须再加沉淀剂直至沉淀完全,离心分离。

(2)溶液的转移:离心沉淀后,用吸管把清液与沉淀分开,方法是先用手指捏紧试管的橡皮头,排除空气,然后将吸管轻轻插入清液(切勿在插入清液以后再捏橡皮头),慢慢放松橡皮头,溶液即慢慢进入吸管中。随着试管中溶液的减少,将吸管逐渐下移至全部溶液吸入管内为止。吸管尖端接近沉淀时要特别小心,勿使其触及沉淀。

(3)沉淀的洗涤:如果要将沉淀溶解后再做鉴定,必须在溶解之前将沉淀洗涤干净。常用的洗涤剂是蒸馏水。加洗涤剂后,用搅拌棒充分搅拌,离心分离,清液用吸管吸出,必要时可重复洗几次。

此外,沉淀与溶液的分离还常用过滤法,详见下面的"蒸发、结晶和过滤"一节。

第六节　蒸发、结晶和过滤

一、蒸发

为鉴定溶液中含有的数量较少的离子,在鉴定前应将溶液浓缩。溶液的浓缩一般在烧杯中进行。烧杯应放在石棉网中央加热,实验者手持煤气灯,以小火在下面来回移动使溶液缓慢均匀蒸发,不致因溅出而损失。

若需要蒸发至干时,应在蒸发近干时即停止加热,让残液依靠余热自行蒸干,避免固体溅出,同时也可防止物质分解。

有时,溶液蒸干后所留下的固体需强热灼烧,在这种情况下,溶液的蒸发应在小坩埚中进行,蒸发方法与前相同。蒸干后放在小的泥三角上用火烘干,加热的火焰开始时要小些,然后逐渐加大火焰直至炽热灼烧。

溶液的蒸发浓缩通常在蒸发皿中进行。在少数情况下亦可在烧杯中加热蒸发浓缩,但蒸发效率较差。应用蒸发皿蒸发浓缩溶液时应注意以下几点:

(1)蒸发皿内所放液体的体积不应超过容量的 2/3。

(2)蒸发溶液应缓慢进行,不能加热至沸腾。

(3)蒸发溶液应在水浴锅上进行(少数情况下可放在石棉网上加热),不可用火直接加热。

(4)蒸发过程中应不断搅拌,拨下由于体积缩小而留于液面边缘上的固体。

(5)溶液的浓缩程度随溶质溶解度的不同而不同,但应尽量避免溶液蒸发至干涸。

(6)从蒸发皿中倒出液体时,应从嘴沿搅拌倒出。

二、结晶

各种晶体都有特征性的晶形。影响晶体形成的因素有很多,这些因素不仅会影响结晶速度及晶体大小,而且会改变结晶的形状。所以要得到一定形状的结晶,要有合适的结晶条件。一般来讲,由较稀的溶液中得到的晶体较大,晶形较好;而由较浓的溶液中得到的晶体较细,晶形不易完整。

(一)显微结晶反应

由于各种晶体都有特征性的晶形,故可用显微镜观察反应生成的晶体形状,并迅速得出某种离子是否存在的结论。

显微结晶反应的操作方法如下:在干燥的显微镜载玻片上,相距 2 cm 左右各滴 1 滴试液与试剂,然后用细的玻璃针沟通,使试液与试剂发生缓慢的反应,结果在中间先生成结晶。观察晶形时,应将过多的溶液用滤纸吸去。

如果溶液浓缩后才能结晶,则必须使溶液在载玻片上受热蒸发,操作方法是先滴 1 滴试液于载玻片的中央,然后用试管夹住载玻片的一端在石棉网的上方来回移动使其受热,缓慢蒸发至干,冷却后在残渣上加 1 滴试剂,过一段时间就会生成晶体。

观察生成的结晶需用显微镜,使用显微镜的方法如下:

(1)选择放大倍数合适的物镜及目镜(放大总倍数为目镜和物镜放大倍数之乘积)。

(2)调节反光镜,使目镜内照明良好。

(3)在载物台上放好载玻片。载玻片背面应擦干,以免玷污载物台。载玻片应夹好以防滑动。

(4)调节物镜最低至离载玻片 5 mm 左右,然后用左眼看目镜并缓慢升高镜筒,直至呈现清晰的物像为止。若镜筒升至最高仍未看到物象,应重新将镜筒降至离载玻片 5 mm 后再重新调节,绝不可在观察时下降镜筒,以防物镜触及载玻片。

目镜及物镜若被玷污,应当用擦镜纸擦,不能用一般的纸或布擦。显微镜不用的时候应放在箱内,物镜放在专用盒中。

(二)重结晶

从混合物中分离出的固体化合物往往是不纯的,其中常夹杂有一些反应副产物,如反应的原料和催化剂等。纯化这类化合物的有效方法是用合适的溶剂进行重结晶,其一般过程为:

(1)将不纯的固体化合物在溶剂的沸点或者接近沸点的温度下溶解在溶剂中,制成接近饱和的浓溶液。若固体化合物的熔点较溶剂的沸点低,则应制成在熔点温度以下的饱和溶液。

(2)若溶液含有色杂质,可加药用炭煮沸脱色。

(3)过滤此热溶液,以除去其中的不溶物质及药用炭。

(4)将滤液冷却,使结晶自饱和溶液中析出,而杂质仍留在母液中。

(5)抽气过滤,从母液中将结晶分出,洗涤结晶以除去吸附的母液。所得的结晶经干燥后测定熔点,如发现其纯度不符合要求时,可重复上述操作直至熔点不再改变。

（三）溶液结晶

将滤液在冷水浴中迅速冷却并剧烈搅动时，可得到颗粒很小的晶体。小晶体包含的杂质较少，但其表面积较大，吸附于其表面上的杂质较多。若希望得到均匀而较大的晶体，可将滤液（如在滤液中已析出晶体，可加热使之溶解）在室温或者保温下静置，使之缓慢冷却。

有时由于滤液中有焦油状物质或胶状物存在，会使结晶不易析出；有时因形成过饱和溶液，也不析出结晶。在这种情况下，可用玻璃摩擦器壁以形成粗糙面，使溶质分子成定向排列，形成结晶的过程较在平滑面上迅速和容易；或者投入晶种（同一物质的晶体，若无此物质的晶体，可用玻璃蘸一些溶液，稍干后即会析出晶体），供给定型晶核，使晶体迅速形成。

有时被纯化的物质呈油状析出，油状物长时间静置或足够冷却后虽也可以固化，但这样的固体中往往含有较多的杂质（杂质在油状物中溶解度常较在溶剂中溶解度大；其次，析出的固体中还会包含一部分母液），纯度不高，用溶剂大量稀释虽可防止油状物的形成，但将使产物大量损失。这时可将析出油状物的溶液加热重新溶解，然后慢慢冷却。一旦油状物析出时可剧烈搅拌混合物，使油状物在均匀分散的状况下固化，这种包含母液的析出固体就大大减少。但最好还是重新选择溶剂，使之能得到晶形产物。

三、过滤

为了达到分离固体和液体的目的，在实验中必须掌握下面两种过滤操作。

（一）常压过滤

常压过滤是一种最简单和最常用的过滤方法，具体操作步骤如下：

1. 滤纸的折叠

取一正方形或圆形滤纸，折叠成四层并剪成扇形，圆形滤纸不必再剪（见图1-5-11）。若漏斗的规格不标准（非60°角），滤纸和漏斗不密合，这时需要重新折滤纸，不对半折而是折成一个合适的角度，展开后可以展成大于60°的锥形，也可以展成小于60°的锥形，根据漏斗的角度来选用，使滤纸和漏斗密合。然后撕去一小角，用食指把滤纸按在漏斗内壁上，用水湿润滤纸，并使它紧贴在壁上，去除纸和壁之间的气泡。过滤时，漏斗颈内可充满滤液，滤液以本身的重力使漏斗内液下漏，过滤大为加速，气泡的存在可减缓液体在漏斗颈内的流动，从而减缓过滤的速度。漏斗中滤纸的边缘应略低于漏斗的边缘（见图1-5-12）。

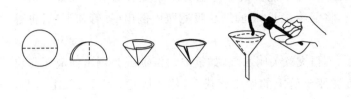
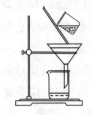

图 1-5-11　滤纸的折叠及使用　　　　　图 1-5-12　过滤操作

2.过滤

过滤时应注意:漏斗要放在漏斗架上,漏斗颈靠在接受容器的壁上;先转移溶液,后转移沉淀;转移溶液时,应把它滴在三层滤纸处;转移溶液时要使用玻璃棒搅拌,每次转移的量不能超过滤纸容量的 2/3,以免溶液溢过滤纸而漏下。

如果需要洗涤沉淀,则可等溶液转移完毕后,往盛着沉淀的容器中加入少量溶液,充分搅拌并放置,待沉淀下降后移入漏斗,如此重复操作 2~3 遍,再把沉淀转移到滤纸上。洗涤时要贯彻"少量多次"的原则,这样的洗涤效率才是高的。检查滤液中的杂质,可以判断沉淀是否已经洗净。

(二)减压过滤

为了获得比较干燥的结晶和沉淀,常用减压过滤(或称"抽滤")方法。这种方法过滤速度快,但不适合过滤胶状沉淀和颗粒很细的沉淀,因为后者更易透过滤纸,前者更易堵塞滤孔或在滤纸上形成一层密实的沉淀,使滤液不易透过。减压过滤的装置是由水泵、安全瓶、吸滤瓶和布氏漏斗彼此连接而成(见图 1-5-13)。

减压过滤时应注意以下几点:

(1)过滤前需检查漏斗的颈口是否对准吸滤瓶的支管,安全瓶是否长玻璃管接水泵,短玻璃管接吸滤瓶。

(2)滤纸的大小应剪得恰好掩盖住漏斗的瓷孔,先用水或相应的试剂润湿,然后开启水泵,使它贴紧漏斗不留孔隙,这时才能进行过滤操作。

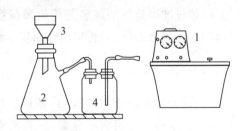

图 1-5-13　减压过滤装置
1.水泵　2.吸滤瓶　3.布氏漏斗　4.安全瓶

(3)过滤时,先将上部澄清液沿着玻璃棒注入漏斗中,然后再将晶体或沉淀转入漏斗进行吸虑。未能完全转移的固体应用母液冲洗再行转移,而不能用水或相应的溶剂冲洗,以减少沉淀的损失。

(4)滤液将充满吸滤瓶(但不能使其上升至吸滤瓶支管的水平位置)时,应拔去橡皮管,停止抽气,将漏斗拿下,将滤纸从吸滤瓶中倒出(支管朝上)后再继续吸滤。

(5)在吸滤过程中,不得突然关闭水泵,如欲取出沉淀或是倒出滤液而需要停止吸滤时,应先将吸滤瓶支管上的橡皮管拔下,停止吸滤,然后再关上水泵,否则水会倒吸。

(6)在漏斗内洗涤结晶时,应停止吸滤,让少量水和相应的溶剂缓慢通过晶体,然后再行吸滤和压干。

过滤某些些强酸性、强碱性或者强氧化性的溶液时不能使用滤纸,因为溶液会和滤纸作用而破坏滤纸。可用石棉纤维来代替滤纸,此法适用于分析或滤纸有用的情况。还有使用玻璃容砂漏斗的,这种漏斗常见的规格有四种,即 1 号、2 号、3 号、4 号,1 号的孔径最大,4 号的孔径最小,可以根据沉淀颗粒的不同来选用,但不能用于强碱性溶液的过滤,因为强碱会腐蚀玻璃。

(三)热过滤

如果溶液中的溶质在温度下降时很易析出大量结晶,为了不使结晶在过滤过程中留在滤纸上,就要趁热进行过滤。过滤时,可把玻璃漏斗放在铜

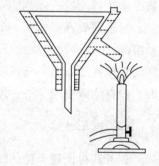

图 1-5-14　热过滤用漏斗

质的热漏斗内(见图 1-5-14),热漏斗内装有热水,以维持溶液的温度。也可以在过滤前把玻璃漏斗放在水浴上用蒸汽加热,然后使用,此法较为简单易行。另外,热过滤时选用的玻璃漏斗的颈部愈短愈好,以免过滤时溶液在漏斗颈内停留过久,因散热降温,析出晶体而发生堵塞。

(四)离心分离法

当被分离的沉淀量很少时,使用一般方法过滤后,沉淀会附着在滤纸上难以取下。这时可应用离心分离,实验室常用电动离心机。操作时,把要分离的混合物放在离心管中,再把离心管装入离心机的管套内,在对面的套管内放一盛有与其等质量水的离心管。使离心机旋转一段时间后,让其自然停止旋转。通过离心作用,沉淀就紧密地聚集在离心管底部而溶液在上部。用滴管将溶液吸出。如果要洗涤,可往沉淀中加入少量溶剂,充分搅拌后再离心分离。重复操作 2～3 遍即可。

第一篇
实验须知

（五）倾析过滤法

过滤前，先让沉淀沉降。过滤时不要搅动沉淀，先把清液倒入滤纸上，待清液滤完，再把沉淀转移到滤纸上，这样可防止沉淀堵塞滤孔而降低过滤速度。最后由洗瓶吹出少量蒸馏水，洗涤沉淀 1~2 次。需要充分洗涤沉淀时，还可在倾出清液后用蒸馏水洗涤，重复数次。

第七节　玻璃器皿的使用

化学实验使用的玻璃器皿统称为"玻璃仪器"。按照其用途，大体可分为容器类、量器类和其他常用器皿三大类，玻璃量器是指对溶液体积进行计量的玻璃器皿，一般有量筒、滴定管、容量瓶、移液管和吸量管等。本节主要介绍医学基础化学实验经常用到的玻璃器皿。

一、试管

试管分为硬质试管、软质试管或普通试管、离心试管。普通试管以管口外径×长度（单位均为 mm）表示，如 25×150、10×25 等。离心试管简称"离心管"，以毫升数表示。试管应放置于试管架上。

试管架有木质和铝质两种。试管的用途是作为盛装少量试剂的反应容器，特点是便于操作和观察，用药量小，离心管还可用于定性分析中的沉淀分离。使用试管的注意事项包括：

（1）可直接用火加热，但要注意使试管受热均匀。

（2）硬质试管可加热至较高温度。

（3）试管加热后忌骤冷，尤其是软质试管，骤冷易炸裂或变软。

（4）离心管只能用水浴加热。

二、量筒

量筒用来量取体积要求不太严格的溶液，它有十余种规格，量程 5~200 mL 不等。量筒的使用方法及注意事项如下：

（1）量取液体时，量筒应垂直放置，读数时视线应与液面水平，读取弯月面最低处刻度，视线偏高或偏低都会引起误差。

（2）量筒不能太热，也不能用作试验（如溶解、稀释等）容器，不允许量热的液体，以防止量筒破裂。

第八节　滴定分析量器及其基本操作

　　滴定分析中常用的量器主要有滴定管、移液管和容量瓶等。为了获得准确的分析结果，必须正确地选择和使用量器，准确地测量溶液的体积。下面介绍滴定分析常用的量器及其使用方法。

一、滴定管

　　滴定管是一种具有精密刻度而内径均匀的细长管状玻璃量器（见图 1-5-15），属于量出式量器，主要用于滴定时准确测量滴定剂的体积。常用的滴定管主要为 50 mL 和 25 mL 两种，其分度值为 0.1 mL，可估读至 0.01 mL，体积读数误差一般为 ±0.02 mL。此外，还有 10 mL、5 mL、2 mL 和 1 mL 的半微量及微量滴定管，一般附有自动加液装置。

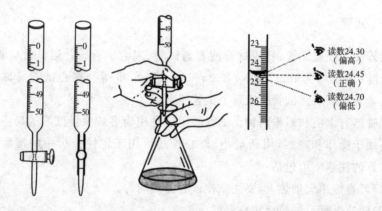

图 1-5-15　酸式滴定管、碱式滴定管、滴定操作方法及滴定管读数

　　滴定管一般分酸式滴定管和碱式滴定管，其差别在于管的下部。下端尖嘴管通过玻璃旋塞连接以控制滴定速度的称为"酸式滴定管"（简称"酸管"），用于装酸类溶液或氧化性溶液，但不适于装碱性溶液，因为碱性溶液会腐蚀玻璃旋塞和旋塞套，使旋塞难以转动；下端尖嘴管通过内装一个玻璃珠的乳胶管连接以控制滴定速度的称为"碱式滴定管"（简称"碱管"），用于装碱性溶液，不能装入能与橡皮反应的氧化性溶液（如 $KMnO_4$、$AgNO_3$、I_2 等溶液），否则会改变溶液的浓度和损坏乳胶管。

　　目前已开始普及使用带聚四氟乙烯旋塞的通用型滴定管，但仍要求同学们对以上知识有初步的了解。滴定管的基本操作如下所述。

（一）滴定管的准备

滴定管的准备主要包括滴定管的查漏和洗涤。

1.查漏

滴定管在使用前通常要先检查其是否漏液。查漏的方法是：装入自来水至某一刻度，擦干管外的水珠，直立约 2 min，观察管内液面是否下降，下端尖嘴有无水滴滴出。

碱式滴定管漏水时，将玻璃珠挤压到适当的部位即可；这样处理还漏水时，应更换玻璃珠或乳胶管。

2.洗涤

洗涤滴定管时，一般用自来水冲洗。零刻度以上部位可用毛刷蘸洗涤剂刷洗，零刻度以下部位如不能冲洗干净，则采用洗液洗涤，具体操作方法是：注入约 10 mL 洗液（碱管应除去乳胶管，套上废乳胶头后再注入洗液），双手平托滴定管两端，将滴定管管口对准洗液瓶，不断转动滴定管，使洗液润洗滴定管内壁（太脏时，可先浸泡一段时间），然后将洗液分别从管的两端全部放回洗液瓶。最后用自来水把管冲洗干净，并用适量去离子水润洗 2～3 次。洗净的滴定管等玻璃量器其内壁应能被水均匀润湿而不挂水珠。

（二）滴定操作

滴定的操作过程包括操作液润洗、装入溶液、排气泡、调零、去除尖嘴外液滴、滴定控制、读数等。

1.操作液的装入

为保证装入的溶液浓度不变，装入操作液前，滴定管应用操作液润洗 2～3 次，每次约 10 mL。装入操作液时，应将溶液直接注入滴定管，直至充满到零刻度以上为止。

2.尖管气泡的排除

装入操作液后，还应把滴定管尖管中的气泡排除，否则可能引起体积测量误差。排除气泡的方法是：对于碱管，将乳胶管向上弯曲翘起，然后用手指挤压玻璃珠所处部位，使溶液从管口喷出，即可将气泡排出（见图 1-5-16）；对于酸管，应将其倾斜 30°，迅速转动旋塞，使溶液冲出管口，反复数次一般即可将气

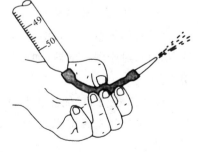

图 1-5-16　碱管排气泡的方法

泡排出(这样还不能将气泡排出时,则可打开旋塞后上下振动酸管,即可将气泡排出)。

排出气泡后,调节液面在 0~1 mL 的刻度之间,并除去管尖嘴外液滴(可用干净的玻璃棒触去),然后读取液面对应的刻度值(体积初读数)。

3.滴定

滴定反应一般是在锥形瓶中进行的。滴定时,将滴定管夹在滴定台架上,加适量的指示剂于待滴液中,然后左手操作滴定管,右手自然拿住锥形瓶的颈部,提起锥形瓶,使滴定管下端伸入瓶口内约 1 cm;两手配合操作,边滴加溶液,边旋摇锥形瓶(见图 5-23),使瓶内溶液充分混合,及时反应,直至反应终点。

(1)酸管的操作:使用酸管时,旋塞柄向右,左手拇指在管前方,食指和中指在管后方控制旋塞的转动(见图 5-23),无名指和小指向手心空握并轻贴出口部分,以免掌心把旋塞顶出而发生溶液渗漏。

(2)碱管的操作:使用碱管时,左手拇指和食指捏住玻璃珠所在部位,其他三指辅助夹住出口管,向右捏挤乳胶管,使玻璃珠移至手心一侧而形成一个小缝隙,这样即可使溶液流出。注意,不要用力捏挤玻璃珠,也不要使玻璃珠上下移动,不要捏挤玻璃珠下方的胶管,以免空气进入而形成气泡,使滴定读数偏大。

4.滴定管的读数

滴定中消耗溶液的体积等于终读数与初读数之差。为了得到准确的体积读数,一般应遵循下列原则:

(1)装入溶液或放出溶液后,必须等待附于内壁的溶液流下(1~2 min),才能读数。

(2)读数时,滴定管的出口尖嘴外应无液滴悬挂,尖嘴管内应无气泡。

(3)读数时,滴定管必须取下,用拇指和食指捏住滴定管的"0"刻度以上部位,并确保滴定管垂直。

(4)读数必须准确至 0.01 mL,及时记录数据。

(5)对于无色或浅色溶液,读数时视线应与管内溶液弯月面下缘实线的最低点相切;对于深色溶液(如高锰酸钾溶液),读数时视线应与液面两侧最高点相切。

5.滴定操作的其他注意事项

(1)最好每次滴定都从 0.00 mL 开始,且消耗溶液的体积相近,这样可减少测量误差。

(2)使用酸管滴定时,左手不能离开旋塞,而任溶液自流。

（3）摇瓶时，应微动手腕，使溶液向同一方向旋转，速度适当。不能来回振动，以免溶液溅出。同时，不要让瓶口碰到滴定管尖嘴。

（4）滴定时，应注意观察溶液滴落点周围颜色的变化。不要去看滴定管的刻度变化，而不顾滴定反应的进行。

（5）滴定时，应控制好滴定速度。一般情况下，开始时可稍快，滴定速度呈"见滴成线"，即每秒3～4滴，但不能太快；接近终点时，应一滴一滴地，甚至半滴半滴地加入溶液，即滴入溶液后（出现某颜色），摇动锥形瓶（褪色），再加、再摇动，直至反应到达终点（即指示剂真正变色）为止。

滴定完毕，应倒去滴定管中的余液（回收），将滴定管冲洗干净，放回仪器柜或倒夹在滴定管架上摆放整齐。

二、容量瓶

容量瓶是一种带有磨口玻璃塞（或塑料塞）的细颈梨形平底玻璃瓶，如图 1-5-17(a)所示，其颈部有一环状刻度线，一般表示 20 ℃时瓶内液体达到这一刻度线时的准确体积。容量瓶主要用于准确配制一定体积的标准溶液或试液，常与分析天平、移液管等配合使用。容量瓶的规格有 50 mL、100 mL、250 mL 等。

容量瓶的基本操作如下：

（一）检漏和洗涤

使用容量瓶前，要检查瓶塞是否漏水。查漏的操作方法是：注入适量的自来水，盖好瓶塞，擦干瓶外水滴，食指按住瓶塞，其余手指拿住瓶颈上部，用另一手的指尖托拿瓶底边缘，如图 1-5-17(b)所示，将容量瓶倒立 2 min。如无水渗出，再将瓶直立，转动瓶塞180°，同法检查。不漏水的容量瓶才能使用。

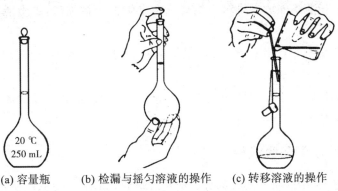

(a) 容量瓶   (b) 检漏与摇匀溶液的操作   (c) 转移溶液的操作

图 1-5-17　容量瓶及其操作

检查瓶塞是否漏水后,按常规操作洗净容量瓶。一般是先用自来水冲洗干净后,再用适量的去离子水润洗 2～3 次。不能洗净时,可用铬酸洗液进行浸洗处理。

(二)配制溶液

1.用固体配制溶液

用固体配制溶液时,将准确称取的固体置于干净的小烧杯中,加入适量去离子水或其他溶剂使固体溶解,然后将溶液定量转入容量瓶中进行定容。定量转入溶液的操作方法是:将搅拌的玻璃棒下端沿烧杯口悬空伸入容量瓶中并靠在瓶颈内壁,烧杯嘴紧靠玻璃棒,小心地使溶液沿着玻璃棒和内壁注入容量瓶中,如图1-5-17(c)所示。溶液流完后,将烧杯嘴沿着玻璃棒稍微向上提起使烧杯直立,再将玻璃棒提起放回烧杯中。然后,用洗瓶吹出适量去离子水涮洗玻璃棒和烧杯内壁,并将溶液定量转入容量瓶中,同法吹洗 5 次左右,以保证溶质定量转移。加入去离子水至约 2/3 的容积时,拿起容量瓶并轻轻旋摇几周,使瓶内溶液初步混匀。当瓶内溶液的液面接近标线(约 1 cm)时,稍等片刻,再改用细长的胶头滴管小心地滴加去离子水,直至溶液弯月面下缘与标线相切。最后,盖上瓶塞,一手拿住瓶颈,食指按住瓶塞,另一手手指托住瓶底边缘,将容量瓶倒转(使空气升至顶部),振摇,再直立,再倒转摇动,重复 10 次左右,使瓶内溶液充分混合均匀。

2.稀释溶液

用容量瓶稀释溶液时,则可用移液管移取一定体积的浓溶液于容量瓶中,按上述方法加水定容、摇匀即可。

使用容量瓶时应注意以下几点:

(1)容量瓶不能放入烘箱中烘烤或在电炉上直接加热,也不能直接加入热溶液。

(2)容量瓶不宜用来长久保存试剂溶液(需长久保存时,应改用试剂瓶来保存)。

(3)容量瓶用后应立即冲洗干净。如长期不用,其磨口处应擦干并加垫小纸片,以防粘紧磨口塞。

三、移液管和吸量管

移液管是中间有一膨大部分的细长玻璃管,如图 1-5-18(a)所示,管颈上部刻有一环形标线,它表示在标示的温度下,抽吸溶液至其弯月面下缘与标线相切,并经尖嘴自然流出时所放出的溶液的体积。移液管用于准确移取一定体积的溶液,常用的有 10 mL、25 mL、50 mL 等规格。

吸量管是一种具有分刻度的玻璃管(有时也统称为"移液管"),有 1 mL、2 mL、5 mL、10 mL 等规格,其刻度形式不尽相同,如图 1-5-18(a)所示。吸量管一般用于移取非整数的小体积溶液,但准确度差些。使用前,应将移液管和吸量管洗涤至内壁不挂水珠(用洗液洗涤的操作与下述润洗相似)。为了得到准确体积的溶液,必须正确地使用移液管和吸量管。

(一)移液管和吸量管的润洗

移取溶液前,移液管和吸量管必须用适量的待移液润洗 2～3 次,以保证所移溶液的浓度不变。润洗移液管时,用吸水纸将管尖内外的水除去后,右手拇指和中指拿住移液管管颈上端,无名指和小指辅助拿住移液管,把移液管下端的尖口插入溶液中,左手持吸耳球(拇指或食指在上方),挤出空气后,将吸耳球的尖口对准移液管上口,如图 1-5-18(b)所示,慢慢放松吸耳球,吸入溶液至移液管球部的 1/4 处(注意,不能让溶液流回,以免稀释溶液)。然后按紧移液管管口,移出移液管,放平转动,使溶液充分润洗至标线以上内壁,润洗后的溶液从移液管尖口放出、弃去。同法润洗 2～3 次。吸量管的润洗操作与此相似。

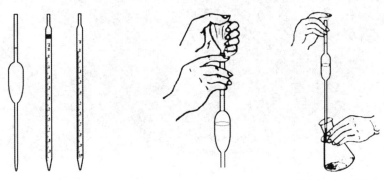

(a)移液管（左一）和吸量管（右二、右三）　(b)吸取溶液的操作　(c)放出溶液的操作

图 1-5-18　移液管及其操作

(二)移取溶液的操作

移取溶液时,将润洗过的移液管适度插入待移液中,按上述操作方法吸入溶液至管颈标线以上(管尖应随外液面下降而下降),如图 1-5-18(b)所示,迅速移去吸耳球,并用右手食指按住移液管管口,左手改拿原容器,然后将移液管提

离液面,并将原伸入溶液的部分沿容器内壁轻转两圈,以除去管外壁上的溶液。紧接着,将容器略为倾斜,使其内壁与管尖紧贴,再稍微放松食指,并通过拇指和中指微转移液管,使管内液面慢慢下降,直到管内溶液的弯月面与标线相切(视线平视)时,立即按紧管口。然后,移开原容器,左手改拿接受溶液的容器并略微倾斜,使其内壁与管尖紧贴,再松开食指,使溶液自然地顺壁流入容器中,如图 1-5-18(c)所示。溶液流完后,停留约 15 s,靠壁转动一下管尖再移出移液管。注意,此时移液管尖嘴内还会留有少量溶液,一般不能将其吹入容器中(除非管上标明"吹"字),因为在生产检定移液管时,就没有把这部分体积算进去。

吸量管的使用方法大体上与移液管相似。

移液管和吸量管使用完毕后,应及时冲洗干净,并放回仪器柜或放在移液管架上。

第六章　误差及有效数字的概念

第一节　测量中的误差

一、准确度和误差

（一）准确度

准确度是指实验值（测定值）与真实值之间相符合的程度。准确度的高低常以误差的大小来衡量，即误差越小，表示实验值与真实值越接近，准确度越高；反之，误差越大，准确度越低。

（二）误差

误差有两种表示方法：绝对误差和相对误差。绝对误差是指测定值与真实值之差，相对误差是指绝对误差与真实值之比，即：

$$绝对误差 = 测定值 - 真实值$$

$$相对误差 = \frac{绝对误差}{真实值} \times 100\%$$

由于测定值可能大于真实值，也可能小于真实值，所以绝对误差和相对误差都可能有正有负。

二、精密度和偏差

精密度是表示多次重复测量某一量时，所得到的测量值彼此之间相符合的程度。偏差一般是指测定值与平均值之差，精密度的大小用偏差来表示，偏差越小,说明精密度越高。

精密度可用偏差、平均偏差、相对平均偏差、标准偏差与相对标准偏差来表示。如果测定次数较少,在一般的化学实验中,可以用平均偏差和相对平均偏差来表示。若测定次数较多,或要进行其他的统计处理时,可以用标准偏差或变异系数来表示。

（一）绝对偏差与相对偏差

绝对偏差的计算公式为 $d = X_i - \overline{X}$,式中,d 为绝对偏差,X_i 为某次测定的测定值,$\overline{X}$ 为多次测定的平均值。相对偏差 $d(\%)$ 的计算公式为 $d(\%) = d/\overline{X} \times 100\%$。

（二）平均偏差与相对平均偏差

平均偏差 $\overline{d}$ 的计算公式为 $\overline{d} = \sum |X_i - \overline{X}|/n$,式中 n 为测定次数,其余同前。相对平均偏差 $\overline{d}(\%)$ 的计算公式为 $\overline{d}(\%) = \overline{d}/\overline{X} \times 100\%$。

3.标准偏差(标准差)与相对标准偏差(变异系数)

标准差 SD 的计算公式为 $SD = \sqrt{\sum (X_i - \overline{X})^2/(n-1)}$。相对标准差 RSD 的计算公式为 $RSD = SD/\overline{X}$。

三、误差产生的原因

根据误差产生的原因及性质,可以将误差分为系统误差、偶然误差以及过失误差三类。

（一）系统误差

系统误差又称"可定误差",是由于某些可确定性原因所造成的,使测定结果系统地偏高或偏低,重复测量时又会再现。这种误差的大小、正负往往可以测定出来,若设法找出原因就可以采取办法消除或校正。产生系统误差的主要原因有:

(1)计量或测定方法不够完善。

(2)仪器有缺陷或者没有调整到最佳状态。

(3)实验所用的试剂或纯水不符合要求。

(4)操作者自身的主观因素。

系统误差的产生具有明显的规律,可以采用标准加入法,即在被测试样中加入已知量的被测组分,与被测试样同时进行测定,然后根据所加入组分的回收率高低来判断是否存在系统误差。回收率的计算公式为:

$$回收率(\%) = \frac{测定所得加入组分的质量(g)}{加入组分的质量(g)}$$

若计量或测定精度要求较高,应事先对所使用的仪器进行校正。由于试剂、纯水或所有的器皿引入被测组分或杂质产生的系统误差,可以通过空白试验来校正,即用纯水代替被测试样,按照同样的测定方法和步骤进行测定,所得到的结果为空白值,然后将试样的测定结果扣除空白值。当然,空白值不能太大,若太大,应进一步找出原因,必要时应提纯试剂,或对纯水进一步处理,或更换器皿。

(二)偶然误差

偶然误差又称"不定误差"或"随机误差"。造成偶然误差的原因有计量或测定过程中温度、湿度、电压、灰尘等外界因素微小的随机波动,剂量读数时的不确定性以及操作上的微小差异。

偶然误差与系统误差不同,即使条件不改变,它的大小及正负在同一实验中也都不是恒定的,很难找出产生的确切原因,也不能完全避免。误差的数值有时大些,有时小些,而且有时是正误差,有时是负误差。因此,可以通过适当增加测定次数取其平均值的办法来减少偶然误差。

(三)过失误差

过失误差是由于操作不正确或粗心大意而造成的,如加错试剂、看错刻度、溶液溅失等,皆可引起较大的误差。有较大误差的数值在找出原因后应弃去不用,绝不允许把过失误差当作偶然误差。

通过加强责任心、严格按照操作规程认真操作,可以避免过失误差。初学者应规范操作训练,多做多练,才能做到熟能生巧,消除过失误差。

第二节　有效数字及其运算规则

在化学实验中,经常要根据实验测得的数据进行化学计算。为了取得准确的结果,不仅要准确地进行测量,而且还要正确地记录与计算。正确记录是指正确记录数字的位数,因为数字的位数不仅表示了数字的大小,也反映了测量的准确程度。

所谓"有效数字",就是指能测到的数字,应当根据分析方法和仪器准确度来决定保留有效数字的位数,有效数字中的最后一位是可疑的。例如,用一支 50 mL 的滴定管进行滴定操作,滴定管最小刻度是 0.1 mL,所得滴定体积为 26.67 mL。在这个数据中,前三位都是准确可靠的,只有最后一位数因为没有刻度,是估读出来的,属于可疑数字,因而这个数据有四位有效数字,它不仅表示了具体的滴定体积,而且还表示了计量的精确度为 ±0.01 mL。若滴定体积正好是 26.70 mL 时应注意,最后一位"0"应写上,不能省略,否则 26.7 mL 表示计量的精确度只有 ±0.1 mL,这样记录数据就在无形中降低了测量精度。

从上面的例子可以看到,实验数据的有效数字与仪器的精确程度有关。同时还可以看到,有效数字中的最后一位数字已经不是十分准确的。因此,记录实验数据时应注意有效数字的位数要与计量的精度相对应。除此之外,还应注意"0"的作用,"0"在有效数字中有两种意义:一种是作为数字定位,另一种是作为有效数字。例如下列数据的有效数字位数:

试样质量	1.5054 g	五位有效数字
滴定剂体积	26.50 mL	四位有效数字
标准溶液浓度	0.0100 mol/L	三位有效数字

"0"在以上数据中起的作用是不同的,它可以是有效数字,也可以不是有效数字,只起定位作用。例如,在 1.5054 和 26.50 中,"0"都是有效数字;而在 0.0100 中,前面两个"0"只起定位作用,后面两个"0"才是有效数字。

在数据计算过程中应注意以下方面:

(1)若测定结果是由几个测定值相加或相减所得,保留有效数字的位数取决于小数点后位数最少的一个;若测定结果是由几个测量值相乘除所得,则保留有效数字的位数取决于有效数字位数最少的一个。

(2)将多余的数字舍去,所采用的规则一般都是"四舍六入五成双"。即当尾数不超过 4 时舍去,尾数不小于 6 时进位;当尾数恰为 5 时,则应视保留的末位数是奇数还是偶数,5 前为偶数应将 5 舍去,5 前为奇数则将 5 进位。例如,2.2755/2.2745 修约成四位有效数字时应为 2.276/2.274。

第七章 实验结果的表达及化学 实验报告的书写方法

第一节 实验结果的表达

一、列表法

对于实验得到的大量数据,应尽可能拟订富有表现力的表格,使其整齐、有规律地表达出来,便于运算与处理,也可减少差错。列表时应注意以下几点:

(1)每一表格应有简明的名称及单位。

(2)表格的每一行(列)应详细写明物理量的名称及单位,以横向和纵向分别表示自变量和因变量。

(3)每一行(列)的数据,有效数字的位数要一致,且符合测量的准确度,并将小数点对齐。

(4)表中数据应化为最简形式,不可用指数或 $n \times 10^m$、对数(如 lg5)等数字形式表示,对于小数位数多或以 $n \times 10^m$ 的形式表示者,可将行(列)名写为物理量 $\times 10^m$,表格中只写 n 的数值,即把指数放入行(列)名中。如 HAc 的 $K_a^- = 1.75 \times 10^{-5}$,行名写为 $K_a^-/(\times 10^{-5} \text{ mol/L})$,表格中只写 1.75 即可。

(5)原始数据和处理结果可以并列在同一表格中,但应把数据处理的方法、运算公式等在表下注明或举例说明。

(6)当自变量选择有一定灵活性时,通常选择较简单的变量为自变量,如温度、时间、浓度等。自变量最好是均匀地增加,否则可先用测定的数据作图,由图上读出等间隔增加的一套自变量新数据列表。

列表法简单,但不能表述出各数值间连续变化的规律及取得实验值范围内任意自变量或因变量的对应值,故实验数据常用作图法表示。有时二者也并列于实验报告中。

二、作图法

作图法不仅能直接显示变量间的连续变化关系,从图上易于找出所需的数据,而且可以用来求实验的内插值、外推值、极点值、拐点及直线的斜率、截距、曲线某点的切线斜率、求解经验方程式及直线方程常数等,应用很广,应认真掌握。为使所作图形准确,一般的步骤及规律如下:

(一)坐标纸和比例尺的选择

最常用的坐标纸为直角坐标纸,有时也用对数坐标纸、半对数坐标纸和三角坐标纸等。图纸大小一般不小于 10 cm×10 cm;作图时以横坐标表示自变量,纵坐标表示因变量;纵横坐标不一定从“0”开始(求截距除外),应视实验数值范围而定。比例尺的选择非常重要,需遵守以下规则:

(1)坐标纸刻度要能表示出全部有效数字,使从图中得到数值的准确度与测量值的准确度相当。

(2)所选定的坐标标度应便于从图上读出或计算出任一点的坐标值,通常使用单位坐标格所代表的变量值 1、2、5 或其倍数,而不用 3、7、9 或其倍数。

(3)充分利用坐标纸的全部面积,使全图分布均匀合理。

(4)若作直线求斜率,则比例尺的选择应使直线倾角接近 45°,使斜率测求误差最小。

(5)若作曲线求特殊点,则比例尺的选择应使特殊点表现明显。

(二)画坐标轴

选定比例尺后,画上坐标轴,在轴旁标出所代表变量的名称及单位,在纵坐标轴的左侧及横坐标轴的下边,每隔一定距离标出该处变量应有的值,以便于作图及读数。但不可将实验结果写在轴旁或代表点旁。读数时,横坐标自左向右,纵坐标自下而上。

(三)作代表点

将相当于测量数值的各点绘于图上,在点的周围以圆点、圆圈、三角、方块、十字叉等不同符号在图上标出,点的大小可以粗略地表明测量误差范围。同一组(条件下)数据用同一种符号。在一张图上有几种不同的测量值时,其代表点应用不同的符号加以区分,并在图下面加以说明。

(四)作曲线

标出各点后,用直尺或曲线尺作出尽可能接近于实验点的直线或曲线,线条应平滑均匀,细而清晰。画线不必通过所有的点,但各点应在线的两旁均匀分布,点线间的距离表示测量误差。

(五)作切线

最常用的作切线方法是镜像法,即若要在曲线某点作切线,先取一平面镜(底部要齐整)垂直放于图纸上,使镜面与曲线的交线通过该点,并以该点为轴,旋转镜面,当镜外曲线和镜中曲线的像成为一条光滑的曲线(注意不要形成折线)时,沿镜面作一直线,即为曲线在该点的法线;再将此镜面与另半段曲线同上法找出该点的法线,若两法线不重合,则可取两法线的中线作为该点的法线,然后再通过该点作法线的垂线,即为该点的切线。

(六)写图名

曲线作好后,应在图的正下方(也有写在图的右侧)写明图序号、图的名称及作图所依据的条件。纵横坐标所代表的物理量比例尺及单位在坐标轴旁(纵左横下)予以标明。

第二节　实验预习、实验记录和实验报告

一、实验预习

实验预习是做好实验的关键。实验前有充分的准备,就可以主动地、有条不紊地进行实验,避免"照方抓药"似的被动局面,减少或消灭实验事故,提高实验效率。实验预习对培养学生的独立工作和研究能力十分有益。

实验预习时,要认真阅读教材的有关内容,熟悉实验的目的要求、基本原理、操作步骤及注意事项,如要查阅文献,列出原料和产物的物理常数,要计算实验的理论产量。在预习的基础上,写出预习报告。预习报告的内容如下:

(1)列出实验目的。

(2)写出已配平的主、副反应方程式。

(3)计算(或查阅)各种原料的用量(质量或体积),主要原料及产物的物理

常数,产物的理论产量。

(4)画出仪器装置图。

(5)写出简明的实验步骤。

实验步骤要简明扼要,不要照书照抄。

二、实验记录

实验时要认真操作,仔细观察,积极思考并如实记录实验现象和所得的数据。要养成边实验边在专用记录本上记录的习惯,不能随意记录在零散纸上,更不能事后写"回忆录"。遇到反常现象,更要实事求是地记录现象,并把实验条件写清楚,以利于分析原因。原始记录如果写错,可以用笔划去,但不能随意涂改。实验完毕,应将实验记录交教师审阅。

三、实验报告

实验后要分析现象,整理有关数据,得出实验结论,并按一定格式及时写好实验报告。实验报告是总结实验进行的情况,分析实验中出现的问题,整理归纳实验结果的一个重要环节,是学生从感性认识提高到理性思维阶段的必不可少的一步。因此,必须认真写好实验报告。

正确书写实验报告是实验教学的主要内容之一,也是基本技能训练的需要。因此,完成实验报告的过程不仅是学习能力、书写能力、灵活运用知识能力的培养过程,而且是培养基础科研能力的过程。所以,必须完整准确、严肃认真地如实填写。

(一)实验报告的要求

一份完善的实验报告应包括以下几部分:

(1)实验目的:简述实验的目的要求。

(2)实验原理:简明扼要地说明实验有关的基本原理、性质、主要反应方程式及定量测定的方法原理。

(3)实验内容:对于实验现象记录与数据记录,按照实验指导的要求,要尽量采用表格、框图、符号等形式表示,如滴加试剂用"＋",加热用"△",产生黄色沉淀用"↓黄",放出棕红色气体用"↑棕红"表示,实际名称和浓度则分别用化学符号表示。内容要具体详实,记录要表达准确,数据要完整真实。

(4)解释、计算与结论:对实验记录要作出简要的解释或者说明,要求做到科学严谨、简洁明确,写出主要化学反应、离子反应方程式;数据计算结果可列入表格中,但计算公式、过程等要在表下举例说明;最后按需要分标题小结或最后得出结论及结果。

(5)问题与讨论:主要针对实验中遇到的较难问题提出自己的见解或收获;定量实验则应分析出现误差的原因,对实验的方法、内容等提出改进意见。

(6)完成实验思考题。

(二)实验报告的基本格式

实验报告的具体格式因实验类型而异,但大体应遵循一定的格式,常见的可分为物质性质实验报告、定量测定实验报告、合成制备实验报告三种类型,具体格式示例如下。

1.物质性质实验报告

实验序号、名称　　　　　　实验×　　　×××××

【实验目的】

(略)

【实验原理】

(略)

【实验内容】

实验项目序号、实验项目名称

1.×××××

表×　　选择情况

实验步骤	实验现象	解释及反应方程式	结论
(1)			
(2)			
(3)			
……			

2.×××××

【实验讨论】

(略)

【思考题】

(略)

实验成绩_____　　　　指导教师(签名)_____

2.定量测定实验报告

实验序号、名称　　　　　实验×　　××××××

【实验目的】

（略）

【实验原理】

（略）

【实验内容】

实验项目序号、实验项目名称

1.××××××

2.××××××

【数据记录、处理与结果】

可用数据列表、作图等方式,例如:

表×　选择情况

编号	$c/(\mathrm{mol \cdot L^{-1}})$	pH 值	$[H^+]/(\mathrm{mol \cdot L^{-1}})$	$\alpha/\%$	K_a^-
1					
2					
3					
4					

计算公式

（略）

【实验误差与讨论】

（略）

【思考题】

（略）

实验成绩＿＿＿＿＿＿＿＿　　　指导教师(签名)＿＿＿＿＿＿＿＿

3.合成制备实验报告

实验序号、名称　　　　　实验×　　××××××

【实验目的】

（略）

【实验原理】

（略）

【实验步骤】

可采用流程图,或者分步书写,例如:

| 粗盐 50 g | 小火爆炒
爆裂声,
粗盐变灰黑色 | 稍冷 | 转移
至烧杯中 | 自来水
150 mL | 溶解
△ | 溶液
(有灰黑色不溶物) |

【实验讨论】

(略)

【思考题】

(略)

实验成绩＿＿＿＿＿＿＿＿＿＿　　　指导教师(签名)＿＿＿＿＿＿＿＿＿＿

第二篇

无机化学实验

实验一　溶液的配制和稀释

【实验目的】

1.了解实验室规则及注意事项。

2.熟悉溶液浓度的计算,并掌握一定浓度溶液的配制方法。

3.学习托盘天平、量筒、容量瓶的使用方法。

4.学会取用固体试剂及倾倒液体试剂的方法。

5.培养学生严谨的科学作风及将理论应用于实际工作的能力。

【实验原理】

在制备溶液时,需考虑所用溶质的摩尔质量、所要制备的溶液的浓度及量,然后计算出所需溶质的质量或体积。

1.配制一定质量浓度的溶液

配制一定质量浓度的溶液的公式为:

$$\rho_B = \frac{m_B}{V}$$

式中,ρ_B 为用物质 B 所配溶液的质量浓度,m_B 为溶质(物质 B)的质量,V 为溶液体积。

2.配制一定物质的量溶度的溶液

配制一定物质的量浓度的溶液的公式为:

$$c_B = \frac{n_B}{V} = \frac{m_B}{M_B \cdot V}$$

式中,c_B 为用物质 B 所配溶液的物质的量浓度,n_B 为溶质(物质 B)的物质的量,m_B 为溶质(物质 B)的质量,M_B 为溶质(物质 B)的摩尔质量,V 为溶液体积。

3.溶液稀释

溶液稀释时需掌握一个原则:稀释前后溶液中溶质的物质的量不变,即:

$$c_1 V_1 = c_2 V_2$$

式中,c_1 为稀释前溶质的物质的量浓度,V_1 为稀释前溶液的体积;c_2 为稀释后溶质的物质的量浓度,V_2 为稀释后溶液的体积。利用该公式可计算出所需浓溶液的量,然后加水稀释成一定浓度。

【器材与试剂】

1.器材

托盘天平、量筒(10 mL、50 mL)、烧杯(250 mL)、试剂瓶(250 mL)、玻璃棒、药匙、毛刷、容量瓶(50 mL、100 mL)。

2.试剂

固体 $NaHCO_3$、固体 NaOH、固体 NaCl(医用)、固体 $CaCl_2$、固体 $MgSO_4$、酒精(医用)。

【实验步骤】

1.基本操作

(1)玻璃仪器的洗涤:在一般实验中,洗涤玻璃仪器主要用水。先把水注入要洗的仪器中,用毛刷仔细刷洗仪器内外,再用水冲洗几次。若器壁完全透明,表面不附有明显的油污或固形物,能满足一般实验的要求。若水洗后达不到上述程度,可再用肥皂液或去污粉刷洗,然后用自来水冲净(分析用仪器最后还需用去离子水润洗2～3次)。洗刷时注意,勿使毛刷顶端的铁丝碰破仪器或把玻璃仪器划出伤痕。洗涤后,玻璃仪器里面的水要"控净",不要用布擦,更不许胡乱甩水。

(2)倾倒液体试剂的方法:取用较大量的液体试剂时,可以直接倾倒出来,试剂瓶塞拿在手中或反放在桌面上,拿试剂瓶时应使瓶签朝向掌心,以防倾倒时沾于瓶口上的药液(特别是强酸、强碱)顺瓶外壁淌下而损污瓶签。

(3)取用固体试剂的方法:取用固体试剂时,可用药匙从试剂瓶中取出所需的量。取完后,随即将药匙用滤纸片擦净(注意取强氧化剂如 Na_2O_2 或腐蚀性物质如 NaOH 时不宜用牛角匙)。

2.溶液的配制

(1)75％消毒酒精的配制:选用95％的酒精,计算出配制75％的酒精50 mL所需95％的酒精的体积。用 50 mL 的量筒量取所需浓酒精的量,倒入烧杯,然后边加水稀释边用玻璃棒搅拌,转移至容量瓶中,洗涤烧杯,用容量瓶(50 mL)定容至刻度为止,混合均匀。经教师检查之后,倒入实验室统一的回收瓶中。

(2)30％酒精的配制:选用75％的酒精,计算出配制30％的酒精50 mL所需75％的酒精的体积。用 50 mL 的量筒量取所需浓酒精的量,倒入烧杯,然后边加水稀释边用玻璃棒搅拌,转移至容量瓶中,洗涤烧杯,用容量瓶(50 mL)定容至刻度为止,混合均匀。经教师检查之后,倒入实验室统一的回收瓶中。

(3)生理盐水的配制:计算出配制生理盐水 50 mL 所需 NaCl 的质量,并在托盘天平上称出。将称得的 NaCl 放于烧杯内,用少量水将其溶解后,倒入容量瓶中,然后加水稀释至 50 mL,混合均匀。经教师检查后,倒入实验室统一的回收瓶中。

(4)0.5 mol/L NaOH 溶液的配制:计算出配制 0.5 mo/L 的 NaOH 溶液 100 mL 所需固体 NaOH 的质量。取一干燥的小烧杯,用托盘天平称其质量,加入固体 NaOH,迅速称出 NaOH 的质量,然后用 20 mL 水使杯内固体溶解(边加水边用玻璃棒搅拌),冷却后倒入 100 mL 的容量瓶中,然后加水稀释至刻度线,摇匀。经教师检查之后,倒入实验室统一的回收瓶中。

(5)1 mol/L $NaHCO_3$ 溶液的配制:计算出配制 1 mol/L 的 $NaHCO_3$ 溶液 50 mL 所需固体 $NaHCO_3$ 的质量。取一干燥的小烧杯,用托盘天平称其质量,加入固体 $NaHCO_3$,迅速称出 $NaHCO_3$ 的质量,然后用 20 mL 水使杯内固体溶解(边加水边用玻璃棒搅拌),冷却后倒入 50 mL 的容量瓶中,然后加水稀释至刻度线,摇匀。经教师检查之后,倒入实验室统一的回收瓶中。

(6)1 mol/L $CaCl_2$ 溶液的配制:计算出配制 1 mol/L 的 $CaCl_2$ 溶液 50 mL 所需固体 $CaCl_2$ 的质量。取一干燥的小烧杯,用托盘天平称其质量,加入固体 $CaCl_2$,迅速称出 $CaCl_2$ 的质量,然后用 20 mL 水使杯内固体溶解(边加水边用玻璃棒搅拌),冷却后倒入 50 mL 的容量瓶中,然后加水稀释至刻度线,摇匀。经教师检查之后,倒入实验室统一的回收瓶中。

(7)0.3 mol/L $MgSO_4$ 溶液的配制:计算出配制 0.3 mol/L 的 $MgSO_4$ 溶液 100 mL 所需固体 $MgSO_4$ 的质量。取一干燥的小烧杯,用托盘天平称其质量,加入固体 $MgSO_4$,迅速称出 $MgSO_4$ 的质量,然后用 20 mL 水使杯内固体溶解(边加水边用玻璃棒搅拌),冷却后,倒入 100 mL 容量瓶中,然后加水稀释至刻度线,摇匀。经教师检查之后,倒入实验室统一的回收瓶中。

【注意事项】

1.烧杯中溶解好的溶液倒入容量瓶时要用玻璃棒引流。

2.实验结束后,要将配制的溶液倒入指定的回收瓶中,不要直接倒入下水道,防止污染。

【思考题】

（一）选择题

1.在家中可用来洗涤热水瓶内的少量水垢的物质是（　　）

    A.稀盐酸　　　　　　　　B.食醋

    C.洗衣粉　　　　　　　　D.食盐水

2.下列说法中,不正确的是（　　）

    A.液体取用时,若没有说明用量,一般取 1～2 mL

    B.量筒不能用来加热或量取热溶液

    C.用胶头滴管取液体时,不能接触容器内壁,不能平放和倒拿,不能随意放置,未清洗的滴管不能吸取别的试剂

    D.用 100 mL 量筒量取 8.5 mL 水

3.将 50 mL 0.5 mol/L 的 $FeCl_3$ 溶液稀释为 0.2 mol/L 的溶液,需加水（　　）

    A.75 mL　　　　　　　　B.100 mL

    C.150 mL　　　　　　　　D.200 mL

（二）简答题

1.为什么倾倒试剂时试剂瓶塞要反放在桌面上或拿在手中?

2.用固体 NaOH 配制溶液时,为什么不在量筒中配制?

3.将烧杯里的溶液转移到容量瓶中后,为什么要用蒸馏水洗涤烧杯 2～3 次,并将洗涤液全部转移到容量瓶中?

参考答案

实验二　电解质溶液和缓冲溶液

【实验目的】

1.熟悉强电解质和弱电解质的区别。

2.掌握广泛 pH 试纸测定溶液酸碱度的方法。

3.了解离子反应发生的条件。

4.熟悉不同类型盐溶液的酸碱性。

5.理解同离子效应和缓冲溶液的缓冲作用。

6.培养学生实事求是、严谨认真的研究和学习态度。

【实验原理】

1.弱电解质的电离平衡及同离子效应

若 AB 为弱酸或弱碱,则在水溶液中存在下列平衡:

$$AB \Longleftrightarrow A^+ + B^-$$

达到平衡时,各物质浓度关系满足 $K = [A^+][B^-]/[AB]$,K 为电离平衡常数。

在此平衡体系中,如加入含有相同离子的强电解质,即增加 A^+ 或 B^- 离子的浓度,则平衡向生成 AB 分子的方向移动,使弱电解质的电离度降低,这种效应称为"同离子效应"。

2.缓冲溶液

弱酸及其盐(如 HAc 和 NaAc)或弱碱及其盐(如 $NH_3 \cdot H_2O$ 和 NH_4Cl)的混合溶液,能在一定程度上对少量外来的强酸或强碱起缓冲作用,即当外加少量酸、碱或少量水稀释时,此混合溶液的 pH 值变化不大,这种溶液称为"缓冲溶液"。

3.盐类的水解反应

盐类的水解反应是由组成盐的离子和水电离出来的 H^+ 或 OH^- 作用,生成弱酸或弱碱的反应过程。盐类的水解反应往往会使溶液显酸性或碱性,例如:

(1)弱酸强碱所生成的盐(如 NaAc)水解使溶液显碱性。

(2)强酸弱碱所生成的盐(如 NH_4Cl)水解使溶液显酸性。

(3)对于弱酸弱碱所生成的盐的水解,则视生成的弱酸与弱碱的相对强弱而定。例如,NH_4Ac 溶液几乎为中性,而 $(NH_4)_2S$ 溶液呈碱性。通常水解后生成的酸或碱越弱,则盐的水解度越大。水解是吸热反应,加热能促进水解。通常,浓度及溶液 pH 值的变化也会影响水解。

【器材与试剂】

1.器材

试管、玻璃棒、试管架、试管刷、量筒、烧杯、试剂瓶。

2.试剂

1 mol/L 的 HCl 溶液、1 mol/L 的 NaOH 溶液、1 mol/L 的 HAc 溶液、1 mol/L的 NaAc 溶液、1 mol/L 的 $NH_3 \cdot H_2O$ 溶液、1 mol/L 的 $MgSO_4$ 溶液、1 mol/L 的 $CuSO_4$ 溶液、1 mol/L 的 NaCl 溶液、1 mol/L 的 NH_4Cl 溶液、1 mol/L的 $FeCl_3$ 溶液、1 mol/L 的 $NaCO_3$ 溶液、0.5 mol/L 的 $AgNO_3$ 溶液、0.1 mol/L的 $BaCl_2$ 溶液、锌粒、NaAc 固体、广泛 pH 试纸。

【实验步骤】

1.区别强电解质和弱电解质

取两支试管,分别加入 1 mol/L 的 HCl 溶液和 1 mol/L 的 HAc 溶液各2 mL,然后各加入一粒同样大小的锌粒,观察两支试管中的反应现象,说明原因并写出离子反应方程式。

2.同离子效应

取两支试管,各加入 1 mol/L 的 HAc 溶液 2 mL,并各加入一粒同样大小的锌粒,在其中一支试管中加入少量醋酸钠固体,比较两支试管中所发生的现象有何不同,并解释原因。

3.溶液的酸碱性

(1)用干净的玻璃棒分别蘸取少量 HCl、NaOH、HAc、$NH_3 \cdot H_2O$、$MgSO_4$、NaCl、NH_4Cl、NaAc、$FeCl_3$、Na_2CO_3 溶液,分别滴在 pH 试纸上,观察试纸的颜色变化,并与标准比色卡相比,确定各溶液的 pH 值,将结果填入表2-2-1 中。

表 2-2-1　各溶液的 pH 值

溶液	HCl	NaOH	HAc	$NH_3 \cdot H_2O$	$MgSO_4$	NaCl	NH_4Cl	NaAc	$FeCl_3$	Na_2CO_3
pH 值										

4.离子反应

(1)取两支试管,分别加入 1 mol/L 的 HCl 溶液和 1 mol/L 的 NaCl 溶液各 2 mL,再分别加入 0.5 mol/L 的 $AgNO_3$ 溶液 2 滴,观察反应现象,说明原因并写出离子反应方程式。

(2)取两支试管,分别加入 1 mol/L 的 $CuSO_4$ 溶液和 1 mol/L 的 $MgSO_4$ 溶液各 2 mL,再分别加入 0.1 mol/L 的 $BaCl_2$ 溶液 2 滴,观察反应现象,说明原因并写出离子反应方程式。

（3）在一支试管中加入 1 mol/L 的 Na_2CO_3 溶液 2 mL，滴加 1 mol/L 的 HCl 溶液数滴（注意不要振摇），观察反应现象，说明原因并写出离子反应方程式。

5.缓冲溶液的配制和性质

（1）HAc-NaAc 缓冲溶液的配制：按表 2-2-2 中所示的数据配制不同浓度比的缓冲溶液。

表 2-2-2　HAc-NaAc 缓冲溶液

试管号	①	②	③
HAc	1 mL	5 mL	9 mL
NaAc	9 mL	5 mL	1 mL
理论 pH 值			

（2）缓冲溶液的稀释及抗酸、抗碱作用：用表 2-2-3、表 2-2-4 所示的试剂做如下试验，用 pH 试纸测定溶液的 pH 值，记在表中并解释原因。

表 2-2-3　HAc-NaAc 缓冲溶液的稀释

试管号	①	②	③
缓冲溶液的量	缓冲溶液①2 mL	缓冲溶液②2 mL	缓冲溶液③2 mL
加水量	1 mL	1 mL	1 mL
pH 值			

表 2-2-4　HAc-NaAc 缓冲溶液的抗酸、抗碱作用

试管号	缓冲溶液的量	加 1 mol/L 的 HCl 溶液	加 1 mol/L 的 NaOH 溶液	pH 值
（1）	缓冲溶液①2 mL	1 滴	—	
（1-1）	缓冲溶液①2 mL	—	1 滴	
（2）	缓冲溶液②2 mL	1 滴	—	
（2-2）	缓冲溶液②2 mL	—	1 滴	
（3）	缓冲溶液③2 mL	1 滴	—	
（3-3）	缓冲溶液③2 mL	—	1 滴	

【注意事项】

1.用玻璃棒蘸取一种溶液后,要用蒸馏水将玻璃棒冲洗干净,之后再蘸取另一种溶液。

2.不能将 pH 试纸插入试剂瓶中测定溶液的 pH 值。

3.加完药品后要注意观察实验现象并及时记录。

【思考题】

(一)选择题

1.一般可作为缓冲溶液的是( )

  A.pH 值总能保持不变的溶液

  B.弱酸或弱碱及其盐的混合溶液

  C.弱酸弱碱盐的溶液

  D.电离度保持不变的溶液

2.下列物质中,能配成缓冲溶液的是( )

  A.NaOH 和 $NH_3 \cdot H_2O$(过量)

  B.HCl 和 NaOH(过量)

  C.HAc(过量)和 HCl

  D.HCl 和 $NH_3 \cdot H_2O$(过量)

(二)简答题

1.在日常生活和医药卫生方面,盐类的水解有什么应用或危害? 请举例说明。

2.以 H_2CO_3-$NaHCO_3$缓冲液为例,说明缓冲作用的原理。

(三)案例分析题

请扫描下方的二维码,对案例进行分析。

临床案例分析及选择题参考答案

实验三　粗食盐的提纯和检验

【实验目的】

1.掌握粗食盐的提纯原理。
2.巩固过滤、吸滤、浓缩结晶等操作。
3.全面培养学生动手操作的能力。

【实验原理】

粗食盐中含有泥土及 $MgCl_2$、$CaCl_2$ 和 $MgSO_4$ 等杂质,如何将其纯化呢?泥土是不溶于水的物质,可在粗食盐溶解后过滤除去。余下部分是易溶的物质,但它们的溶解度随温度变化不大,因此一般的结晶方法无法将其除去,为此要求利用化学方法进行离子分离。在粗食盐溶液中加入稍过量的 $BaCl_2$ 溶液,滤去 $BaSO_4$ 沉淀,即可除去 SO_4^{2-},离子方程式为:

$$Ba^{2+} + SO_4^{2-} =\!\!=\!\!= BaSO_4 \downarrow$$

加入 $NaOH$ 和 Na_2CO_3 溶液滤去沉淀,不仅能除掉 Mg^{2+}、Ca^{2+},而且连前一步骤中过量的 Ba^{2+} 亦除去了,过量的 $NaOH$ 与 Na_2CO_3 则可用 HCl 中和除去。其他少量可溶性杂质(如 KCl)再用浓缩结晶的方法留在母液中除去,离子方程式为:

$$Ca^{2+} + CO_3^{2-} =\!\!=\!\!= CaCO_3 \downarrow$$
$$Ba^{2+} + CO_3^{2-} =\!\!=\!\!= BaCO_3 \downarrow$$
$$2Mg^{2+} + 2OH^- + CO_3^{2-} =\!\!=\!\!= Mg_2(OH)_2CO_3 \downarrow$$

【器材与试剂】

1.器材

托盘天平、烧杯、量筒、普通漏斗、漏斗架、抽滤瓶、布氏漏斗、三脚架、石棉网、表面皿、蒸发皿、抽气泵、铁架台、试管、滤纸、pH 试纸。

2.试剂

固体药品:粗食盐。

液体药品:$NaOH$ 溶液(2.0 mol/L)、HCl 溶液(2.0 mol/L)、$BaCl_2$ 溶液(1.0 mol/L)、Na_2CO_3 溶液(1.0 mol/L)、$(NH_4)_2C_2O_4$ 溶液(0.5 mol/L)、镁试剂。

【实验步骤】

1.提纯步骤

(1)在托盘天平上称取 8 g 粗食盐于 250 mL 烧杯中,加入 40 mL 水后加热溶解。趁热用普通漏斗过滤,以除去泥土等不溶性杂质。

(2)将滤液加热煮沸后,加入 2 mL 1.0 mol/L 的 $BaCl_2$ 溶液,继续加热使 $BaSO_4$ 沉淀颗粒长大。趁热用普通漏斗过滤,于滤液中滴加 $BaCl_2$ 溶液。若无 $BaSO_4$ 沉淀生成,则表明 $BaCl_2$ 加入的量已够,否则应将滤液倒回原液中,再加少许 $BaCl_2$ 溶液,重复上述操作。

(3)在滤液中加入 1 mL 2 mol/L 的 NaOH 溶液和 3 mL 1.0 mol/L 的 Na_2CO_3 溶液,加热煮沸。待生成的沉淀下沉后,趁热用普通漏斗过滤。于滤液中滴加 Na_2CO_3 溶液,若无沉淀生成则说明 NaOH 和 Na_2CO_3 加入的量已足够,否则再加少许 NaOH 溶液和 Na_2CO_3 溶液,重复操作。

(4)在滤液中滴加 2 mol/L 的 HCl 溶液,调节 pH 值至 5。

(5)将溶液移于蒸发皿中,微火蒸发浓缩至稠状,趁热用吸滤的方法将结晶尽量吸干。

(6)将 NaCl 结晶移于蒸发皿中,放在电沙浴上烘干。

(7)称量产品,计算产率。

2.纯度检验

取少量提纯前和提纯后的食盐,分别溶于去离子水后,各分装在 3 支试管中,组成 3 组溶液,通过对照试验检验纯度。

(1)SO_4^{2-} 的检验:在第一组溶液中,各加入 2 滴饱和 $BaCl_2$ 溶液。

(2)Ca^{2+} 的检验:在第二组溶液中,各加入 2 滴饱和 $(NH_4)_2C_2O_4$ 溶液。

(3)Mg^{2+} 的检验:在第三组溶液中,各加入 1 滴"镁试剂"。

若在提纯后的食盐溶液中均无混浊现象,且在检验 Mg^{2+} 时无天蓝色出现,则表明产品纯度符合要求。

【注意事项】

溶液与沉淀的分离方法有以下几种:

1.倾析法

当沉淀的结晶颗粒较大或比重较大,静置后能很快沉降至容器的底部时,常用倾析法分离和洗涤沉淀(见图 2-3-1)。倾析法的操作与转移溶液的操作是同时进行的。洗涤时,往盛有沉淀的容器内加入少量洗涤剂(常用蒸馏水、酒精等),充分搅拌、静置、沉降,再小心倾析出洗涤液。如此重复操作 3 遍,即可洗净沉淀。

2.过滤法

过滤法是最常用的固-液分离法。当溶液和沉淀的混合物通过滤器(如滤纸)时,沉淀留在滤器上,溶液通过滤器漏入接收容器,过滤所得的溶液称"滤液"。

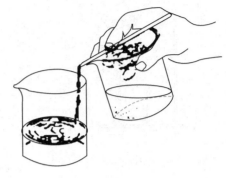

图 2-3-1 倾析法操作

溶液的温度、黏度、过滤时的压力及滤器的孔隙大小、沉淀物的状态等都会影响过滤的速度。热的溶液比冷的溶液容易过滤;溶液的黏度愈大,过滤愈慢;减压过滤比常压过滤快。滤器的孔隙要选择适当,太大会透过沉淀,太小则易被沉淀堵塞,使过滤难以进行。胶状沉淀必须用加热的方法破坏之,否则易透过滤纸。总之,要考虑各方面的因素来选用不同的过滤方法。

常用的过滤方法有常压过滤、减压过滤和热过滤三种。

(1)常压过滤。常压过滤最为简便和常用,此法是使用玻璃漏斗和滤纸进行过滤。玻璃漏斗锥体的角度应为 60°,但也有大小略为不同的,使用时应注意。滤纸按照孔隙的大小可分为"快速""中速"和"慢速"三种,可根据实际需要选用。滤纸有方形和圆形之分,使用时,先把方形或圆形滤纸折叠成四层并剪成扇形(圆形滤纸不必再剪,见图 2-3-2),滤纸的边缘略低于漏斗的边缘,张开滤纸呈锥形,调整滤纸的角度使之与漏斗相密合。然后在三层滤纸一边将外两层撕去一小角,用食指把滤纸按在玻璃漏斗的内壁上,用蒸馏水润湿滤纸,并使它紧贴在壁上,赶去纸和壁之间的气泡。这样,过滤时漏斗颈内可充满滤液,滤液以本身的重力牵引漏斗内液体下漏,使过滤大为加速。当有气泡存在时,将减缓液体在漏斗颈内的流动,进而减慢过滤速度。

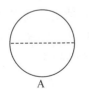
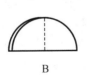

A   B   C   D

图 2-3-2 滤纸的折叠法

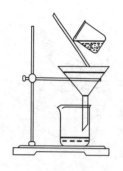

图 2-3-3 普通过滤装置

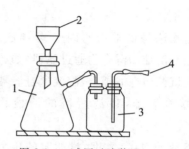

图 2-3-4 减压过滤装置
1.吸滤瓶 2.布氏漏斗 3.安全瓶 4.抽气泵

过滤时,漏斗放在漏斗架上,漏斗颈要靠在接收容器的内壁上;先转移溶液,后转移沉淀,转移溶液时应用玻璃棒引流,把它抵在三层滤纸处,每次转移量不能超过滤纸边缘,以免超过滤纸边缘而漏下(见图 2-3-3)。

如果需要洗涤沉淀,则要等溶液转移完毕后,往盛沉淀的容器中加入少量洗涤剂,充分搅拌并放置,持沉淀下沉后,把上层溶液倾入漏斗,如此重复操作三遍,再把沉淀转移到滤纸上,然后用洗涤剂少量多次地加到漏斗中洗涤沉淀。检查滤液中的杂质,判断沉淀是否洗净。

(2)减压过滤(简称"抽滤")。减压过滤装置如图 2-3-4 所示,由吸滤瓶、布氏漏斗、安全瓶和抽气泵组成。减压抽滤的目的是加速过滤,主要是用抽气泵将空气带走,从而使吸滤瓶内的压力减小,在布氏漏斗内的液面与吸滤瓶内产生一个压力差,提高过滤的速度。在抽气泵和吸滤瓶之间安装一个安全瓶,用以防止因关闭抽气泵而引起水倒吸,进而进入吸滤瓶内将滤液污染。在停止过滤时,应首先从吸滤瓶上拔掉橡皮管,然后关闭抽气泵。抽滤用的滤纸应比布氏漏斗的内径略小,但又能把瓷孔全部盖住。将滤纸平整地放在漏斗内,用少量蒸馏水润湿,打开抽气泵,抽气使滤纸紧贴布氏漏斗,然后转移溶液。其他操作与常压过滤相似。

抽滤时,不能让滤液超过吸滤瓶的支管,否则会被泵抽出。洗涤沉淀时应停止抽滤,否则少量沉淀会慢慢通过滤纸,然后再进行抽滤。抽滤完毕后取下漏斗,漏斗颈口朝上,轻轻敲打漏斗的边缘或用手掌围着漏斗颈口,使劲往里吹一口气,即可使沉淀脱离漏斗,落入预先准备好的滤纸上或容器中。

有些强酸性、强碱性或强氧化性的溶液过滤时不能使用滤纸,因为它们会腐蚀滤纸,这时可用纯的确良布或尼龙布来代替。对酸性溶液也可使用玻璃砂漏斗,其按孔径大小分 1 号、2 号、3 号、4 号(1 号的孔径最大),可根据需要选用。玻璃砂漏斗的操作与抽滤操作方法相同。使用玻璃砂漏斗前,要用浓度为 6 mol/L 的硝酸浸泡,不能用硫酸、盐酸或洗液清洗,否则可能生成不溶性硫酸盐和氯化物,堵塞烧结玻璃砂的微孔。

(3)热过滤。如果溶液中的溶质在冷却后会析出,而实验中又不希望在过滤过程中析出晶体,这时就需要热过滤。为此,要选用短颈漏斗,放在钢质的热漏斗内。热漏斗内装有热水,以维持被过滤溶液的温度,防止晶体析出。

3.离心分离法

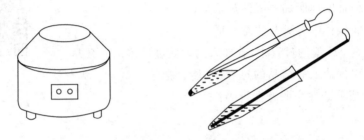

图 2-3-5　电动离心机(左)与吸取上清液的操作(右)

当被分离的沉淀量很少时,可采用离心分离法。该法操作简单而迅速,实验室常用电动离心机进行操作(见图 2-3-5)。使用时,把要分离的混合物放在离心管中,再把离心管放在离心机套管中,由于管高速旋转,沉淀受到离心作用而沉在离心管底部。离心沉降后,用毛细吸管小心地吸取上清液。注意应先用手捏紧吸管的橡皮乳头排除空气,把吸管伸入清液中(切勿使滴管末端接触沉淀),放松挤压力量,吸取清液。随着液面的下降,吸管逐渐下移,至清液吸完为止。如果沉淀需要洗涤,可加入少量沉淀剂,充分搅拌后再进行离心分离。重复操作三次即可。

电动离心机转速极快,使用时要注意在套管底部垫一点棉花,离心管要放在对称的位置上(只有一个试样时,则在对称位置也要放一支盛有等量水的离心管)以维持平衡;离心时应盖好上盖,调节变速开关使转速由小到大;离心完毕后,离心机要自然停止旋转,绝不可以用手强制使其停止。

【思考题】

(一)选择题

1.下列粗食盐的离子中,可通过浓缩结晶的方法除去的是(　　　　)

　　A.SO_4^{2-}　　　　　　　　　　　　B.Mg^{2+}

C.Ca^{2+} D.K^+

2.减压过滤装置中不包括（   ）

A.布氏漏斗   B.长颈漏斗

C.真空水泵   D.吸滤瓶

（二）简答题

1.粗食盐中含有哪些杂质？如何用化学方法除去？

2.如何证明你所加的沉淀剂是足量的？

3.过滤操作中有哪些注意事项？

4.在调 pH 值的过程中,若加入的盐酸量过多该怎么办？

5.在粗食盐浓缩结晶的过程中,能否把溶液蒸干？为什么？

为何要调成弱酸性？弱碱性行吗？

参考答案

实验四　硫酸亚铁铵的制备

【实验目的】

1.制备复盐硫酸亚铁铵。

2.熟悉无机物制备的基本操作。

3.学习如何检验产品中的杂质。

4.培养学生团结协作的素质。

【实验原理】

铁屑溶于稀 H_2SO_4 生成 $FeSO_4$,方程式如下：

$$Fe+H_2SO_4 \Longrightarrow FeSO_4+H_2 \uparrow$$

等物质的量的 $FeSO_4$ 与 $(NH_4)_2SO_4$ 反应生成溶解度较小的复盐硫酸亚铁铵 $FeSO_4 \cdot (NH_4)_2SO_4 \cdot 6H_2O$,通常称为"摩尔盐",它比一般的亚铁盐稳定,在空气中不易被氧化。

【器材与试剂】

1.器材

锥形瓶、托盘天平、酒精灯、铁架台、水浴锅、吸滤瓶、布氏漏斗、安全瓶、抽

76

气泵、蒸发皿、滤纸。

2.试剂

铁屑、Na_2CO_3 溶液(1.0 mol/L)、H_2SO_4 溶液(3.0 mol/L)。

【实验步骤】

1.硫酸亚铁的制备

称取 2.0 g 铁屑于锥形瓶内,加入 20 mL 1.0 mol/L 的 Na_2CO_3 溶液,用小火加热 10 min,以除去铁屑上的油污。用倾析法倒掉碱液,并用水把铁屑洗净,把水倒掉。

往盛着铁屑的锥形瓶中加入 10 mL 3 mol/L 的 H_2SO_4 溶液,在水浴上加热(在通风橱中进行),等铁屑与硫酸充分反应后,趁热用减压过滤方法分离溶液和残渣。滤液转移到蒸发皿内。将留在锥形瓶内和滤纸上的残渣(铁屑)洗净,收集在一起,用滤纸吸干后称重,由已作用的铁屑质量算出溶液中 $FeSO_4$ 的量。

2.硫酸亚铁铵的制备

根据溶液中 $FeSO_4$ 的量,将 $FeSO_4$ 与 $(NH_4)_2SO_4$ 按照 1:0.75 的比例(质量比)称取 $(NH_4)_2SO_4$ 固体,将其配制成热饱和溶液,加入 $FeSO_4$ 溶液中。然后在水浴上浓缩溶液,静置,让溶液自然冷却,即得到硫酸亚铁铵晶体。用倾析法除去母液,把晶体放在表面皿上晾干,称重,计算产率。

【注意事项】

1.铁屑应先粉碎,全部浸没在 10 mL 3 mol/L 的 H_2SO_4 溶液中,同时不要剧烈摇动锥形瓶,以防止铁暴露在空气中氧化。

2.第二步操作中要边加热边补充水,但不能加水过多,应保持 pH 值在 2 以下,如 pH 值太高,则 Fe^{2+} 易氧化成 Fe^{3+}。

3.第二步操作中的趁热减压过滤,为防止透滤可同时用两层滤纸,并将滤液迅速倒入事先溶解好的 $(NH_4)_2SO_4$ 溶液中,以防止 $FeSO_4$ 氧化。

【思考题】

(一)选择题

1.含铁化合物的制备中,检验 K^+ 时,生成沉淀的颜色是(　　　　)

A.天蓝色　　　　　　　　　B.亮黄色

C.白色　　　　　　　　　　D.红色

（二）简答题

1.本实验的反应过程中,是铁过量还是 H_2SO_4 过量？为什么要这样操作？

2.计算硫酸亚铁铵的产率时,以 $FeSO_4$ 的量为准是否正确？为什么？

3.浓缩硫酸亚铁铵溶液时能否浓缩至干？为什么？

参考答案

实验五　碳酸钠的制备

【实验目的】

1.学习利用盐类溶解度的差异,通过复分解反应制取化合物的方法。

2.巩固天平称量等操作。

【实验原理】

碳酸钠又名"苏打",工业上叫"纯碱",用途广泛。工业上的联合制碱法是将二氧化碳和氨气通入氯化钠溶液中,先生成碳酸氢钠,再在高温下煅烧,转化为碳酸钠,反应方程式如下：

$$NH_3+CO_2+H_2O+NaCl\Longrightarrow NaHCO_3+NH_4Cl$$

$$2NaHCO_3 \xrightarrow{\triangle} Na_2CO_3+CO_2\uparrow+H_2O$$

在上述第一个反应中,实质上是碳酸氢铵与氯化钠在水溶液中的复分解反应,因此可直接用碳酸氢铵与氯化钠作用制取碳酸氢钠：

$$NH_4^++HCO_3^-+NaCl\Longrightarrow NaHCO_3\downarrow+NH_4Cl$$

【器材与试剂】

1.器材

烧杯、酒精灯、铁架台、水浴锅、玻璃棒、研钵、吸滤瓶、布氏漏斗、安全瓶、抽气泵、蒸发皿、滤纸。

2.试剂

粗食盐、2 mol/L 的 NaOH 溶液、1 mol/L 的 Na_2CO_3 溶液、6 mol/L 的

HCl 溶液、碳酸氢铵。

【实验步骤】

1.化盐与精制

往 150 mL 的烧杯中加入 50 mL 24%的粗食盐水溶液。用 2.0 mol/L 的 NaOH 溶液和等体积的 1.0 mol/L 的 Na_2CO_3 溶液组成的混合溶液调节 pH 值至 11 左右,然后加热至沸,吸滤,分离沉淀。滤液用 6.0 mol/L 的盐酸调节 pH 值至 7。

2.制取 $NaHCO_3$

将盛有滤液的烧杯放在水浴上加热,控制溶液温度在 30~35 ℃。在不断搅拌的情况下,分多次把 21 g 研细的碳酸氢铵加入滤液中,然后继续保温,搅拌 30 min,使反应充分进行。静置,抽滤,得到 $NaHCO_3$ 晶体。用少量水洗涤两次(除去黏附的铵盐),再抽干,称量。母液回收。

3.制取 Na_2CO_3

将抽干的 $NaHCO_3$ 放在蒸发皿中,在酒精灯上灼烧 2 h,即得 Na_2CO_3。冷却后称量。

【注意事项】

1.在反应时特别要注意对温度的控制,根据溶解度随温度的变化曲线,才能得到较多的产物。

2.盐酸调节 pH 值的判定要准确,指示剂不宜加太多,否则会影响产率。

【思考题】

1.从 NaCl、NH_4HCO_3、$NaHCO_3$、NH_4Cl 这四种盐在不同温度下的溶解度考虑,为什么可用 NaCl 和 NH_4HCO_3 制取 $NaHCO_3$?

2.粗盐为何要精制?

3.在制取 $NaHCO_3$ 时,为何温度不能低于 30 ℃?

实验六　硫酸铜的制备与提纯

【实验目的】

1.练习和掌握加热、蒸发浓缩、常压过滤、重结晶等基本操作。

2.了解由金属与酸作用制备盐的方法。

【实验原理】

纯铜是不活泼金属,不能溶于非氧化性的酸,但其氧化物在稀酸中却极易溶解。因此,工业上制备胆矾(硫酸铜)时,需要先把铜煅烧成氧化铜,然后与适当浓度的硫酸作用生成硫酸铜。本实验采用浓硝酸作为氧化剂,以铜片与硫酸、浓硝酸作用来制备硫酸铜,反应方程式为:

$$Cu+2HNO_3+H_2SO_4 = CuSO_4+2NO_2\uparrow+2H_2O$$

溶液中除生成硫酸铜外,还含有一定量的硝酸铜和其他一些可溶性或不溶性杂质。不溶性杂质可过滤除去。利用硫酸铜和硝酸铜在水中溶解度的不同,可将硫酸铜分离、提纯。

由表 2-6-1 中的数据可知,不论在高温下还是在低温下,硝酸铜在水中的溶解度都比硫酸铜大很多。因此,当热溶液冷却到一定温度时,硫酸铜首先达到饱和而开始从溶液中结晶析出。随着温度下降,硫酸铜不断从溶液中析出,硝酸铜则大部分仍留在溶液中,只有小部分随着硫酸铜析出。这小部分硝酸铜和其他一些可溶性杂质可再经重结晶的方法而被除去,最后达到制得纯硫酸铜的目的。

表 2-6-1　不同温度下硫酸铜和硝酸铜在水中的溶解度(无水盐,单位:g/100 g H₂O)

溶解度　温度　物质	0 ℃	20 ℃	40 ℃	60 ℃	80 ℃
CuSO₄·5H₂O	14.3	20.7	28.5	40.0	55.0
Cu(NO₃)₂·6H₂O	81.8	125.1	—	—	—
Cu(NO₃)₂·3H₂O	—	—	159.8	178.8	207.8

【器材与试剂】

1.器材
剪刀、蒸发皿、烧杯、水浴锅、托盘天平、玻璃棒、吸滤瓶、布氏漏斗、安全瓶、抽气泵、滤纸。

2.试剂
铜片、浓硝酸、6 mol/L 的 H₂SO₄溶液、氨水、蒸馏水。

【实验步骤】

1.铜片的净化

称取 2.0 g 剪细的铜片,放在蒸发皿中,加入 5 mL 1 mol/L 的 HNO_3 溶液,在小火上微热,以洗去铜片上的污物(注意不要加热太久,以免使铜片过多地溶解在 HNO_3 中而影响产率)。用倾析法除去酸液,并用水洗净铜片。

2.五水合硫酸铜的制备

在通风橱中,往盛有铜片的蒸发皿中加入 8 mL 6 mol/L 的 H_2SO_4 溶液,然后慢慢分批加入 3.5 mL 浓硝酸。待反应缓和后,在蒸发皿上盖上表面皿,放在小火或水浴上加热。在加热过程中,需补加 4 mL 6 mol/L 的 H_2SO_4 溶液和 1 mL 浓硝酸。组成的混酸(应根据反应情况的不同而决定补加混酸的量)。待反应完全后(铜片近于全部溶解),趁热用倾析法将溶液转至一个小烧杯中,弃掉不溶性杂质。

将硫酸铜溶液转回洗净的蒸发皿中,在水浴上缓慢加热,浓缩至表面有晶膜出现为止。取下蒸发皿,使溶液逐渐冷却,析出蓝色的五水合硫酸铜晶体,过滤,称重,计算产率(湿产品计算应不少于 85%),记录数据。

产品质量(g):

理论产量(g):

产率(%):

3.重结晶法提纯五水合硫酸铜

将上面制得的粗 $CuSO_4 \cdot 5H_2O$ 晶体在托盘天平上称出 0.5 g 留作分析样,其余放在小烧杯中,$CuSO_4 \cdot 5H_2O$ 与 H_2O 按照 1:3 的比例(质量比,水的比重为 1)加入纯水,加热搅拌,促使溶解。加入 2 mL 3% 的 H_2O_2,将溶液加热,同时滴加 2 mol/L 的氨水或 0.5 mol/L 的 NaOH 溶液,直到溶液的 pH 值为 4,再多滴 1~2 滴,加热片刻,静置使水解生成的氢氧化铁沉降。过滤,滤液流入洁净的蒸发皿中。在提纯后的 $CuSO_4$ 滤液中,滴加 1 mol/L 的 H_2SO_4 酸化,调节 pH 值至 1~2,然后在石棉网上加热、蒸发、浓缩至液面出现一层晶膜时,即停止加热。以冷水冷却,抽滤结晶(尽量抽干),取出结晶放在两层滤纸之间挤压以吸干水分,称重,计算产率并记录数据。

产品质量(g):

产率(%):

【注意事项】

1.铜片要彻底净化。

2.硫酸铜溶液转回洗净的蒸发皿中,在水浴上缓慢加热,浓缩至表面有晶膜出现为止,切记不要蒸干。

【思考题】

(一)选择题

1.在硫酸铜的提纯实验中,调节 pH 值使杂质水解前,应将 Fe^{2+} 氧化成 Fe^{3+} 的原因是( )

A.Fe^{2+} 不水解

B.Fe^{3+} 更易水解

C.防止 Fe^{3+} 被还原

D.通过比较标准溶度积常数发现,Cu^{2+} 先于 Fe^{2+} 水解

2.在硫酸铜的纯度检验实验中,滴入 KSCN 溶液后,溶液不应呈现( )

A.黄绿色   B.棕黄色

C.血红色   D.浅棕色

3.在硫酸铜的提纯实验中,将 Fe^{2+} 氧化成 Fe^{3+} 应选用( )

A.H_2O_2 B.$KMnO_4$

C.$NaClO_3$ D.H_2SO_4

(二)简答题

1.如何制备大粒晶体?

2.总结比较各种过滤方法的优缺点。

参考答案

实验七 氯化铵的提纯(研究式实验)

【实验目的】

1.练习和掌握过滤、结晶等基本操作。

第二篇
无机化学实验

2.培养学生全面分析问题的能力。

【实验内容】

1.自拟提纯粗 NH_4Cl 固体的实验方案,包括实验原理、操作步骤及操作条件。

2.称取 10 g 粗 NH_4Cl 固体(含泥沙等不溶性杂质和 Ca^{2+}、Mg^{2+}、Fe^{3+}、K^+、SO_4^{2-} 等可溶性杂质),按照设计后的自拟方案进行提纯。

3.对成品中 Fe^{3+} 和 SO_4^{2-} 的分析:

(1)Fe^{3+} 的限量分析:称取 2.0 g NH_4Cl 样品,放入 25 mL 比色管中,加 10 mL蒸馏水溶解,再加 2.0 mL 10%的磺基水杨酸溶液和 2.0 mL 10%的 $NH_3 \cdot H_2O$,用蒸馏水稀释至刻度,摇匀后与标准比色溶液(准备室给出)进行比色,确定 NH_4Cl 试样的等级。

(2)SO_4^{2-} 的限量分析:称取 1.00 g NH_4Cl 样品,放入 25 mL 比色管中,加 10 mL 蒸馏水溶解,再加 5.00 mL 95%的乙醇和 1.00 mL 3 mol/L 的 HCl 溶液,在不断振荡下滴加 3.00 mL 25%的 $BaCl_2$ 溶液,用蒸馏水稀释至刻度,摇匀,与标准比浊液(准备室给出)进行比浊,确定试样等级。

【注意事项】

1.方案应有计划、有步骤地除去不溶性和可溶性杂质,可以从形成难溶性物质的角度来考虑除去可溶性杂质,同时根据有关难溶盐的溶度积数据,选择适当的沉淀剂。方案要尽量避免引入新的杂质,或引入杂质后一定要在后面的步骤中除去。所用试剂要尽可能易得、廉价。

2.为使沉淀颗粒较大,便于分离,可在溶液处于较高温度时逐滴加入沉淀剂,当加足沉淀剂后,要让溶液温热一段时间(陈化)。

3.限量分析一般是将成品配成溶液,与各种含一定量杂质离子的标准溶液进行比色或比浊,以确定杂质的含量范围。假如成品溶液的颜色或浊度不深于标准溶液,则认为杂质含量低于一定的限度。

4.磺基水杨酸在微碱性溶液中(pH 值为 9～11.5 的氨性溶液)与 Fe^{3+} 生成黄色的磺基水杨酸铁配合物,反应方程式如下:

5.比色用标准溶液的配制

分别准确量取 0.40 mL、1.00 mL、2.00 mL 浓度为 0.01 mg/mL 的 Fe^{3+} 溶液于 25 mL 比色管中,照本实验中 Fe^{3+} 的限量分析的用量,加入 10% 的磺基水杨酸和 10% 的 $NH_3 \cdot H_2O$,并用水稀释至刻度,混匀即可。

上述标准溶液内 Fe^{3+} 的含量依次为 0.0002%、0.0005%、0.001%,各级 NH_4Cl 中所允许的 Fe^{3+} 最高含量为:

优级纯:不大于 0.0002%。

分析纯:不大于 0.0005%。

化学纯:不大于 0.001%。

6.比浊用标准溶液的配制

分别量取 0.20 mL、0.50 mL 浓度为 0.1 mg/mL 的 SO_4^{2-} 溶液于 25 mL 比色管中,照本实验中 SO_4^{2-} 的限量分析的用量,加入 95% 的乙醇、3 mol/L 的 HCl 并加入 $BaCl_2$ 溶解,用蒸馏水稀释至刻度,混匀即可。

上述标准溶液内 SO_4^{2-} 含量依次为 0.002%、0.005%,各级 NH_4Cl 中所允许的 SO_4^{2-} 最高含量为:

优级纯:不大于 0.002%。

分析纯:不大于 0.005%。

化学纯:不大于 0.01%。

【思考题】

1.怎样除去粗 NH_4Cl 中的 Mg^{2+}、Ca^{2+}、Fe^{2+}、K^+ 等杂质离子?

2.NH_4Cl 结晶时,应将 NH_4Cl 溶液蒸发浓缩到什么程度? 为什么?

3.实验中,溶解粗 NH_4Cl 固体的用水量应如何确定?

4.什么是沉淀完全? 如何判断某种离子是否沉淀完全?

实验八　碱式碳酸铜的制备(研究式实验)

【实验目的】

1.通过对碱式碳酸铜制备条件的探求和生成物颜色、状态的分析,研究反应物的合理配料比,并确定合适的反应温度条件和反应时间,以培养独立研究实验的能力。

2.碱式碳酸铜 $Cu_2(OH)_2CO_3$ 为天然孔雀石的主要成分,呈暗绿色或淡蓝绿色,加热至 200 ℃即分解,在水中的溶解度很小,新制备的试样在沸水中很易分解。

【实验原理】

由于 CO_3^{2-} 的水解作用,碳酸钠的溶液呈碱性,而且铜的碳酸盐溶解度与氢氧化物的溶解度相近,所以当碳酸钠与硫酸铜溶液反应时,所得的产物是碱式铜:

$$2CuSO_4+2Na_2CO_3+H_2O \!=\!\!=\! Cu_2(OH)_2CO_3 \downarrow +2Na_2SO_4+CO_2 \uparrow$$

碱式碳酸铜按 CuO、CO_2、H_2O 的比例不同而异,反应中形成 $2CuCO_3 \cdot Cu(OH)_2$ 时为孔雀蓝碱式盐;形成 $CuCO_3 \cdot Cu(OH)_2 \cdot xH_2O$ 时,工业产品含 CuO 为 71.90%,也可为 66.16%~80.16%,为孔雀绿色。因此,反应物的比例关系对产物的沉降时间也有影响。

反应温度可直接影响产物粒子的大小,为了得到大颗粒沉淀,沉淀反应需在一定的温度下进行,但当反应温度过高时,会有黑色氧化铜生成,使产品不纯,制备失败。碱式碳酸铜的性质可概括如下:

(1)颜色:暗绿色或淡蓝绿色。

(2)对热的稳定性:加热至 200 ℃时分解。

(3)在水中的溶解度:溶解度很小,新制备的样品在沸水浴中易分解,溶于稀酸和氨水。

【器材与试剂】

由学生自行列出所需仪器、药品、材料之清单,经指导教师同意,即可进行实验。

【实验步骤】

(一)反应物溶液的配制

配制 0.5 mol/L 的 $CuSO_4$ 溶液和 0.5 mol/L 的 Na_2CO_3 溶液各 100 mL。

(二)对反应条件的探求

1.$CuSO_4$ 和 Na_2CO_3 溶液的合适配比

在 4 支试管内均加入 2.0 mL 0.5mol/L 的 $CuSO_4$ 溶液,再分别取

0.5 mol/L 的 Na_2CO_3 溶液 1.6 mL、2.0 mL、2.4 mL、2.8 mL，依次加入另外 4 支编号的试管中。将 8 支试管放在 75 ℃的恒温水浴中，几分钟后，依次将 $CuSO_4$ 溶液分别倒入 Na_2CO_3 溶液中，振荡试管，比较各试管中沉淀生成的速度、沉淀的数量及颜色，从中得出两反应物溶液以何种比例相混合为最佳。

2.对反应温度的探求

在 3 支试管中各加入 2.0 mL 0.5 mol/L 的 $CuSO_4$ 溶液，另取 3 支试管，各加入由上述实验得到的合适用量的 0.5 mol/L 的 Na_2CO_3 溶液。从这两列试管中各取 1 支，将它们分别置于室温、50 ℃、100 ℃的恒温水浴中，数分钟后，将 $CuSO_4$ 溶液倒入 Na_2CO_3 溶液中，振荡并观察现象，由实验结果确定反应的合适温度。

3.对反应速率的探求

在试管中，根据上面 $CuSO_4$ 和 Na_2CO_3 的合适比例制取 1 份碱式碳酸铜，反应 1 h 后观察其量和颜色，过 4 h、8 h、24 h 再分别观察反应效果，确定最佳时间（对比样品）。

（三）碱式碳酸铜的制备

根据上面探求得到的反应物合适比例、适宜的温度及最佳反应时间，综合考虑后取 60 mL 0.5 mol/L 的 $CuSO_4$ 溶液制取碱式碳酸铜，待完全沉淀后，用蒸馏水洗涤数次，直到沉淀中不含 SO_4^{2-} 为止，吸干。将所得产物在烘箱中 100 ℃烘干，待冷却至室温后称量，并计算产率。

【注意事项】

1.实验所需温度要严格控制，防止产物分解。

2.反应过程中要注意洗涤干净产物，烘干要有一定的时间，否则会出现产率超过 100%的情况。

【思考题】

除反应物的配比、反应温度及反应时间对本实验有影响外，反应物种类是否对产物的质量也会有影响？

实验九 一种钴(Ⅲ)配合物的制备

【实验目的】

1.掌握制备金属配合物最常用的方法:水溶液中的取代反应和氧化还原反应。

2.了解制备金属配合物的基本原理和方法。

3.对配合物的组成进行初步推断。

4.进一步学习使用电导仪。

5.培养学生对知识的整合能力,锻炼学生的发散性思维。

【实验原理】

运用水溶液中的取代反应来制取金属配合物,是在水溶液中的一种金属盐和一种配体之间的反应,实际上是用适当的配体来取代水合配离子中的水分子。氧化还原反应是将不同氧化态的金属化合物,在配体的存在下使其适当地氧化或还原,以制得该金属的配合物。

Co(Ⅱ)的配合物能很快地进行取代反应(是活性的),而 Co(Ⅲ)配合物的取代反应则进行得很慢(是惰性的)。Co(Ⅲ)配合物的制备过程一般是先通过 Co(Ⅱ)(实际上是其水合配合物)和配体之间的一种快速反应生成 Co(Ⅱ)配合物,然后将 Co(Ⅱ)配合物氧化成相应的 Co(Ⅲ)配合物(配位数均为6)。常见的 Co(Ⅲ)配合物有 $[Co(NH_3)_6]^{3+}$(黄色)、$[Co(NH_3) \cdot 5H_2O]^{3+}$(粉红色)、$[Co(NH_3)_5Cl]^{2+}$(紫红色)、$[Co(NH_3)_4CO_3]^+$(紫红色)、$[Co(NH_3)_3(NO_2)_3]$(黄色)、$[Co(CN)_6]^{3-}$(紫色)、$[Co(NO_2)_6]^{3-}$(黄色)等。

用化学分析方法确定某配合物,通常要先确定配合物的外界,然后将配离子破坏,再来看其内界。配离子的稳定性受很多因素影响,通常可用加热或改变溶液酸碱性的方法来破坏它。本实验是初步推断,一般用定性、半定量甚至估量的分析方法。推定配合物的化学式后,可用电导仪来测定一定浓度配合物溶液的导电性,与已知电解质溶液的导电性进行对比,可确定该配合物的分子中含有几个离子,进一步确定其化学式。

游离 Co^{2+} 在酸性溶液中可与硫氰化钾作用生成蓝色配合物 $[Co(SCN)_4]^{2-}$,因其在水中解离度大,故常加入硫氰化钾浓溶液或固体,并加

医用化学与生物化学实验教程

入戊醇和乙醚以提高稳定性,由此可用来鉴定 Co^{2+} 的存在,其反应方程式如下:

$$Co^{2+} + 4SCN^- \rightleftharpoons [Co(SCN)_4]^{2-}（蓝色）$$

游离的 NH_4^+ 可由奈氏试剂来检定,其反应方程式如下:

$$NH_4^+ + 2[HgI_4]^{2-} + 4OH^- \rightleftharpoons [O{<}^{Hg}_{Hg}{>}NH_2]I\downarrow + 7I^- + 3H_2O$$

奈氏试剂   红褐色

【器材与试剂】

1.器材

托盘天平、烧杯、锥形瓶、量筒、研钵、漏斗(6 cm)、铁架台、酒精灯、滴管、试管(15 mL)、药匙、试管夹、漏斗架、石棉网、普通温度计、电导率仪、pH 试纸、滤纸。

2.试剂

(1)固体药品:氯化铵、氯化钴、硫氰酸钾。

(2)液体药品:浓氨水、浓硝酸、盐酸(6 mol/L,浓)、H_2O_2 溶液(30%)、$AgNO_3$ 溶液(2 mol/L)、$SnCl_2$ 溶液(0.5 mol/L,新配)、奈氏试剂、乙醚、戊醇。

【实验步骤】

1.制备 $Co(Ⅲ)$ 配合物

在锥形瓶中将 1.0 g 氯化铵溶于 6 mL 浓氨水中,待完全溶解后,手持锥形瓶颈不断振摇,使溶液混合均匀。分数次加入 2.0 g 氯化钴粉末,边加边摇动,加完后继续摇动使溶液成棕色稀浆。再往其中滴加 2~3 mL 30% 的 H_2O_2 溶液,边加边摇动,加完后再摇动几次。当固体完全溶解且溶液中停止起泡时,慢慢加入 6 mL 浓盐酸,边加边摇动,并在水浴上微热,温度不要超过 85 ℃,边摇边加热 10~15 min,然后在室温下冷却混合物并摇动,待完全冷却后过滤出沉淀。用 5 mL 冷水分数次洗涤沉淀,接着用 5 mL 冷的 6 mol/L 的盐酸洗涤沉淀,产物在 105 ℃左右的温度下烘干并称量。

2.产物组成的初步推断

(1)用小烧杯取 0.3 g 所制得的产物,加入 35 mL 蒸馏水,混匀后用 pH 试纸检验其酸碱性。

(2)用烧杯取 15 mL 上述步骤(1)中所得的混合液,慢慢滴加 2 mol/L 的 $AgNO_3$ 溶液并搅动,直至加 1 滴 $AgNO_3$ 溶液后上部清液没有沉淀生成。然后过滤,向滤液中加 1~2 mL 浓硝酸并搅动,再向溶液中滴加 $AgNO_3$ 溶液,看有无沉淀,若有,比较一下与前面沉淀的量的多少。

(3)取 2~3 mL 步骤(1)中所得的混合液于试管中,加几滴 0.5 mol/L 的 $SnCl_2$ 溶液(思考一下这是为什么),振荡后加入 1 粒绿豆大小的氰化钾固体,振摇后再加入 1 mL 戊醇和 1 mL 乙醚,振荡后观察上层溶液的颜色(思考一下出现这种颜色的原因是什么)

(4)取 2 mL 步骤(1)中所得的混合液于试管中,加入少量蒸馏水,得清亮溶液后,加 2 滴奈氏试剂并观察变化。

(5)将步骤(1)中剩下的混合液加热,观察溶液变化,直至其完全变成棕黑色后停止加热,冷却后用 pH 试纸检验溶液的酸碱性,然后过滤(必要时用双层滤纸)。取所得清液,重复步骤(3)和步骤(4),观察产生的现象与原来的有什么不同。

(6)由上述自己初步推断的化学式来配制 100 mL 0.01 mol/L 该配合物的溶液,用电导仪测量其电导率,然后稀释 10 倍再测其电导率并与表 2-9-1 相比,来确定其化学式中所含的离子数。

表 2-9-1　几种电介质的电导率

电解质	类型	电导率/S	
		0.01 mol/L	0.01 mol/L
KCl	1-1 型(2)	1230	133
$BaCl_2$	1-2 型(3)	2150	250
$K_2[Fe(CN)_6]$	1-3 型(4)	3400	420

【注意事项】

对于溶解度很小或与水反应的离子化合物,用电导仪测定电导率时,可改用有机溶剂如硝基苯或乙腈来测定,可获得同样的结果。

【思考题】

(一)选择题

1.过量的 $Na_2S_2O_3$ 溶液与 $AgNO_3$ 溶液反应可生成(　　　)

A.$Ag(S_2O_3)_2^{3-}$　　　　B.$Ag_2S_2O_3$　　　　C.Ag_2SO_4　　　　D.Ag_2S

(二)简答题

1.要使本实验制备的产品的产率高,你认为哪些步骤是比较关键的? 为什么?

2.试总结制备 Co(Ⅲ)配合物的化学原理及制备的几个步骤。

3.有五种不同的配合物,分析其组成后,确定它们有共同的实验式 $K_2CoCl_2I_2(NH_3)_2$;测定电导率得知,在水溶液中这五种不同配合物的电导率数值均与硫酸钠相近。请写出这五种不同配离子的结构式,并说明不同配离子间有何不同。

4.将氯化钴加入氯化铵与浓氨水的混合液中可发生什么反应? 生成何种配合物?

5.上述实验中加过氧化氢起何作用? 如不用过氧化氢,还可以用哪些物质? 用这些物质有什么不好? 上述实验中加浓盐酸的作用是什么?

参考答案

实验十 水的净化——离子交换法

【实验目的】

1.了解用离子交换法纯化水的原理和方法。

2.掌握水质检验的原理和方法。

3.学习电导率仪的正确使用方法。

4.培养学生理论联系实际的工作作风,锻炼学生从生活中发现并解决问题的能力。

【实验原理】

水是常用的溶剂,其溶解能力很强,很多物质易溶于水,因此天然水(河水、地下水等)中含有很多杂质。一般水中的杂质按其分散形态的不同可分为三类,如表 2-10-1 所示。

表 2-10-1　天然水中的杂质

杂质种类	杂质名称
悬浮物	泥沙、藻类、植物遗体等
胶体物质	黏土胶粒、溶胶、腐殖质体等
溶解物质	Na^+、K^+、Ca^{2+}、Mg^{2+}、Fe^{3+}、CO_3^{2-}、HCO_3^-、Cl^-、SO_4^{2-}、O_2、N_2、CO_2等

水的纯度与科研和工业生产关系甚大,在化学实验中,水的纯度直接影响着实验结果的准确度。因此,了解水的纯度、掌握净化水的方法是每位化学工作者应掌握的基本知识。

天然水经简单的物理、化学方法处理后得到的自来水,虽然除去了悬浮物质及部分无机盐类,但仍含有较多的杂质(如气体及无机盐等)。因此,在化学实验中,自来水不能作为纯水使用。

天然水和自来水的净化主要有以下几种方法:

1.蒸馏法

将自来水或天然水在蒸馏装置中加热气化,然后冷凝水蒸气即得蒸馏水。在化学实验中,蒸馏水是最常用的较为纯净价廉的洗涤剂和溶剂,在 25 ℃时,其电阻率约为 1×10^5 $\Omega \cdot m$。

2.电渗析法

电渗析法是将自来水通过电渗析器,除去水中的阴离子和阳离子,实现净化的方法。

电渗析器主要由离子交换膜、隔板、电极等组成(见图 2-10-1)。离子交换膜是整个电渗析器的关键部分,是由具有离子交换性的高分子材料制成的薄膜。其特点是对阴离子和阳离子的通过具有选择性:阳离子交换膜(简称"阳膜")只允许阳离子通过,阴离子交换膜(简称"阴膜")只允许阴离子通过。所以,电渗析法除去杂质离子的基本原理是,在外电场作用下,利用阴阳离子交换膜对水中阴、阳离子的选择透过性,达到净化水的目的。

电渗析水的电阻率一般为 $10^4 \sim 10^5$ $\Omega \cdot m$,比蒸馏水的纯度略低。

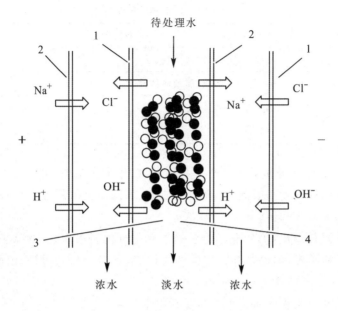

图 2-10-1　电渗析原理

1.阴离子交换膜　2.阳离子交换膜　3.阴离子交换树脂　4.阳离子交换树脂

3.离子交换法

离子交换法是使自来水通过离子交换柱(内装阴阳离子交换树脂)而除去水中的杂质离子,实现净化的方法。用此法得到的去离子水纯度较高,25 ℃时的电阻率达 5×10^6 Ω·m 以上。

(1)阴阳离子交换树脂。阴阳离子交换树脂是一种由人工合成的,带有交换活性基团的多孔网状结构的高分子化合物。它的特点是性质稳定,与酸、碱及一般有机溶剂都不起作用。在其网状结构的骨架上,含有许多可与溶液中的离子起交换作用的"活性基团"。根据水质可交换活性基团的不同,把离子交换树脂分为阳离子交换树脂和阴离子交换树脂两大类。

阳离子交换树脂的特点是树脂中的活性基团可与溶液中的阳离子进行交换,例如:

$Ar—SO_3^- H^+$,$Ar—COO^- H^+$(Ar 表示树脂中网状结构的骨架部分)

活性基团中含有 H^+,可与溶液中的阳离子发生交换的阳离子交换树脂称为"酸性阳离子交换树脂"或"H 型阳离子交换树脂"。按活性基团酸性强弱的不同,又可分为强酸性离子交换树脂和弱酸性离子交换树脂,如 $Ar—SO_3H$ 为强酸性离子交换树脂(如国产 732 型树脂),$Ar—COOH$ 为弱酸性离子交换树脂(如国产 724 型树脂)。目前应用最广泛的是强酸性磺酸型聚乙烯树脂。阴离子交换树脂的特点是树脂中的活性基团可与溶液中的阴离子发生交换。

活性基因中含有 OH^-,可与溶液中的阴离子发生交换的阴离子交换树脂称为"碱性阴离子交换树脂"或"OH 型阴离子交换树脂"。按活性基团碱性强弱的不同,又可分为强碱性离子交换树脂和弱碱性离子交换树脂。例如,图 2-10-2(a)所示为强碱性离子交换树脂(如国产"717"树脂),图 2-10-2(b)所示为弱碱性离子交换树脂(如国产"701"树脂)。

$$Ar— N^+(Me)_3 \qquad\qquad Ar—H_3^+OH^-$$
$$\mid$$
$$OH^-$$

(a) 强碱性离子交换树脂 　　　　(b) 弱碱性离子交换树脂

图 2-10-2　强碱性离子交换树脂(a)和弱碱性离子交换树脂(b)

在制备去离子水时,使用强酸性离子交换树脂和强碱性离子交换树脂,它们具有较好的耐化学腐蚀性、耐热性与耐磨性。在酸性、碱性及中性介质中都可以应用,同时离子交换效果较好;对弱酸根离子也可以进行交换。

(2)离子交换法制备纯水的原理:离子交换法制备纯水的原理是基于树脂中的活性基团中的 H^+ 或 OH^- 扩散到溶液中去,并相互结合成 H_2O 的过程。

例如,$Ar—SO_3^- H^+$ 型阳离子交换树脂交换基团中的 H^+ 与水中的阳离子杂质(如 Na^+、Ca^{2+})进行交换后,使水中的 Ca^{2+}、Mg^{2+} 等离子结合到树脂上,并交换出 H^+ 于水中,反应如下:

$$Ar—SO_3^- H^+ +Na^+ \rightleftharpoons Ar—SO_3^- Na^+ +H^+$$
$$2Ar—SO_3^- H^+ +Ca^{2+} \rightleftharpoons (Ar—SO_3^-)_2Ca^{2+}+2H^+$$

经过阳离子交换树脂交换后流出的水中有过剩的 H^+,因此呈酸性。

同样,水通过阴离子交换树脂,交换基团中的 OH^- 与水中的阴离子杂质(如 Cl^-、SO_4^{2-} 等)发生交换反应而交换出 OH^-,反应如下:

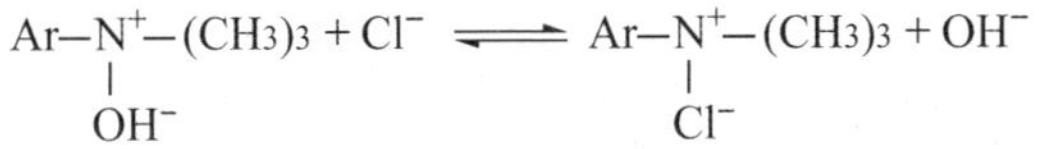

$$Ar—N^+—(CH_3)_3 + Cl^- \rightleftharpoons Ar—N^+—(CH_3)_3 + OH^-$$
$$\mid \qquad\qquad\qquad\qquad \mid$$
$$OH^- \qquad\qquad\qquad\qquad Cl^-$$

经过阴离子交换树脂交换后流出的水中含有过剩的 OH^-,因此呈碱性。

由以上分析可知,如果含有杂质离子的原料水(工业上称为"原水")单纯地通过阳离子交换树脂或阴离子交换树脂后,虽然能达到分别除去阳离子或阴离子的作用,但所得的水是非中性的。如果将原水通过阴阳离子交换树脂,则交换出来的 H^+ 和 OH^- 又发生中和反应结合成水:

$$H^+ + OH^- \Longrightarrow H_2O$$

从而得到纯度很高的去离子水。

在离子交换树脂上进行的交换反应是可逆的。杂质离子可以交换出树脂中的 H^+ 和 OH^-，而 H^+ 或 OH^- 又可以交换出树脂所包含的杂质离子。反应主要向哪个方向进行，与水中两种离子（H^+ 或 OH^- 与杂质离子）浓度的大小有关。当水中杂质离子较多时，杂质离子交换出树脂中的 H^+ 或 OH^- 离子的反应是矛盾的主要方面，但当水中杂质离子减少，树脂上的活性基团大量被杂质离子所占领时，水中大量存在的 H^+ 或 OH^- 反而会把杂质离子从树脂上交换下来，使树脂又变成 H 型或 OH 型。由于交换反应的这种可逆性，所以只用两个离子交换柱（阳离子交换柱和阴离子交换柱）串联起来所产生的水仍有少量杂质离子未经交换而遗留在水中。为了进一步提高水质，可再串联一个由阳离子交换树脂和阴离子交换树脂均匀混合而成的交换柱，其作用相当于串联了很多个阳离子交换柱与阴离子交换柱，而且在交换柱底层任何部位的水都是中性的，从而减少了逆反应发生的可能性。

利用上述交换反应可逆的特点，既可以将原水中的杂质离子除去，达到纯化水的目的，又可以将盐型的失效树脂经过适当处理后重新复原，恢复交换能力，解决树脂循环再使用的问题，后一过程称为"树脂的再生"。

另外，由于树脂是多孔网状结构，具有很强的吸附能力，可以同时除去电中性杂质。又由于装有树脂的交换柱本身就是一个很好的过滤器，所以颗粒状杂质也能一同除去。

【器材与试剂】

1.器材

DDS-11A 型电导率仪、离子交换柱 3 支（7 mm×160 mm）、自由夹 4 个、乳胶管、橡皮塞、直角玻璃弯管、直玻璃管、烧杯。

2.试剂

732 型强酸性离子交换树脂、717 型强碱性离子交换树脂、钙试剂（0.1%）、镁试剂（0.1%）、硝酸（2 mol/L）、盐酸（5%）、NaOH 溶液（5%，2 mol/L）、$AgNO_3$ 溶液（0.1 mol/L）、$BaCl_2$ 溶液（1 mol/L）。

【实验步骤】

1.电导率仪的使用

国产 DDS-11A 型电导率仪（见图 2-10-3）的使用说明：

（1）按电导率仪使用说明书的规定选用电极，放在盛有待测溶液的烧杯中数分钟。

（2）未打开电源开关前，观察表头指针是否指零，若不指零可调整表头螺丝使指针指零。

（3）将"校正、测量"开关扳在"校正"位置。

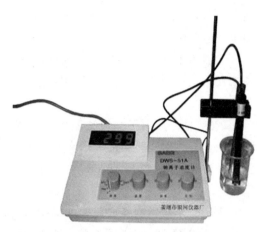

图 2-10-3　DDS-11A 型电导率仪的外观

（4）打开电源开关，预热 5 min，调节"调正"旋钮使表针满度指示。

（5）将"高周、低周"开关扳向"低周"位置。

（6）将"量程"旋钮扳到最大挡，"校正、测量"开关扳到"测量"位置，选择量程由大至小，至可读出数值。

（7）将电极夹夹紧电极胶木帽，固定在电极杆上。选取电极后，调节与之对应的电极常数。

（8）将电极插头插入电极插口内，紧固螺丝，将电极插入待测液中。

（9）再调节"调正"调节器旋钮使指针满刻度，然后将"校正、测量"开关扳至"测量"位置，读取表针指示数，再乘上量程选择开关所指的倍率，即为被测溶液的实际电导率。将"校正、测量"开关再扳回"校正"位置，看指针是否满刻度；再扳回"测量"位置，重复测定一次，取其平均值。

（10）将"校正、测量"开关扳到"校正"位置，取出电极，用蒸馏水冲洗后放回盒中。

（11）关闭电源，拔下插头。

2.离子交换树脂的预处理、装柱和树脂再生

（1）树脂的预处理。离子交换树脂（活性基）的盐型比它的游离酸型（H 型）或游离碱（OH 型）稳定得多，商品离子交换树脂大多是钠型（阳离子交换树脂）或氯型（阴离子交换树脂）。根据离子交换操作的要求，需要树脂变成指定的类型（如 H 型、OH 型等）。

①阳离子交换树脂的预处理：自来水冲洗树脂至水为无色后，改用纯水浸

泡 4~8 h,再用 5% 的盐酸浸泡 4 h。倾去盐酸溶液,用纯水洗至 pH 值为 3~4,纯水浸泡备用。

②阴离子交换树脂的预处理:将树脂如同上法漂洗和浸泡后,改用 5% 的 NaOH 溶液浸泡 4 h。倾去 NaOH 溶液,用纯水洗至 pH 值为 8~9,纯水浸泡备用。

(2)装柱。用离子交换法制备纯水或进行离子分离等操作,要求在离子交换柱中进行。本实验中的离子交换柱采用 7 mm 的玻璃管拉制而成,把玻璃管的下端拉成尖嘴,管长 16 cm,在尖嘴上套一根细乳胶管,用小夹子控制出水速度。

离子交换树脂制备成需要的类型后(阳离子交换树脂处理成 H 型,阴离子交换树脂处理成 OH 型),浸泡在纯水中备用。装柱的方法如下:

将少许润湿的玻璃棉塞在交换柱的下端,以防树脂漏出,然后在交换柱中加入约为柱高 1/3 的纯水,排除柱下部和玻璃棉中的空气。将处理好的湿树脂连同纯水一起加入交换柱中,同时调节小夹子让水缓慢流出(水的流速不能太快,防止树脂露出水面),并轻敲柱子,使树脂均匀自然下沉。在装柱时,应防止树脂层中夹有气泡。装柱完毕,最好在树脂层的上面盖一层湿玻璃棉,以防加入溶液时把树脂层掀动(见图 2-10-4)。

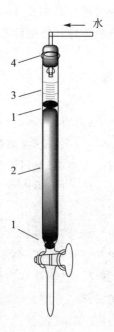

图 2-10-4　离子交换柱
1.玻璃棉　2.树脂
3.水　4.胶塞

(3)阳离子交换树脂的再生:按照如图 2-10-5 所示的装置,在 30 mL 的试剂瓶中装入 6~10 倍于阳离子交换树脂体积的 2 mol/L 的盐酸(浓度 5%~10%),通过虹吸管以约每秒 1 滴的流速淋洗树脂。可用夹子 2 控制酸液的流速,用夹子 1 控制树脂上液面的高度。注意在操作中切勿使液面低于树脂层。如此用酸淋洗,直到交换柱中的流出液不含 Na^+ 为止(思考一下该如何检验)。然后用蒸馏水洗涤树脂,直至流出液的 pH 值为 6。

(4)阴离子交换树脂的再生:可用 6~10 倍于阴离子交换树脂体积量的 2 mol/L 的氢氧化钠溶液(浓度 5%)淋洗,再生操作同步骤(3),直到交换柱中的流出液不含氯离子为止(思考一下该如何检验)。然后用蒸馏水淋洗树脂,直至流出液的 pH 值为 7~8。

3.装柱

用两只 10 mL 小量筒,分别量取再生过的阳离子交换树脂约 7 mL(湿)或阴离子交换树脂约 10 mL(湿),按照装柱操作要求进行装柱:第一个柱子中装入约 1/2 柱容积的阳离子交换树脂,第二个柱子中装入约 2/3 柱容积的阴离子交换树脂,第三个柱子中装入约 2/3 柱容积的阴阳离子混合交换树脂(阳离子交换树脂与阴离子交换树脂按 1:2 的体积比混合)。装入完毕,按如图 2-10-5 所示将 3 个柱子串联,在串联时同样使用纯水并注意尽量排出连接管内的气泡,以免液柱阻力过大而交换不能畅通。

4.离子交换与水质检验

依次使原料水流经阳离子交换柱、阴离子交换柱、阴阳离子混合交换柱。使用前先用蒸馏水洗涤至 pH 值为 7,再进行交换,并依次接收原料水、阳离子交换柱流出水、阴

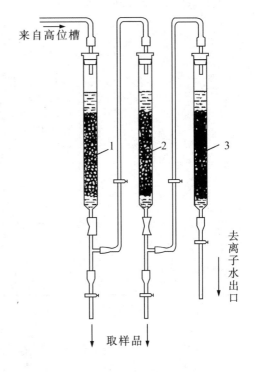

图 2-10-5　离子交换树脂装置
1.阳离子交换树脂　2.阴离子交换树脂
3.混合离子交换树脂

离子交换柱流出水、阴阳离子混合交换柱流出来的样品,进行以下检验:

(1)用电导率仪测定各样品的电导率。

(2)取各样品的水 2 滴,分别加入点滴板的圆穴内,按如表 2-10-2 所示的方法检验 Ca^{2+}、Mg^{2+}、SO_4^{2-}、Cl^-。

将检验结果填入表 2-10-2 中,并根据检验结果给出结论。

表 2-10-2　水质检验结果

检验项目	电导率	pH 值	Ca^{2+}	Mg^{2+}	Cl^-	SO_4^{2-}	结论
检验方法	测电导率	pH试纸	加入 1 滴 2 mol/L 的 NaOH 溶液和 1 滴钙试剂溶液，观察有无红色物质生成	加入 1 滴 2 mol/L 的 NaOH 溶液和 1 滴镁试剂溶液，观察有无天蓝色沉淀生成	加入 1 滴 2 mol/L 的硝酸酸化，再加 1 滴 0.1 mol/L 的 $AgNO_3$ 溶液，观察有无白色沉淀生成	加入 1 滴 1 mol/L 的 $BaCl_2$ 溶液，观察有无白色沉淀生成	
样品水 自来水							
阳离子交换柱流出水							
阴离子交换柱流出水							
阴阳混合离子交换柱流出水							

5.再生

按基本操作中所述的方法再生阴离子和阳离子交换树脂。

【注意事项】

1.注意正确使用电导率仪。

2.正确连接离子交换树脂装置。

【思考题】

(一)选择题

1.2010 年 4 月，我国西南地区遭遇历史罕见的特大旱灾，造成数以万计的人畜饮水困难，因此我们要增强节约用水的意识。下列做法中，与节约用水无关的是(　　)

　A.用淘米水浇花　　　　　　B.开发利用地下水

　C.使用节水龙头　　　　　　D.用喷灌、滴灌的方法给农作物浇水

2.过滤时，需要用到的玻璃仪器是(　　)。

　A.漏斗、烧杯、玻璃棒　　　　B.量筒、集气瓶、烧杯

C.漏斗、试管、玻璃棒　　　　D.滴管、玻璃棒、烧瓶

3.我们饮用的水是原水净化所得,自来水厂科学合理的净水过程是(　　　)

　　A.原水→加絮凝剂→沉淀→过滤→吸附→消毒→净水

　　B.原水→加絮凝剂→消毒→过滤→沉淀→吸附→净水

　　C.原水→过滤→消毒→加絮凝剂→吸附→沉淀→净水

　　D.原水→消毒→加絮凝剂→吸附→沉淀→过滤→净水

4.在实验室制取蒸馏水的过程中,水发生的变化是(　　　)

　　A.只有化学变化

　　B.只有物理变化

　　C.既有物理变化又有化学变化

　　D.先发生化学变化,后发生物理变化

5.下列方法中,能鉴别硬水和软水且最简便的是(　　　)

　　A.煮沸　　　　　　　　B.吸附

　　C.静置　　　　　　　　D.加肥皂水

6.城市中的生活用水是经自来水厂净化处理过的,其过程可表示为"取水→沉降→过滤→吸附→消毒→净水",这些过程中属于化学变化的是(　　　)

　　A.取水　　　　　　　　B.过滤

　　C.吸附　　　　　　　　D.消毒

(二)简答题

1.天然水中主要的无机盐杂质是什么?试述离子交换法净化水的原理。

2.用电导率仪测定水纯度的根据是什么?

3.如何筛分混合的阴离子和阳离子交换树脂?

4.在水的净化过程中通常会遇到什么问题?

5.针对不同的用途,水的净化方法有哪些?各有什么特点?

参考答案

实验十一　Fe^{3+} 和 Al^{3+} 的分离——液-液萃取与分离

【实验目的】

1.学习萃取分离的基本原理和方法。

2.利用溶剂萃取法分离 Fe^{3+} 和 Al^{3+}。

3.锻炼学生科学严谨的工作态度。

【实验原理】

在 6 mol/L 的盐酸中，Fe^{3+} 与 Cl^- 可生成 $[FeCl_4]^-$ 配离子。在强酸-乙醚萃取体系中，乙醚(Et_2O)与 H^+ 结合，生成了烊离子($Et_2O \cdot H^+$)。由于 $[FeCl_4]^-$ 与 $Et_2O \cdot H^+$ 烊离子都有较大的体积和较低的电荷量，因此容易形成离子缔合物 $Et_2O \cdot H^+ \cdot [FeCl_4]^-$。在这种离子缔合物中，$Cl^-$ 和 Et_2O 分别取代了 Fe^{3+} 和 H^+ 的配位水分子，并且中和了电荷，具有疏水性，能够溶于乙醚中，因此就从水相转移到有机相中了。

Al^{3+} 在 6 mol/L 的盐酸溶液中与 Cl^- 生成配离子的能力很弱，因此仍然留在水相中。

将 Fe^{3+} 由有机相中再转移到水相中去的过程称为"反萃取"。将含有 Fe^{3+} 的乙醚相与水相混合，这时体系中 H^+ 和 Cl^- 浓度明显降低。烊离子 $Et_2O \cdot H^+$ 和配离子 $[FeCl_4]^-$ 解离趋势增加，Fe^{3+} 又生成了水合铁离子，被反萃取到水相中。由于醚沸点较低(35.6 ℃)，因此采用普通蒸馏的方法就可以实现醚水分离。这样，Fe^{3+} 又恢复了初始的状态，从而达到了将 Fe^{3+} 和 Al^{3+} 分离的目的。

【器材与试剂】

1.器材

锥形瓶、烧杯、梨形分液漏斗(100 mL)、量筒(100 mL)、铁架台、铁环、乳胶管、橡皮塞、玻璃弯管、滤纸、pH 试纸。

2.试剂

$FeCl_3$ 溶液(5%)、$AlCl_3$ 溶液(5%)、浓盐酸(化学纯)、乙醚(化学纯)、$K_4[Fe(CN)_6]$溶液(5%)、NaOH 溶液(2 mol/L 和 6 mol/L)、茜素 S 酒精溶液、冰水。

【基本操作】

1.萃取

无机盐易溶于水，形成水合离子，这种性质叫作"亲水性"。如果要将金属离子由水相转移到有机相中，必须设法将其由亲水性转化为疏水性。只有中和金属离子的电荷，并且用疏水基团取代水合金属离子的水分子，才能使水相中的金属离子转移到有机相中，这个过程称为"萃取"。

萃取是利用物质在不同溶剂中溶解度的差异使其分离的。萃取的过程就是某物质从其溶解或悬浮的相中转移到另一相中的过程。

一种物质在互不相溶的两种溶剂 A 与 B 间的分配情况由分配定律决定：

$$\frac{c_A}{c_B} = K$$

式中，c_A 为物质在溶剂 A 中的浓度，c_B 为同一物质在溶剂 B 中的浓度，温度一定时，K 是一个常数，称为"分配系数"，它近似地等于同一物质在溶剂 A 与溶剂 B 中的溶解度之比。

根据分配定律，如果将一定量的萃取液分几次（通常为 2～3 次）萃取，效果比用等体积的萃取液一次萃取时要好。例如，在 100 mL 水中溶有 20 g 某物质，用 35 mL 乙醚萃取此物质。当 $K=4$ 时，设该物质在乙醚中溶解的质量为 x，根据分配定律，有：

$$\frac{x/35 \text{ mL}}{(20 \text{ g} - x)/100 \text{ mL}} = 4，解得 \ x = 11.7 \text{ g}$$

若同样用 35 mL 乙醚分两次萃取，一次用 20 mL，另一次用 15 mL，则两次可萃取出溶质的质量设为 x_1 和 x_2，有：

$$\frac{x_1/20 \text{ mL}}{(20 \text{ g} - x_1)/100 \text{ mL}} = 4，解得 \ x_1 = 8.9 \text{ g}$$

$$\frac{x_2/15 \text{ mL}}{(20 \text{ g} - 8.9 \text{ g} - x_2)/100 \text{ mL}} = 4，解得 \ x_2 = 4.2 \text{ g}$$

则两次共萃取出该物质的质量为 $x_1 + x_2 = 13.1$ g

由以上计算可知，当用 35 mL 乙醚分两次萃取时，效率比一次萃取时高。

重要的萃取体系包括螯合物、离子缔合物、溶剂化合物和无机共价化合物四种体系。在这些体系中，金属离子分别通过生成螯合物、离子缔合物、溶剂化合物而由亲水性转化为疏水性，来实现无机离子由水相向有机相的转移。

液-液萃取分离法就是利用与水不相溶的有机相与含有多种金属离子的水溶液在一起振荡，使某些金属离子由亲水性转化为疏水性，同时转移到有机相中，而另一些金属离子仍留在水相中，以达到分离的目的。

液-液萃取是用分液漏斗来进行的，常用的分液漏斗如图 2-11-1 所示。在萃取前应选择大小合适、形状适宜的漏斗。选择的漏斗加入液体的总体积应不超过其容量的 3/4。漏斗越细长，振摇后两液分层的时间越长，但也分得较彻底。

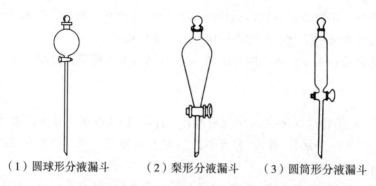

（1）圆球形分液漏斗　　　（2）梨形分液漏斗　　　（3）圆筒形分液漏斗

图 2-11-1　常用的分液漏斗

（1）分液漏斗的使用步骤如下：

①检查玻璃塞和旋塞芯是否与分液漏斗配套：向分液漏斗中装少量水，检查旋塞芯处是否漏水。将漏斗倒转过来，检查玻璃塞是否漏水，待确认不漏水后方可使用。

②在旋塞芯上薄薄地涂上一层凡士林，将塞芯塞进旋塞内，旋转数圈使凡士林均匀涂抹后将旋塞关闭好，再在塞芯的凹槽处套上一个直径合适的橡皮圈，以防旋塞芯在操作过程中松动。

③分液漏斗中，全部液体的总体积不得超过其容量的 3/4。盛有液体的分液漏斗应正确地放在支架上，如图 2-11-2 所示。

（2）萃取的操作方法如下：

①如图 2-11-2 所示，在分液漏斗中加入溶液和一定量的萃取溶剂后，塞上玻璃塞。注意，玻璃塞上若有侧槽，必须将其与漏斗上端颈部上的小孔错开。

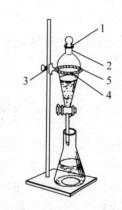

图 2-11-2　分液漏斗的支架装置

1.小孔　　2.玻璃塞上侧槽

3.持夹　　4.铁圈　　5.缠扎物

②用左手握住漏斗上端颈部，将其从支架上取下，再按如图 2-11-3 所示的特殊手势握住。对于惯用右手的操作者，常用左手食指末节顶住玻璃塞，再用大拇指和中指夹住漏斗上端颈部；右手的食指和中指蜷在旋塞柄上，食指和拇指要握住旋塞柄并能将其自由地旋转。对于惯用左手的操作者，只需将方向反过来即可。

③将漏斗由外向里或由里向外旋转振摇 3～5 次，使两种不相混溶的液体

尽可能地充分混合(也可将漏斗反复倒转,进行缓慢地振摇)。

④将漏斗倒置,使漏斗下颈导管向上,不要向着自己和别人的脸。慢慢开启旋塞,排放可能产生的气体以解除超压,如图 2-11-4 所示。待压力减小后,关闭旋塞。振摇和放气操作应重复几次。振摇完毕,将漏斗如图 2-11-2 所示放置,净置分层。

⑤待两相液体分层明显且界面清晰后,移开玻璃塞或旋转带侧槽的玻璃塞,使侧槽对准上端口径的小孔。开启活塞,放出下层液体,收集在适当的容器中。当液层接近放完时要放慢速度,一旦放完则要迅速关闭旋塞。

⑥取下漏斗,打开玻璃塞,将上层液体由上端口径倒出,收集到指定容器中,注意一定不要洒出。

⑦假如一次萃取不能满足分离的要求,可采取多次萃取的方法,但一般不超过 5 次。将每次萃取的有机相都归并到一个容器中。

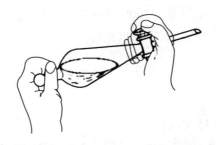

图 2-11-3　振荡萃取时持分液漏斗的操作姿势

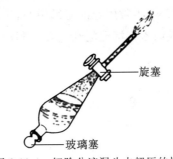

图 2-11-4　解除分液漏斗内超压的操作

2.蒸馏(略)

【实验步骤】

1.制备混合溶液

取 6 mL 5% 的 $FeCl_3$ 溶液和 6 mL 5% 的 $AlCl_3$ 溶液,混合倒入烧杯中。

2.萃取

将 10 mL 混合溶液和 10 mL 浓盐酸先后倒入分液漏斗中,再每次用15 mL 乙醚溶液萃取两次,按照萃取分离的操作步骤进行萃取。

3.检查

萃取分离后,水相若呈黄色,则表明 Fe^{3+} 和 Al^{3+} 没有分离完全。可再次用 15 mL 乙醚重复萃取,直至水相无色为止。每次分离后的有机相都合并在一起,回收后由实验室统一蒸馏。

4.分离鉴定

按照离子鉴定的方法(参见下面的【注意事项】),分别鉴定未分离的混合液和分离开的 Fe^{3+} 和 Al^{3+} 溶液,并加以比较。

【注意事项】

1.离子鉴定方法

(1)将待测试液 pH 值调至 4。

(2)向滤纸中心滴 1 滴 5% 的 $K_4[Fe(CN)_6]$ 溶液,再将滤纸晾干。

(3)将 1 滴待测试液滴到滤纸中心,再向滤纸中心滴 1 滴水,然后滴 1 滴茜素 S 酒精溶液至 $Fe_4[Fe(CN)_6]_3$ 被固定的滤纸中心,生成蓝斑。Al^{3+} 被水洗到斑点外围,并与茜素 S 生成茜素铝沉淀的红色环。利用这个方法可以分别鉴定出 Fe^{3+} 和 Al^{3+}。

2.安全知识

(1)乙醚沸点低(35.6 ℃),燃点也低(160 ℃),并且与空气混合后有较宽的爆炸区间(1.8%~40%),因此实验室内严禁明火。

(2)为了防止乙醚蒸气在实验室内大量弥散,接收器和冷凝管之间必须通过尾接管紧密相连,并且把接收器的出气口导入下水管道中。整个蒸馏体系绝不可封闭。

(3)乙醚在光的作用下容易生成过氧化物。蒸馏时,若乙醚中有过氧化物,则可能发生爆炸。因此,每次实验前,实验教师要检验乙醚中是否有过氧化物生成,必须在确保不含过氧化物的前提下才能进行蒸馏。

3.检验过氧化物的方法

向试管中加入 1 mL 新配制的 2% 的 $(NH_4)_2Fe(SO_4)_2$ 溶液和 $2\sim3$ 滴 NH_4SCN 溶液,摇匀后,再加入 1 mL 所要试验的醚,用力振荡。如果醚中有过氧化物存在时,溶液即变成红色。

4.除去过氧化物的方法是在蒸馏以前,向乙醚中加入适量 5% 的 $FeSO_4$ 溶液并摇动,使过氧化物分解破坏。

【思考题】

1.在实验萃取过程中,若误将稀盐酸当成浓盐酸进行实验,结果反复萃取都不能使水相的黄色褪去,这最可能是什么原因造成的?

2.萃取操作中该如何注意安全?

3.Tl^{3+} 在高酸性条件下,能够与 Cl^- 结合成配离子 $[TlCl_4]^-$。根据一些性质,选择一个离子缔合物体系,将 Al^{3+} 和 Tl^{3+} 混合液分离,并设计分离步骤。

实验十二　醋酸电离常数的测定

【实验目的】

1.测定醋酸的电离度和电离常数,进一步学习 pH 计的使用,初步认识酸式滴定管和碱式滴定管。

2.培养学生的自主精神和交流沟通能力。

【实验原理】

醋酸是弱电解质,在水溶液中存在下列电离平衡:
$$HAc \Longrightarrow H^+ Ac^-$$

其电离常数表达式为:
$$K_i(HAc) = \frac{c(H^+) \cdot c(Ac^-)}{c(HAc)} \tag{1}$$

设 HAc 的起始浓度为 c,如果忽略由水电离所提供的 H^+ 量,则达平衡时溶液中 $c(H^+) \approx c(Ac^-)$,上式可改写为:
$$K_i(HAc) = \frac{c^2(H^+)}{c - c(H^+)} \tag{2}$$

严格地说,离子 c 浓度应该用活度 α 来代替,式(1)应修正为:

$$K_a(\text{HAc}) = \frac{\alpha(\text{H}^+) \cdot \alpha(\text{Ac}^-)}{\alpha(\text{HAc})} \tag{3}$$

或(f 为活度系数):

$$K_a(\text{HAc}) = \frac{c(\text{H}^+) \cdot f(\text{H}^+) \cdot c(\text{Ac}^-) \cdot f(\text{Ac}^-)}{c(\text{HAc}) \cdot f(\text{HAc})} \tag{4}$$

在弱酸的稀溶液中,如果不存在其他强电解质,由于溶液中离子强度(μ)很小,浓度和活度非常接近,此时活度系数 $f \approx 1$,$K_i \approx K_a$。

K_i 为浓度电离常数,K_a 为活度电离常数。K_i 不随溶液的浓度改变而改变,但可随温度的不同而略有变化。如配制一系列已知浓度的醋酸溶液,并用酸度计测定其 pH 值,然后可根据 $\text{pH} = -\lg c(\text{H}^+)$ 换算成 $c(\text{H}^+)$。实际上,酸度计所测得的 pH 值反映了溶液中的 H^+ 有效浓度,即 H^+ 的活度值。将以上数据代入式(2)中,即可求得一系列的 K_i 值,取其平均值,即为该测定温度下醋酸的电离常数。

【器材与试剂】

1.器材

pH 计、烧杯(50 mL)5 个、酸式滴定管和碱式滴定管各 1 支。

2.试剂

标准醋酸溶液(0.1 mol/L)。

【实验步骤】

1.用酸式滴定管量取标准醋酸溶液,用碱式滴定管量取蒸馏水,在干净、干燥的小烧杯内配制一系列不同浓度的醋酸溶液:准备 5 只干净的 50 mL 烧杯并编号,按表 2-12-1 所示的用量,用滴定管量取标准的0.1 mol/L的 HAc 溶液,配制成不同浓度的醋酸溶液(标准 HAc 溶液由实验室提供)。

表 2-12-1　配制不同浓度的 HAc 溶液

标准 HAc 溶液的浓度＝　　　mol/L			
烧杯编号	HAc 的体积/mL	H_2O 的体积/mL	配制的 HAc 溶液的浓度/(mol·L^{-1})
1	3.00	45.00	
2	6.00	42.00	
3	12.00	36.00	

续表

	标准 HAc 溶液的浓度＝		mol/L
4	24.00	24.00	
5	48.00	0	

2.HAc 溶液 pH 值的测定

用酸度计按 1～5 号 HAc 溶液的次序测定溶液的 pH 值,将测得的 pH 值随时记录在实验报告上。

3.数据记录和处理

(1)原始数据:

①实验室供给的标准 HAc 溶液的浓度:＿＿＿＿＿＿＿＿mol/L。

②测定时溶液的温度:＿＿＿＿＿＿＿℃。

③根据实验中所测得的数据计算 $c(H^+)$、$K_i(HAc)$ 和 $a(HAc)$,填入表 2-12-2 中。

表 2-12-2 实验相关数据

溶液编号	1	2	3	4	5
HAc 的浓度(c)					
测得的 pH 值					
$c(H^+)$					
$K_i(HAc)$					
$a(HAc)$					

(2)数据处理与结果分析:

①先计算配制的各 HAc 溶液的浓度,将不同浓度的 HAc 溶液的 pH 值换算成 $c(H^+)$,然后根据 $K_i(HAc)=\dfrac{c^2(H^+)}{c-c(H^+)}$ 计算 K_i 值,最后计算 K_i 的平均值。

②计算 HAc 的电离度,说明 HAc 浓度对 HAc 电离度的影响。

③计算相对误差,并分析误差产生的原因[已知文献值 $K(HAc)=1.76\times10^{-5}$]。

【思考题】

(一)选择题

1.HAc 电离度随着初始浓度的增大而( )
　A.增大　　　　　　　　B.减小
　C.无法判断　　　　　　D.不变

2.酸度计校准时,下列按键中为校准键的是( )
　A.setup　　　　　　　　B.enter
　C.standardize　　　　　D.mode

3.下列对酸度计使用的描述中,错误的是( )
　A.在酸度计的测定过程中,每测完一个样品,都需要重新校准后方能继续使用
　B.酸度计使用结束应冲洗干净,电极应保存在饱和氯化钾溶液中
　C.酸度计在进行不同醋酸溶液的测定时,应按照浓度由低到高的顺序依次测定
　D.酸度计使用前应用缓冲溶液进行校准

4.温度为 25 ℃时,醋酸水溶液的电离常数将随着浓度的增大而( )
　A.减小　　　　　　　　B.无法确定
　C.不变　　　　　　　　D.增大

(二)简答题

1.不同浓度 HAc 溶液的电离度 α 是否相同?电离常数 K_i 是否相同?

2.在测定一系列同一种弱酸溶液的 pH 值时,按浓度由稀到浓或由浓到稀的顺序测定,其结果有何不同?应该按哪种顺序来测定?

参考答案

实验十三　$I_3^- \rightleftharpoons I_2 + I^-$ 体系平衡常数的测定

【实验目的】

1.测定碘和碘离子反应的平衡常数,加深对化学平衡和平衡常数的理解。

2.巩固滴定实验操作技能。

【实验原理】

在恒温恒压下,碘和碘离子在水溶液中可建立如下平衡:

$$I_3^- \rightleftharpoons I_2 + I^- \tag{1}$$

其平衡常数 K_a 为

$$K_a = \frac{a_{I_2} \cdot a_{I^-}}{a_{I_3^-}} = \frac{[I_2] \cdot [I^-]}{[I_3^-]} \cdot \frac{\gamma_{I_2} \cdot \gamma_{I^-}}{\gamma_{I_3^-}} \tag{2}$$

式中,α、$[\ ]$和 γ 分别表示各物质的活度、物质的量浓度和活度系数。K_a 越大,表示 I_3^- 越不稳定,故 K_a 又称为 I_3^- 的"不稳定常数"。

若溶液较稀,离子强度不大时,有:

$$\frac{\gamma_{I_2} \cdot \gamma_{I^-}}{\gamma_{I_3^-}} \approx 1 \tag{3}$$

故可得到:

$$K_a \approx \frac{[I_2] \cdot [I^-]}{[I_3^-]} = K_c \tag{4}$$

为了测定上述平衡体系中各组分的浓度,可将已知浓度的 KI 溶液与过量的固体碘一起振荡,达到平衡后用标准的 $Na_2S_2O_3$ 溶液滴定,便可求得溶液中碘的总浓度 c_1（即$[I_3^-]_平 + [I_2]_平$）,其中$[I_2]_平$可用 I_2 在纯水中的饱和浓度来代替。因此,将过量碘与蒸馏水一起振荡,平衡后用标准 $Na_2S_2O_3$ 溶液滴定,就可以确定 I_2 的平衡浓度$[I_2]_平$,同时也确定了$[I_3^-]_平$:

$$[I_3^-]_平 = c_1 - [I_2]_平 \tag{5}$$

由于形成一个 I_3^- 要消耗一个 I^-,所以平衡时 I^- 的浓度为:

$$[I^-]_平 = c - [I_3^-]_平 \tag{6}$$

式中,c 为 KI 溶液的浓度。将$[I_2]_平$、$[I_3^-]_平$和$[I^-]_平$代入式（4）,便可求出该温度下的平衡常数 K_a。

【器材与试剂】

1.器材

恒温槽 1 套、托盘天平、量筒(25 mL、100 mL 的各 1 个)、酸式滴定管(25 mL、5 mL 的各 1 支)、吸耳球 1 个、碘量瓶(100 mL、500 mL)、移液管(25 mL、50 mL 的各 2 支)、锥形瓶(250 mL)4 个。

2.试剂

I_2 固体、I_2 的水溶液(0.02%)、KI 水溶液(0.1000 mol/L、0.2000 mol/L、0.3000 mol/L)、$Na_2S_2O_3$ 标准溶液(0.0500 mol/L)、淀粉溶液(0.5%,质量分数)。

【实验步骤】

1.控制恒温槽水温为 25 ℃。

2.取三个 100 mL 干燥的碘量瓶和一个 500 mL 的碘量瓶,按表 2-13-1 所列的量配好溶液。

3.将上述配好的溶液在室温下强烈振荡 25 min,静置,待过量的固体 I_2 沉于瓶底后,取上层清液进行分析。

4.在 1~3 号瓶中分别吸取上层清液 10.00 mL 于锥形瓶中,加入约 30 mL 蒸馏水,用 $Na_2S_2O_3$ 标准溶液滴定至淡黄色,然后加入 2 mL 淀粉溶液,继续滴定至蓝色刚好消失,记下消耗的 $Na_2S_2O_3$ 标准溶液的体积。

于第 4 号瓶中量取出 100 mL 清液,用 $Na_2S_2O_3$ 标准溶液滴定,记下消耗的 $Na_2S_2O_3$ 标准溶液的体积。

表 2-13-1 配制溶液各物质的量

编 号	1	2	3	4
$c(KI)/(mol \cdot L^{-1})$	0.100	0.200	0.300	—
$V(KI)/mL$	50	50	50	—
$m(I_2)/g$	2.0	2.0	2.0	2.0
$V(H_2O)/mL$	—	—	—	250

注:(1)由于碘容易挥发,故吸取上层清液后应尽快滴定,不要放置太久,在滴定时不宜过于剧烈地摇动溶液。

(2)本实验所有的含碘废液都要回收。

【记录与处理】

1.列表记录有关实验数据,分别求出碘的总浓度 c_1 和平衡浓度 $[I_2]_平$。

2.分别求出三种编号溶液中的 $[I_3^-]_平$ 和 $[I^-]_平$,以及平衡常数 K_a。

【思考题】

1.测定平衡常数时,为什么要在同一温度下进行?

2.本实验为什么要通过分配系统的测定求化学平衡常数?

3.配制 4 号溶液进行实验的目的何在? 如何由滴定数据计算平衡时 KI、I_2、KI_3 的浓度(单位 mol/L)?

4.由实验结果,你能得到哪些结论?

实验十四　银氨配离子配位数的测定

【实验目的】

应用配位平衡和溶度积原理测定银氨配离子 $[Ag(NH_3)_n]^+$ 的配位数 n,加深对化学平衡和平衡常数的理解。

【实验原理】

在硝酸银溶液中加入过量氨水,即生成稳定的银氨配离子 $[Ag(NH_3)_n]^+$ 溶液。再往溶液中加入溴化钾溶液,直到刚出现的溴化银沉淀不消失为止,这时混合溶液中存在平衡:

$$Ag^+ + nNH_3 \rightleftharpoons [Ag(NH_3)_n]^+$$

其稳定常数 $K_稳$ 为:

$$K_稳 = \frac{c\{[Ag(NH_3)_n]^+\}}{[Ag^+] \cdot [NH_3]^n} \tag{1}$$

同时存在着如下平衡:

$$AgBr \rightleftharpoons Ag^+ + Br^-$$

其溶度积常数 K_{sp} 为:

$$K_{sp} = [Ag^+] \cdot [Br^-] \tag{2}$$

式(1)与式(2)相乘得：

$$\frac{c\{[Ag(NH_3)_n]^+\}\cdot[Br^-]}{[NH_3]^n}=K_{稳}\cdot K_{sp}=K \tag{3}$$

整理式(3)得：

$$[Br^-]=\frac{K\cdot[NH_3]^n}{c\{[Ag(NH_3)_n]^+\}} \tag{4}$$

$[Br^-]$、$[NH_3]$和$c\{[Ag(NH_3)_n]^+\}$都是平衡时的浓度（单位 mol/L），它们可以近似地计算如下：

设最初取用的$AgNO_3$溶液的体积为V_{Ag^+}，浓度为$[Ag^+]_0$，加入的氨水（过量）和滴定时所需溴化钾溶液的体积分别为V_{NH_3}和V_{Br^-}，其浓度分别为$[NH_3]_0$和$[Br^-]_0$，混合溶液的总体积为$V_{总}$，则平衡时体系各组分的浓度近似为：

$$[Br^-]=[Br^-]_0\times\frac{V_{Br^-}}{V_{总}} \tag{5}$$

$$c\{[Ag(NH_3)_n]^+\}=[Ag^+]_0\times\frac{V_{Ag^+}}{V_{总}} \tag{6}$$

$$[NH_3]=[NH_3]_0\times\frac{V_{NH_3}}{V_{总}} \tag{7}$$

$$V_{Br^-}=\frac{K\cdot(V_{NH_3})^n\cdot\left(\dfrac{[NH_3]_0}{V_{总}}\right)^n}{\dfrac{[Br^-]_0}{V_{总}}\cdot\dfrac{[Ag^+]_0\cdot V_{Ag^+}}{V_{总}}} \tag{8}$$

本实验采用在保持各组分浓度和$V_{总}$、V_{Ag^+}不变的情况下，改变氨水的体积来获得V_{Br^-}，所以式(8)可写成：

$$V_{Br^-}=K'\cdot(V_{NH_3})^n \tag{9}$$

对式(9)两边取对数得：

$$lgV_{Br^-}=nlgV_{NH_3}+lgK' \tag{10}$$

以lgV_{Br^-}为纵坐标，lgV_{NH_3}为横坐标作图，直线的斜率便是银氨配离子$[Ag(NH_3)_n^+]$的配位数n。

【器材与试剂】

1.器材

锥形瓶(250 mL)、酸式滴定管(50 mL)。

2.试剂

$AgNO_3$溶液(0.010 mol/L)、KBr 溶液(0.010 mol/L)、$NH_3 \cdot H_2O$ 溶液(2.0 mol/L)。

【实验步骤】

按照表 2-14-2 各编号所列体积依次加入 $AgNO_3$ 溶液、$NH_3 \cdot H_2O$ 溶液和蒸馏水于各锥形瓶中,在不断缓慢摇荡的情况下从滴定管中逐滴加入 KBr 溶液,直到溶液开始出现的浑浊不再消失为止(思考一下沉淀是什么),记下所用 KBr 溶液的体积。从编号 2 的锥形瓶开始,当滴定接近终点时,还要补加适量的蒸馏水,继续滴至终点,使溶液的总体积都与编号 1 的锥形瓶中溶液的体积基本相同。记录结果。

表 2-14-2　所加溶液的体积

编号	V_{Ag^+} /mL	V_{NH_3} /mL	V_{H_2O} /mL	V_{Br^-} /mL	V'_{H_2O} /mL	$V_总$ /mL	$\lg V_{NH_3}$	$\lg V_{Br^-}$
1	20.0	40.0	40.0		0.0			
2	20.0	35.0	45.0					
3	20.0	30.0	50.0					
4	20.0	25.0	55.0					
5	20.0	20.0	60.0					
6	20.0	15.0	65.0					
7	20.0	10.0	70.0					

对实验数据的处理:

1.根据有关数据作图,求出银氨配离子$[Ag(NH_3)_n]^+$的配位数 n。

2.查出必要数据,求出 $K_稳$ 的值。

【思考题】

1.在计算 Br^-、NH_3、和$[Ag(NH_3)_n]^+$的平衡浓度时,为什么可以忽略下列情况:

(1)生成 AgBr 沉淀所消耗掉的 Ag^+ 和 Br^-。

(2)生成配离子$[Ag(NH_3)_n]^+$所消耗的 NH_3。

(3)配离子$[Ag(NH_3)_n]^+$解离出的 Ag^+ 离子。

2.如何通过实验数据求得 n 及 $K_稳$ 的值?

3.试验中所用的锥形瓶开始时必须是干燥的,并且在滴定过程中也不能用水冲洗瓶壁,这与酸碱滴定有何不同？为什么？

实验十五　硫代硫酸钠的制备和应用

【实验目的】

1.了解硫代硫酸钠的制备方法,并熟练掌握蒸发(浓缩)、减压过滤和结晶等基本操作。

2.了解硫代硫酸钠在洗相定影中的应用。

3.培养学生的求真欲与发散性思维。

【实验原理】

1.硫代硫酸钠的制备

硫代硫酸钠(商品名"海波")具有很高的实用价值,如在分析化学中用来定量滴定碘,在纺织工业和造纸工业中用作脱氯剂,在摄影业中用作定影剂,在医疗中用作急救解毒剂等。

本实验是用亚硫酸钠法制备硫代硫酸钠。亚硫酸钠溶液在沸腾温度下与硫粉化合,可制得硫代硫酸钠,反应方程式为：

$$Na_2SO_3 + S \xrightarrow{\triangle} Na_2S_2O_3$$

从溶液中结晶而得到的硫代硫酸钠一般为 $Na_2S_2O_3 \cdot 5H_2O$。

2.硫代硫酸钠在洗相定影中的应用

在洗相过程中,相纸(感光材料)经过照相底版的感光,只能得到潜影。再经过显影液(如海德尔、米吐尔)显影以后,看不见的潜影才被显现成可见的影像,其主要反应如下：

但相纸在乳剂层中还有大部分未感光的溴化银存在。由于这些溴化银的存在,一方面会得不到透明的影像,另一方面在保存过程中,这些溴化银见光时将继续发生变化,使影像不能稳定。因此,显影后必须经过定影的过程。

硫代硫酸钠的定影作用是由于它能与溴化银反应而生成易溶于水的配合物,其定影过程可用下面的反应表示:

$$AgBr + 2Na_2S_2O_3 =\!=\!= Na_3[Ag(S_2O_3)_2] + NaBr$$

【器材与试剂】

1.器材

托盘天平、烧杯、酒精灯、布氏漏斗、吸滤瓶、蒸发皿、量筒、三脚架、石棉网、感光箱、容量瓶(100 mL)、比色管(25 mL)。

2.试剂

Na_2SO_3(无水固体)、硫粉、钾矾、硼酸、HAc 溶液(28%)、显影液、HAc-NaAc缓冲溶液、酚酞溶液、I_2标准溶液(0.0500 mol/L)、淀粉溶液、乙醇(95%,体积分数)。

【实验步骤】

1.$Na_2S_2O_3$的制备

(1)称取 2 g 硫粉,置于 100 mL 烧杯中,加 1 mL 乙醇使其润湿。再称 6 g Na_2SO_3固体置于同一烧杯中,加水 30 mL,加热混合物并不断搅拌。待溶液沸腾后,改用小火加热,保持沸腾状态不少于 40 min,不断地用玻璃棒充分搅拌,直至仅剩少许硫粉悬浮于溶液中(此时溶液体积不要少于 20 mL,为此可在反应过程中适当补加些热水,以保持溶液体积约等于 20 mL),即可停止反应。

(2)反应完毕后趁热过滤(如果需要脱色,可加少量药用炭粉末后过滤),弃去残渣。把滤液转移到蒸发皿中,蒸发浓缩直至其表面有结晶析出(或呈微黄色浑浊)为止。

(3)冷却,待有大量结晶析出后(如冷却时间较长而无结晶析出,可搅拌或投入 $Na_2S_2O_3$ 晶体,以促使晶体析出)减压过滤,并用少量乙醇洗涤晶体。尽量抽干后,再用滤纸吸干其水分。产物称重,计算产率。

二、产品检验

1.硫酸盐和亚硫酸盐的限量分析(选做实验)

称取 1 g 产品,溶于盛有 25 mL 水的 100 mL 烧杯中,滴加 0.0500 mol/L 的碘溶液至呈浅黄色,然后转移至 100 mL 的容量瓶中,用水稀释至标线。从中取出 10.00 mL 稀释液,置于 25 mL 的比色管中,加入 1 mL 浓度为 0.1 mol/L 的盐酸及 3 mL 25%的 $BaCl_2$ 溶液,稀释至 25.00 mL,摇匀。放置 10 min 后,加入1滴0.05 mol/L 的 $Na_2S_2O_3$ 溶液,摇匀,立即比浊。根据浊度确定产品的等级。

$Na_2S_2O_3$ 的等级标准是按每克样品中所含 SO_4^{2-} 的质量确定的:优级纯低于 0.2 mg/g,分析纯低于 0.5 mg/g,化学纯低于 1.0 mg/g。配制含量分别为 0.02 mg/g、0.05 mg/g 和 0.10 mg/g 的含 SO_4^{2-} 的标准溶液,与 1 g 产品的溶液同体积同时同样处理,予以比浊。

2.五水合硫代硫酸钠含量的测定

精确称取约 0.5000 g $Na_2S_2O_3 \cdot 5H_2O$ 样品,用少量水溶解,注入 10 mL HAc-NaAc 缓冲溶液。滴入 1~2 滴酚酞,然后用 0.0500 mol/L 的碘标准溶液滴定,以淀粉为指示剂,直到 1 min 内溶液的蓝色不褪为止。五水合硫代硫酸钠的含量(%)计算公式如下:

$$Na_2S_2O_3 \cdot 5H_2O(\%) = \frac{V \times c \times 0.2482 \times 2}{m} \times 100\%$$

式中,V 为 I_2 标准溶液的体积(单位为 mL),c 为 I_2 标准溶液的浓度(单位为 mol/L),m 为 $Na_2S_2O_3 \cdot 5H_2O$ 试样的质量(单位为 g)。

三、洗印照片

在暗室里,将印相纸直接覆盖在感光箱的底片上进行感光(感光时间可根据底片情况进行选择),然后将感过光的照相纸放入显影液中进行显影。待影像清晰后,用镊子将相纸取出,放入清水中冲洗,接着放入定影液中,定影 10~15 min。取出相纸,用水冲洗后放入烘箱中烘干,压平,然后把纸边剪齐。

【思考题】

1.要想提高 $Na_2S_2O_3$ 的产率与纯度,实验中需要注意哪些问题?

2.过滤所得的产物晶体为什么要用乙醇洗涤?

3.所得产品 $Na_2S_2O_3 \cdot 5H_2O$ 晶体一般仅能在 40~50 ℃的水浴上烘干,若温度高了会发生什么现象?

实验十六 化学反应速率与活化能

【实验目的】

1.了解浓度、温度和催化剂对化学反应速率的影响。

2.测定过二硫酸铵与碘化钾反应的反应速率,并计算反应级数、反应速率常数和反应的活化能。

3.学会使用温度计和秒表,巩固量筒的使用方法。

【实验原理】

在水溶液中,过二硫酸铵和碘化钾可发生如下反应:

$$(NH_4)_2S_2O_8 + 3KI \Longrightarrow (NH_4)_2SO_4 + K_2SO_4 + KI_3$$

$$S_2O_8^{2-} + 3I^- \Longrightarrow 2SO_4^{2-} + I_3^- \tag{1}$$

其反应的速率方程可表示为:

$$\upsilon = kc^m(S_2O_8^{2-})c^n(I^-)$$

式中,υ 是在此条件下反应的瞬时速率。若 $c(S_2O_8^{2-})$、$c(I^-)$ 为起始浓度,则 υ 表示初速率 υ_0。k 是反应速率常数,m 与 n 之和是反应级数。

实验能测定的速率是在一段时间间隔 Δt 内反应的平均速率 $\bar{\upsilon}$。如果在 Δt 时间内 $S_2O_8^{2-}$ 浓度的改变为 $\Delta c(S_2O_8^{2-})$,则平均反应速率为:

$$\bar{\upsilon} = \frac{-\Delta c(S_2O_8^{2-})}{\Delta t}$$

在此可近似地用平均速率代替初速率,即:

$$\upsilon_0 = kc^m(S_2O_8^{2-})c^n(I^-) = \frac{-\Delta c(S_2O_8^{2-})}{\Delta t}$$

为了能够测出反应在 Δt 时间内 $S_2O_8^{2-}$ 浓度的改变值,需要在混合 $(NH_4)_2S_2O_8$ 和 KI 溶液的同时,加入一定体积已知浓度的 $Na_2S_2O_3$ 溶液和淀粉溶液,这样,在反应(1)进行的同时还进行了下面的反应:

$$2S_2O_3^{2-} + I_3^- \Longrightarrow S_4O_6^{2-} + 3I^- \tag{2}$$

这个反应进行得非常快,几乎瞬间完成,而反应(1)比反应(2)慢得多。因此,由反应(1)生成的 I_3^- 立即与 $S_2O_3^{2-}$ 反应,生成无色的 $S_4O_6^{2-}$ 和 I^-,所以在反应的开始阶段看不到碘与淀粉反应而显示的特有蓝色。但是,一旦当 $Na_2S_2O_3$ 耗尽,反应(1)继续生成的 I_3^- 就与淀粉反应而呈现出特有的蓝色。

由于从反应开始到蓝色出现标志着 $S_2O_3^{2-}$ 全部耗尽,所以从反应开始到出现蓝色的这段时间 Δt 里,$S_2O_3^{2-}$ 浓度的改变 $\Delta c(S_2O_3^{2-})$ 实际上就是 $Na_2S_2O_3$ 的起始浓度。再从反应方程式(1)和(2)可以看出,$S_2O_8^{2-}$ 减少的量为 $S_2O_3^{2-}$ 减少量的一半,所以 $S_2O_8^{2-}$ 在 Δt 时间内减少的量可用下式求得:

$$\Delta c(S_2O_8^{2-}) = \frac{c(S_2O_3^{2-})}{2}$$

实验中,通过改变反应物 $S_2O_8^{2-}$ 和 I^- 的初始浓度,测定消耗等量的 $S_2O_8^{2-}$ 的物质的量浓度 $\Delta c(S_2O_8^{2-})$ 所需要的不同的时间间隔 Δt,计算得到反应物不同初始浓度的初速率,进而确定该反应的微分反应速率方程和反应速率常数。

【器材与试剂】

1.器材

烧杯、大试管、量筒、秒表、温度计、冰、水浴锅。

2.试剂

$(NH_4)_2S_2O_8$ 溶液(0.20 mol/L)、KI 溶液(0.20 mol/L)、$Na_2S_2O_3$ 溶液(0.010 mol/L)、KNO_3 溶液(0.20 mol/L)、$(NH_4)_2SO_4$ 溶液(0.20 mol/L)、$Cu(NO_3)_2$ 溶液(0.02 mol/L)、淀粉溶液(0.4%)。

【基本操作】

1.温度计的使用

一般玻璃温度计可精确到 1 ℃,精密温度计可精确到 0.1 ℃。根据测温范围和对精密度的要求,选用合适的温度计。

测量溶液的温度一般应将温度计悬挂起来,并使水银球处于溶液中的一定位置,不要靠在容器上或插到容器底部。不可将温度计作为搅拌的玻璃棒使用。刚测量过高温的温度计不可立即用于测量低温或用自来水冲洗,以免温度计炸裂。将温度计穿过塞子时,其操作方法与玻璃棒或玻璃管穿过塞子的方法一样。

使用温度计时要轻拿轻放,用后要及时洗净,擦干放回原处。

2.秒表的使用

秒表是准确测量时间的仪器,它有各种规格,实验室常用的一种秒表其秒针转一周为 30 s,分针转一周为 15 min(见图 2-16-1)。这种秒表有两个针,长针为秒针,短针为分针,表面上也相应地有两圈刻度。分别表示秒和分的数值。这种秒表可读准到 0.01 s,表的上端有柄头,用它可旋紧发条,控制表的起动和停止。

使用时先旋紧发条,用手握住表体,用拇指或食指按柄头,按一下表针即开始走动。需停止时再按柄头,秒针、分针就都停止,便可读数。第三次按柄头时,秒针、分针都返回零点,恢复原始状态,可再次计时。

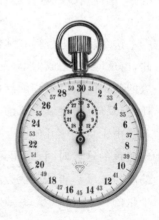

图 2-16-1 秒表

【实验步骤】

(一)浓度对化学反应速率的影响

在室温条件下进行表 2-16-1 中编号 I 的实验。用量筒分别量取 20.0 mL 0.20 mol/L 的 KI 溶液、8.0 mL 0.010 mol/L 的 $Na_2S_2O_3$ 溶液和 2.0 mL 0.4% 的淀粉溶液,全部加入烧杯中混合均匀。然后,用另一量筒量取 20.0 mL 0.20 mol/L 的 $(NH_4)_2S_2O_8$ 溶液,迅速倒入上述混合液中,同时启动秒表并不断搅动,仔细观察。当溶液刚出现蓝色时,立即按停秒表,记录反应时间和室温。

用同样的方法,按照表 2-16-1 所示的用量进行编号 Ⅱ、Ⅲ、Ⅳ、Ⅴ 的实验。

表 2-16-1　浓度对化学反应速率的影响(室温＿＿℃)

实验编号		I	Ⅱ	Ⅲ	Ⅳ	Ⅴ
试剂用量/mL	0.20 mol/L 的 $(NH_4)_2S_2O_8$ 溶液	20.0	10.0	5.0	20.0	20.0
	0.20 mol/L 的 KI 溶液	20.0	20.0	20.0	10.0	5.0
	0.010 mol/L 的 $Na_2S_2O_3$ 溶液	8.0	8.0	8.0	8.0	8.0
	0.4% 的淀粉溶液	2.0	2.0	2.0	2.0	2.0
	0.20 mol/L 的 KNO_3 溶液	0	0	0	10.0	15.0
	0.20 mol/L 的 $(NH_4)_2SO_4$ 溶液	0	10.0	15.0	0	0
混合液中反应物的起始浓度 /(mol·L^{-1})	$(NH_4)_2S_2O_8$					
	KI					
	$Na_2S_2O_3$					
反应时间 $\Delta t/s$		53	106	212	505	210
$S_2O_8^{2-}$ 的浓度变化 $\Delta c(S_2O_8^{2-})/(mol·L^{-1})$						
反应速率 v						

思考和讨论:

1.下列操作对实验有何影响?

(1)取用试剂的量筒没有分开专用。

(2)先加 $(NH_4)_2S_2O_8$ 溶液,最后加 KI 溶液。

(3)将 $(NH_4)_2S_2O_8$ 溶液慢慢加入 KI 等混合溶液中。

2.为什么在实验 Ⅱ、Ⅲ、Ⅳ、Ⅴ 中,分别加入 KNO_3 或 $(NH_4)_2SO_4$ 溶液?

3.每次实验的计时操作要注意什么?

（二）温度对化学反应速率的影响

按表 2-16-1 实验Ⅳ中的药品用量,将装有碘化钾、硫代硫酸钠、硝酸钾和淀粉混合溶液的烧杯和装有过二硫酸铵溶液的小烧杯放入冰水浴中冷却,待它们的温度冷却到低于室温 10 ℃时,将过二硫酸铵溶液迅速加到碘化钾等混合溶液中,同时开始计时并不断搅动,当溶液刚出现蓝色时,记录反应时间。此实验编号记为Ⅵ。用同样的方法在热水浴中进行高于室温 10 ℃的实验,此实验编号记为Ⅶ。

将此两次实验Ⅵ、Ⅶ和实验Ⅳ的数据记入表 2-16-2 中进行比较。

表 2-16-2　温度对化学反应速率的影响

实验编号	Ⅵ	Ⅳ	Ⅶ
反应温度 $T/℃$			
反应时间 $\Delta t/s$			
反应速率 υ			

（三）催化剂对化学反应速率的影响

按表 2-16-1 实验Ⅳ给出的用量,把碘化钾、硫代硫酸钠、硝酸钾和淀粉溶液加到 150 mL 的烧杯中,再分别加入 1 滴和 2 滴 0.02 mol/L 的 $Cu(NO_3)_2$ 溶液,搅拌均匀,然后迅速加入过二硫酸铵溶液,搅动、计时。结果记入表 12-16-3 中。

表 2-16-3　催化剂对化学反应速率的影响

实验编号	Ⅳ	Ⅷ	Ⅸ
加入 0.02 mol/L 的 $Cu(NO_3)_2$溶液	0	1 滴	2 滴
反应时间 $\Delta t/s$			
反应速率 υ			

总结以上三部分的实验结果,说明各种因素(浓度、温度、催化剂)会如何影响化学反应速率。

（四）数据处理

1.反应级数和反应速率常数的计算

将反应速率表示式 $v=kc^m(S_2O_8^{2-})c^n(I^-)$ 两边取对数,得:

$$\lg v = m\lg c(S_2O_8^{2-}) + n\lg c(I^-) + \lg k$$

当 $c(I^-)$ 不变时(即实验 I、II、III),以 $\lg v$ 对 $\lg c(S_2O_8^{2-})$ 作图,可得一直线,斜率即为 m。同理,当 $c(S_2O_8^{2-})$ 不变时(即实验 I、IV、V),以 $\lg v$ 对 $\lg c(I^-)$ 作图,斜率即为 n,此反应的级数则为 $m+n$。

将求得的 m 和 n 代入 $v=kc^m(S_2O_8^{2-})c^n(I^-)$,即可求得反应速率常数 k。将数据填入表 2-16-4 中。

表 2-16-4　实验结果

实验编号	I	II	III	IV	V
$\lg v$					
$\lg c(S_2O_8^{2-})$					
$c(I^-)$					
m					
n					
反应速率常数 k					

反应速率常数 k 与反应温度 T 一般有以下关系:

$$\lg k = A - \frac{E_a}{2.303RT}$$

式中,E_a 为反应的活化能,R 为摩尔气体常数,T 为热力学温度。测出不同温度时的 k 值,以 $\lg k$ 对 $\frac{1}{T}$ 作图,可得一直线,由直线斜率等于 $-\frac{E_a}{2.303R}$ 可求得反应的活化能 E_a。将数据填入表 2-16-5 中。

表 2-16-5　反应活化能

实验编号	VI	VII	IV
反应速率常数 k			
$\lg k$			
$1/T$			
反应活化能 E_a			

注:本实验反应活化能测定值的误差不超过 10%(文献值为 51.8 kJ/mol)。

【注意事项】

1.本实验对试剂的要求

(1)碘化钾溶液应为无色透明溶液,不宜使用有碘析出的浅黄色溶液。

(2)过二硫酸铵溶液要新配制的,因为时间长了过二硫酸铵易分解。如所配制的过二硫酸铵溶液 pH 值小于 3,说明过二硫酸铵试剂已有分解,不适合本实验使用。

(3)所用试剂中如混有少量 Cu^{2+}、Fe^{3+} 等杂质,对反应会有催化作用,必要时需滴入几滴 0.10 mol/L 的 EDTA 溶液除去杂质。

2.在做温度对化学反应速率影响的实验时,如室温低于 10 ℃,可将温度条件改为室温、高于室温 10 ℃、高于室温 20 ℃ 三种情况下进行。

【思考题】

1.若不用 $S_2O_8^{2-}$,而用 I^- 或 I_3^- 的浓度变化来表示反应速率,则反应速率常数 k 是否一样?

2.化学反应的反应级数是怎样确定的?请用本实验的结果加以说明。

3.用阿伦尼乌斯(Arrhenius)公式计算反应的活化能,并与作图法得到的值进行比较。

4.本实验研究了浓度、温度、催化剂对化学反应速率的影响,对有气体参加的反应,压力有怎样的影响?如果对像 $2NO(g)+O_2(g)\rightleftharpoons 2NO_2(g)$ 这样的反应,将压力增加到原来的 2 倍,那么反应速率将增加几倍?

5.已知 $A(g)\rightarrow B(l)$ 是二级反应,其反应数据如表 2-16-6 所示:

表 2-16-6　反应数据

P_A/kPa	40	26.6	19.1	13.3
t/s	0	250	500	1000

试计算反应速率常数 k。

第三篇
分析化学实验

实验一　分析天平称量练习

【实验目的】

1.熟悉分析天平的原理和使用规则。

2.学习分析天平的基本操作和常用称量方法。

3.培养严谨细致的实验操作习惯。

【实验原理】

分析天平的称量原理参见本书第五章"化学实验技能及基本操作"中的第三节"固体、液体试剂的取用和估量"。

【器材与试剂】

1.器材

分析天平、表面皿、称量瓶、瓷坩埚、小药匙。

2.试剂

石英砂或 $K_2Cr_2O_7$ 粉末试样。

【实验步骤】

1.固定质量称量(称取 0.5000 g 石英砂或 $K_2Cr_2O_7$ 试样三份)

打开分析天平,待其显示数字后将洁净、干燥的表面皿放在秤盘上(注意:拿称量的表面皿时手不要与其直接接触,可垫上纸条或者戴手套拿,注意要尽量将其放在天平称盘的中央,以使天平受力均匀,下同),关好天平门。然后,按自动清零键(即 ON/OFF 键),等待天平显示 0.0000 g。若显示其他数字,可再次按清零键,使其显示 0.0000 g。

打开天平门,用小药匙将试样慢慢加到表面皿的中央,直到天平显示 0.5000 g。然后关好天平门,看读数是否仍然为 0.5000 g。若所称量的量小于该值,可继续加试样;若显示的量超过该值,则需重新称量。称完一份后,可将试样倒入回收瓶中(也可不倒,直接以此为起点继续进行称量练习),再进行第二次及第三次称量。每次称好后均应及时记录称量数据。

2.递减称量(称取 0.30～0.40 g 试样三份)

按天平的清零键,使其显示 0.0000 g,然后打开天平门,将一个洁净、干燥的瓷坩埚轻轻放在秤盘上,关好天平门,读取并记录其质量。

另取一只洁净、干燥的称量瓶,向其中加入约 1/5 体积的试样(可根据称量次数估计取试样的量),盖好盖。然后将其置于天平称盘上,关好天平门,按清零键,使其显示 0.0000 g。取出称量瓶,将部分试样轻敲至已记录质量的瓷坩埚中,再称量,看天平读数是否在 0.30～0.40 g 的范围内。若敲出量不够,则继续敲出,直至读数在此范围内为止,并记录数据。然后称量装有试样的瓷坩埚的质量,比较瓷坩埚中试样的质量与从称量瓶中敲出的试样质量,看其差值是否合乎要求(一般应小于0.4 mg)。若敲出量超过 0.40 g,则需重新称量。重复上述操作,称取第二份及第三份试样。

每次递减时,可根据称量瓶中试样的量或前一次所称试样的体积来判断敲出多少试样较合适,这样有助于提高称量速度。

【实验数据记录表格】

实验数据记录的相关表格如表 3-1-1 和表 3-1-2 所示。

表 3-1-1　固定质量称量

编号	1	2	3
m/g			

表 3-1-2　递减称量的正确性验证

编号	1	2	3
坩埚质量 $m_{空坩埚}$/g			
称量瓶倒出试样 m_1/g			
$m_{坩埚+试样}$/g			
坩埚中试样 m_2/g			
偏差(m_2-m_1)/mg			

【思考题】

(一)选择题

1.递减称量法最适宜于称量(　　)

　A.易吸水,易被氧化,易与 CO_2 作用的样品

B.能腐蚀天平的样品

C.溶液或液体样品

D.剧毒样品

2.(多选)下列从试剂瓶中取用固体药品的操作步骤中,正确的是(　　)

A.多取的药品倒回原瓶,避免浪费

B.一般来说,可将取出的固体药品置于称量纸上或表面皿上

C.取出药品后,立即盖紧试剂瓶瓶塞,并将试剂瓶放回原处

D.用专用的干净药匙取用药品,用后洗净擦干

(二)简答题

1.用分析天平称量的方法有哪几种?固定称量法和递减称量法各有何优缺点?分别在什么情况下选用这两种方法?

2.称量时,应尽量将物体放在天平称盘的中央,为什么?

3.使用称量瓶时,如何操作才能保证不损失试样?

4.本实验中要求称量试样时偏差应小于 0.4 mg,为什么?

参考答案

实验二　滴定分析基本操作练习

【实验目的】

1.掌握滴定分析常用仪器的洗涤方法和使用方法。

2.练习滴定分析基本操作,正确判断甲基橙、酚酞指示剂的滴定终点。

3.深刻理解和实践验证分析化学中"量"的概念的重要性,掌握过硬的实际操作本领,养成良好的职业素养。

【实验原理】

滴定分析法是将一种已知准确浓度的试剂溶液(标准溶液)滴加到被测物质的溶液中,或者是将被测物质的溶液滴加到标准溶液中,直到所加的试剂与被测物质按化学式计量关系定量反应完全为止,然后根据试剂溶液的浓度和用量,计算被测物质含量的一种方法。

HCl 溶液和 NaOH 溶液的滴定属于强酸强碱的滴定,当浓度为 0.1 mol/L

时,滴定的 pH 值突跃范围为 4.3～9.7,可选用甲基橙(pH 值变色范围为 3.1～4.4)、酚酞(pH 值变色范围为 8.0～10.0)作为指示剂。

在指示剂不变的情况下,一定浓度的 HCl 和 NaOH 溶液相互滴定时,所消耗的体积之比应是一定的;改变被滴定液的体积,其体积之比基本上也应是一恒定值。

【器材与试剂】

1.器材

酸式滴定管、碱式滴定管、锥形瓶。

2.试剂

0.1 mol/L 的 HCl 溶液、0.1 mol/L 的 NaOH 溶液、1 g/L 的甲基橙指示剂、2 g/L 的酚酞指示剂。

【实验步骤】

1.滴定操作练习

(1)酸式滴定管和碱式滴定管的准备:先分别用 5～10 mL 待用 HCl 和 NaOH 溶液润洗酸式滴定管和碱式滴定管 2～3 次,再分别装入 HCl 和 NaOH 溶液,排除气泡,调节液面至零刻度或稍下一点的位置,静置 1 min 后,记下初读数。

(2)以酚酞作指示剂,用 NaOH 溶液滴定 HCl 溶液:从酸式滴定管中放出约 10 mL HCl 溶液于锥形瓶中,加 10 mL 纯水,滴入 1～2 滴酚酞,在不断摇动下,用 NaOH 溶液滴定,注意控制滴定速度。当滴加的 NaOH 液滴落点处周围红色褪去较慢时,表明临近终点,可用洗瓶洗涤锥形瓶内壁,控制 NaOH 溶液一滴一滴地或半滴半滴地滴出,至溶液呈微红色,且半分钟不褪色即为终点,记下读数。再由酸式滴定管放入 1～2 mL HCl 溶液,再用 NaOH 溶液滴定至终点。如此反复练习滴定、终点判断及读数若干次。

(3)以甲基橙作指示剂,用 HCl 溶液滴定 NaOH 溶液:从碱式滴定管中放出约 10 mL NaOH 溶液于锥形瓶中,加 10 mL 纯水,滴入 1～2 滴甲基橙,在不断摇动下,用 HCl 溶液滴定至溶液由黄色恰呈橙色为终点。再由碱式滴定管中放入 1～2 mL NaOH 溶液,继续用 HCl 溶液滴定至终点,如此反复练习滴定、终点判断及读数若干次。

2.HCl 和 NaOH 溶液体积比 $V(HCl)/V(NaOH)$ 的测定

(1)从碱式滴定管中以每分钟约 10 mL 的速度(即每秒滴入 3～4 滴)放出 20 mL NaOH 溶液(记下准确体积),置于锥形瓶中,加入 1～2 滴甲基橙指示剂,用0.1 mol/L的 HCl 溶液滴定至溶液由黄色恰好转变为橙色。记录并处理数据,计算体积比 $V(\text{HCl})/V(\text{NaOH})$,要求相对偏差在 $\pm0.3\%$ 以内。

（2）用移液管准确移取 25.00 mL 0.1 mol/L的 HCl 溶液,置于锥形瓶中,加入 1~2 滴酚酞指示剂,用 0.1 mol/L的 NaOH 溶液滴定至溶液由无色变为微红色,且此微红色保持 30 s 不褪色即为终点。如此平行测定三份,要求三次测定间所消耗 NaOH 溶液的体积的最大差值不超过 ±0.04 mL。记录并处理实验数据。

【思考题】

（一）选择题

1.下列使用碱式滴定管滴定的操作中,正确的是（　　）

　A.右手捏在稍低于玻璃珠的近旁

　B.左手捏在稍高于玻璃珠的近旁

　C.左手捏在稍低于玻璃珠的近旁

　D.右手捏在稍高于玻璃珠的近旁

2.欲使 50 mL 滴定管滴定的相对误差不超过 0.1%,则滴定体积至少为（　　）

　A.20 mL　　　　　　　　B.10 mL

　C.25 mL　　　　　　　　D.15 mL

3.(多选)进行下列操作后直接使用会导致实验误差的是（　　）

　A.移取标准溶液的移液管用蒸馏水清洗 2~3 次

　B.滴定分析中所用的锥形瓶用试液润洗 2~3 次

　C.移取标准溶液时使用干燥的移液管

　D.配制溶液时使用干燥的容量瓶

（二）简答题

1.配制 NaOH 溶液时,应选用何种天平称取试剂? 为什么?

2.滴定管在装满标准溶液前,为什么要用此溶液润洗 2~3 次? 移液管是否要用被取的溶液润洗? 用于滴定的锥形瓶是否需要干燥? 要不要用待测溶液润洗? 为什么?

3.滴定至临近终点时加入半滴的操作是怎样进行的?

4.对本实验效果的自我评价。

参考答案

实验三　酸碱滴定法测定食品添加剂中硼酸的含量

【实验目的】

1.学会配制和标定 NaOH 标准溶液。

2.了解间接滴定法的原理。

3.深刻理解食品安全的重要性,培养职业使命感。

【实验原理】

硼酸(H_3BO_3)的 $K_a=7.3\times10^{-10}$,故不能用 NaOH 标准溶液直接滴定;若在 H_3BO_3 中加入甘油溶液,生成甘油硼酸,其 $K_a=3\times10^{-7}$,可用 NaOH 标准溶液滴定,反应如下:

$$
\begin{array}{c}
CH_2-OH \\
| \\
CH-OH \\
| \\
CH_2-OH
\end{array}
+ H_3BO_3 \longrightarrow
\begin{array}{c}
CH_2-OH \\
| \\
CH-O \\
| \quad\quad BOH \\
CH_2-O
\end{array}
+ H_3BO_3
$$

$$
\begin{array}{c}
CH_2-OH \\
| \\
CH-O \\
| \quad\quad BOH \\
CH_2-O
\end{array}
+ NaOH \longrightarrow
\begin{array}{c}
CH_2-OH \\
| \\
CH-O \\
| \quad\quad BONa \\
CH_2-O
\end{array}
+ H_2O
$$

到达化学计量点时,溶液呈弱碱性,可选用酚酞作指示剂。

【主要试剂】

1:2 的稀中性甘油(取 1 份甘油、2 份水,加酚酞指示剂 2 滴,用 0.2 mol/L 的 NaOH 溶液滴定至呈粉红色)、0.2%的酚酞指示剂、固体 NaOH(AR)、邻苯二甲酸氢钾(AR)。

【实验步骤】

1.配制 0.2 mol/L 的 NaOH 标准溶液

称取 4 g 固体 NaOH 于小烧杯中,加适量水使之完全溶解,冷却后转入 500 mL 的容量瓶中,稀释摇匀,定容后转入试剂瓶中,贴上标签。

2.标定 0.2 mol/L 的 NaOH 标准溶液

准确称取 0.8～1.2 g 基准邻苯二甲酸氢钾三份,分别置于三个 250 mL 的锥形瓶中,加 50 mL 水溶解后,加 2～3 滴 0.2％的酚酞指示剂。用 NaOH 溶液滴定至溶液呈微红色,0.5 min 不褪色即为终点,计算 NaOH 溶液的浓度。

3.样品的测定

准确称取硼酸样品 0.3 g,加中性甘油溶液 25 mL,加热使之溶解,冷却到室温后加酚酞指示剂 2～3 滴,用 0.2 mol/L 的 NaOH 标准溶液滴定至溶液呈微红色,即为终点。平行测定 2～3 次,计算样品中硼酸的含量。

【思考题】

(一)选择题

1.以 HCl 标准溶液滴定碱液中的总碱量时,若滴定管的内壁挂有液珠,则对结果的影响是(　　　　)
A.偏低　　　　　　　　　B.无法判断
C.无影响　　　　　　　　D.偏高

(二)简答题

1.硼酸的共轭碱是什么?可否用直接酸碱滴定法测定硼酸共轭碱的含量?

2.用 NaOH 溶液滴定甘油硼酸时,为什么要用酚酞作指示剂?

参考答案

实验四　混合碱的分析(双指示剂法)

【实验目的】

1.了解用双指示剂法测定混合碱中各组分含量的原理。

2.学会混合碱的总碱度测定方法及计算。

3.了解混合指示剂的使用及其优点。

4.学会科学地处理实验数据,培养严谨正确的实验态度。

【实验原理】

混合碱是 Na_2CO_3 与 NaOH 或 Na_2CO_3 与 $NaHCO_3$ 等类似的混合物,可以在同一份试样中采用两种不同的指示剂进行滴定,这种方法称为"双指示剂法"。该方法简便、快速,在生产中应用普遍。常用的两种指示剂为酚酞和甲基橙。若混合碱是 Na_2CO_3 与 NaOH 的混合物,在混合碱试样中先加入酚酞,此时溶液呈红色,用 HCl 标准溶液滴定至溶液刚好褪色,这是第一化学计量点。由于酚酞的 pH 值变色范围为 $8.0 \sim 9.6$,此时溶液中的 NaOH 完全被中和,而 Na_2CO_3 则被滴定到 $NaHCO_3$(只中和了一半),其反应为:

$$NaOH + HCl \Longrightarrow NaCl + H_2O$$
$$Na_2CO_3 + HCl \Longrightarrow NaCl + NaHCO_3$$

设用去 HCl 标准溶液的体积为 V_1(单位 mL),再加入甲基橙指示剂,继续用 HCl 标准溶液滴定到溶液由黄色变为橙色,这是第二化学计量点。此时溶液中的 $NaHCO_3$ 被滴定成 CO_2 和 H_2O,其反应为:

$$Na_2CO_3 + 2HCl \Longrightarrow 2NaCl + H_2CO_3$$
$$H_2CO_3 \Longrightarrow CO_2 \uparrow + H_2O$$

此时,又消耗 HCl 标准溶液的体积为 V_2(单位 mL)。由反应方程式可知,在 Na_2CO_3 与 NaOH 共存的情况下,$V_1 > V_2 > 0$,且 $NaHCO_3$ 消耗的标准盐酸的体积为 V_2,NaOH 消耗的标准盐酸的体积为 $(V_1 - V_2)$。根据标准盐酸的浓度和所消耗的体积,便可计算出混合碱试样中 NaOH 和 Na_2CO_3 的含量,公式如下:

$$\rho(NaOH) = \frac{(V_1 - V_2) \times c(HCl) \times M(NaOH)}{V_S}$$

$$\rho(Na_2CO_3) = \frac{V_2 \times c(HCl) \times M(Na_2CO_3)}{V_S}$$

式中,$\rho(NaOH)$ 为混合碱试样中 NaOH 的含量(单位为 g/L),$\rho(Na_2CO_3)$ 为混合碱试样中 Na_2CO_3 的含量(单位为 g/L),$c(HCl)$ 为 HCl 浓度(单位为 mol/L),$M(NaOH)$ 为 NaOH 的摩尔质量(单位为 g/moL),$M(Na_2CO_3)$ 为 Na_2CO_3 的摩尔质量,V_S 为混合碱试样的体积,单位为毫升(单位为 mL)。

如果混合碱是 Na_2CO_3 与 $NaHCO_3$ 的混合物,以上述同样的方法测定,则有 $0 < V_1 < V_2$,且 Na_2CO_3 变成 $NaHCO_3$ 所消耗标准 HCl 的体积为 V_1,$NaHCO_3$ 消耗标准 HCl 的体积为 $(V_2 - V_1)$,则计算公式为:

$$\rho(\mathrm{Na_2CO_3}) = \frac{V_1 \times c(\mathrm{HCl}) \times M(\mathrm{Na_2CO_3})}{V_s}$$

$$\rho(\mathrm{NaHCO_3}) = \frac{(V_2 - V_1) \times c(\mathrm{HCl}) \times M(\mathrm{NaHCO_3})}{V_s}$$

式中,$\rho(\mathrm{Na_2CO_3})$ 为混合碱试样中 $\mathrm{Na_2CO_3}$ 的含量(单位为 g/L),$\rho(\mathrm{NaHCO_3})$ 为混合碱试样中 $\mathrm{NaHCO_3}$ 的含量(单位为 g/L),$c(\mathrm{HCl})$ 为 HCl 的浓度(单位为 mol/L),$M(\mathrm{Na_2CO_3})$ 为 $\mathrm{Na_2CO_3}$ 的摩尔质量(单位为 g/mol),$M(\mathrm{NaHCO_3})$ 为 $\mathrm{NaHCO_3}$ 的摩尔质量(单位为 g/mol),V_s 为混合碱试样的体积(单位为 mL)。

同时,可依据 V_1、V_2 的值计算混合碱的总碱度,通常用 $\mathrm{Na_2O}$ 的质量分数表示。

【主要试剂】

混合碱试样、0.2 mol/L 的 HCl 溶液、1 g/L 的甲基橙指示剂、2 g/L 的酚酞指示剂。

【实验步骤】

1.标定 0.2 mol/L 的 HCl 溶液

用无水 $\mathrm{Na_2CO_3}$ 基准物质标定,差减法准确称取三份 $0.15\sim0.20$ g 无水 $\mathrm{Na_2CO_3}$ 基准物质,分别置于三个 250 mL 的锥形瓶中(无水 $\mathrm{Na_2CO_3}$ 具有强烈的吸湿性,称量时应迅速,倾样次数不宜太多,且要及时盖好称量瓶的盖子)。加入 $20\sim30$ mL 水使之溶解后,再滴入 $1\sim2$ 滴甲基橙指示剂,用待标定的 HCl 溶液滴定至溶液由黄色恰好变为橙色即为终点。记下消耗的 HCl 溶液的体积,根据 $\mathrm{Na_2CO_3}$ 基准物质的质量计算 HCl 溶液的浓度。平行标定三次,要求相对偏差在 $\pm0.3\%$ 以内。数据记录及处理格式如表 3-4-1 所示。

表 3-4-1　HCl 溶液浓度的标定

记录项目 \ 滴定号码	1	2	3
称量瓶 $+ m_s$(单位为 g)			
倾出 $m_基$ 后(单位为 g)			
$m_基$(单位为 g)			
$V(\mathrm{HCl})$(单位为 mL)			

续表

记录项目 \ 滴定号码	1	2	3
$c(\text{HCl})$(单位为 mol·L^{-1})			
平均 $c(\text{HCl})$(单位为 mol·L^{-1})			
相对偏差/%			
平均相对偏差/%			

2.混合碱的组分和含量分析

准确移取 10.00 mL 混合碱试样于锥形瓶中,加水 20～30 mL,滴入 1～2 滴酚酞指示剂,用 0.2 mol/L 的 HCl 标准溶液滴定,边滴加标准溶液边充分摇动,以免局部 Na_2CO_3 直接与 HCl 反应生成 CO_2 和 H_2O。滴定至酚酞恰好褪色,记下所用 HCl 标准溶液的体积 V_1。再滴加 1～2 滴甲基橙指示剂,继续用 0.2 mol/L 的 HCl 标准溶液滴定至溶液由黄色刚好变为橙色即为终点,记下第二次所用 HCl 标准溶液的体积 V_2。

根据 HCl 标准溶液的浓度和滴定时消耗的体积 V_1 和 V_2,判断试样的组成,并计算各组分的含量。平行测定三次,要求相对平均偏差不大于 0.3%。

【思考题】

1.采用双指示剂法滴定混合碱时,在同一份溶液中滴定,试判断下列五种情况中混合碱的成分各是什么:

(1)$V_1 > V_2 > 0$。

(2)$0 < V_1 < V_2$。

(3)$V_1 = V_2 \neq 0$。

(4)$V_1 = 0, V_2 \neq 0$。

(5)$V_1 \neq 0, V_2 = 0$。

2.用盐酸滴定混合碱液时,将试液在空气中放置一段时间后再滴定,将会给滴定结果带来什么影响? 若到达第一化学计量点前滴定速度过快或摇动不均匀,对滴定结果又有何影响?

实验五　EDTA 标准溶液的配制和标定

【实验目的】

1.了解 EDTA 标准溶液标定的原理。

2.掌握配制和标定 EDTA 标准溶液的方法。

3.培养观察现象、分析问题和正确判断结果的能力。

【实验原理】

由于乙二胺四乙酸(简称 EDTA,以 H_4Y 表示)难溶于水,故通常采用它的二钠盐($Na_2H_2Y \cdot 2H_2O$)来配制标准溶液。乙二胺四乙酸二钠盐是白色微晶粉末,易溶于水,经提纯后可作为基准物,但提纯方法较复杂,在工厂和实验室中标准溶液常采用间接法配制。

用于标定 EDTA 标准溶液的基准试剂较多,如纯金属有 Bi、Cd、Cu、Zn、Mg、Ni 和 Pb 等,它们的纯度最好在 99.99% 以上,一般也应在 99.95% 以上。金属表面如果有一层氧化膜,应先用酸洗去,再用水或乙醇洗涤,在 105 ℃ 下烘干数分钟。金属氧化物或其盐类也可作为基准物,如 Bi_2O_3、$CaCO_3$、MgO、$MgSO_4 \cdot 7H_2O$、ZnO 和 $ZnSO_4 \cdot 7H_2O$ 等,它们的化学组成必须与化学式完全符合。有些试剂在使用前应预先处理,如重结晶、烘干和在一定湿度的干燥器中保存等。

实验室中常用金属锌作为基准试剂,因为容易购得纯度 99.95% 以上,甚至 99.99% 以上的金属锌。锌很稳定,容易保存,但其原子量较小,称量误差较大。因此,常先配制较大量的标准溶液,再吸取一定量来标定 EDTA 溶液。在 pH 值为 4~12 时,Zn^{2+} 均能与 EDTA 定量络合。常用下列两种标定方法:

(1)在 pH 值为 10 的 NH_3-NH_4Cl 缓冲溶液中,以铬黑 T 为指示剂,直接标定。

(2)在 pH 值为 5~6 的 $(CH_2)_6N_4$-HCl 缓冲溶液中,以二甲酚橙为指示剂,直接标定。

在正常工作条件下,用这两种方法标定 0.01 mol/L 的 EDTA 溶液的结果应相吻合,但有一定的误差范围。如果超出误差范围,就要检查 EDTA、蒸馏水、缓冲溶液、指示剂以及操作技术中是否存在问题,待查明原因纠正后才能继续使用。

在实际工作中,如果标定和测定的条件不同,常常会带来较大的误差,这主要由以下原因导致:

(1)不同金属离子与 EDTA 反应的完全程度不同。

(2)不同指示剂的变色范围不同。

(3)在不同条件下,溶液中存在的杂质干扰情况不同,如配制 EDTA 所用的蒸馏水中含有少量 Ca^{2+} 和 Pb^{2+},若用此 EDTA 在碱性条件下滴定,则两者皆有影响;若在弱酸溶液中滴定,只有 Pb^{2+} 有影响;若在强酸性溶液中滴定,则两者均不干扰。

如果标定与测定的条件相同,则这些影响大致相同,可以抵消一部分。因此,在实际分析中,EDTA 标定的条件应尽可能与测定条件相接近,即选用被测元素的纯金属或其化合物作为基准试剂,这样可以得到比较准确的结果。例如,测定试样中的 Ca^{2+} 含量时,EDTA 常用基准试剂 $CaCO_3$ 来标定。标定时,控制 pH≥12.5,可选用的指示剂较多,有甲基百里酚蓝、酸性铬蓝 K-萘酚绿 B、钙指示剂和钙黄绿素等。

【主要试剂】

乙二胺四乙酸二钠盐($Na_2H_2Y \cdot 2H_2O$,相对摩尔质量 372.2 g/mol)、$CaCO_3$ 基准物质(于 110 ℃烘箱中干燥 2 h,稍冷后置于干燥器中冷却至室温,备用)、纯度为 99.99% 的锌片、1:1 的盐酸(市售盐酸与水等体积混合)、NH_3-NH_4Cl 缓冲溶液、5 g/L 的铬黑 T 指示剂、200 g/L 的六亚甲基四胺 $(CH_2)_6N_4$-HCl 溶液、K-B 指示剂、三乙醇胺、二甲酚橙、氨水、1 g/L 的甲基红指示剂。

【实验步骤】

1.EDTA 标准溶液的配制

在天平上称取配制 500 mL 0.01 mol/L 的 EDTA 溶液所需的 EDTA 二钠盐($Na_2H_2Y \cdot 2H_2O$)固体,置于 400 mL 的烧杯中,加入 300 mL 蒸馏水,加热溶解,待溶液冷却后转移至聚乙烯塑料瓶中,稀释至约 500 mL,充分摇匀。如果溶液混浊,可加几滴 0.1 mol/L 的 NaOH 溶液,直至变清为止。

2.用金属锌标定 EDTA 溶液

(1)Zn^{2+} 标准溶液(0.01 mol/L)的配制:准确称取金属锌 0.10~0.13 g(选小的颗粒,否则较难溶解)至 250 mL 的烧杯中,盖上表面皿,沿着烧杯嘴逐滴加入 5～6 mL 体积比 1：1 的盐酸(HCl 的量不宜过多),待锌完全溶解后,以少量蒸馏水冲洗表面皿,然后定量转移至 250 mL 的容量瓶中,加水稀释到刻度,摇匀。

(2)EDTA 溶液浓度的标定:

①在 pH≈10 的溶液中标定:用移液管准确移取 25.00 mL Zn^{2+} 标准溶液至 250 mL 的锥形瓶中,逐滴加入 1：2 的氨水(一份浓氨水加两份蒸馏水混匀即可)至刚出现浑浊,再加入 10 mL NH_3-NH_4Cl 缓冲溶液和 3 滴铬黑 T 指示剂,然后用待标定的 EDTA 溶液滴定至溶液恰好从紫红色转变到纯蓝色。记下所消耗的 EDTA 体积。平行测定 3 次,计算出 EDTA 溶液的摩尔浓度,取平均值。

②在 pH 值为 5～6 的溶液中标定:用移液管准确移取 25.00 mL Zn^{2+} 标准溶液至 250 mL 的锥形瓶中,再加入 2 滴二甲酚橙指示剂,加入 5 mL $(CH_2)_6N_4$-HCl 缓冲溶液,这时溶液呈稳定的紫红色。如果溶液呈现黄色,则表示溶液酸度过大,可继续滴加 $(CH_2)_6N_4$-HCl 溶液至呈紫红色,再过量5 mL。然后用待标定的 EDTA 溶液滴定到溶液恰好从紫红色变为亮黄色。记下所消耗的 EDTA 溶液的体积。平行测定 3 次,计算 EDTA 的摩尔浓度,取平均值。

3.用 $CaCO_3$ 标定 EDTA 溶液

(1)Ca^{2+} 标准溶液(0.01 mol/L)的配制:用差减法准确称取 0.15～0.20 g $CaCO_3$ 基准物至 100 mL 的烧杯中,盖上表面皿,从烧杯嘴加少量水润湿,然后逐滴加入 1：1 的盐酸(控制速度,防止飞溅,HCl 量不宜过多),使 $CaCO_3$ 全部溶解。以少量蒸馏水冲洗表面皿,定量转移至 250 mL 的容量瓶中,用水稀释至刻度,摇匀。

(2)EDTA 溶液浓度的标定:用移液管准确移取 25.00 mL Ca^{2+} 标准溶液于 250 mL 的锥形瓶中,加入 10 mL NH_3-NH_4Cl 缓冲溶液,再加入 3 滴 K-B 指示剂,溶液呈现稳定的紫红色,然后用待标定的 EDTA 溶液滴定至溶液由紫红色变成纯蓝色。记下所消耗的 EDTA 溶液的体积。平行测定 3 次,计算 EDTA 溶液的摩尔浓度和 EDTA 溶液对氧化钙的滴定度。

【思考题】

(一)选择题

1.在含有 Fe^{3+}、Al^{3+}、Ca^{2+}、Mg^{2+} 的混合液中,若用 EDTA 滴定 Fe^{3+}、Al^{3+} 的含量时要消除 Ca^{2+}、Mg^{2+} 的干扰,最简便的方法是(　　)。

A.沉淀分离法　　　　　B.溶剂萃取法

C.控制酸度法　　　　　D.络合掩蔽法

（二）简答题

1.如果 EDTA 溶液在长期存放中因侵蚀玻璃而含有少量 CaY、MgY 离子,则在 pH 值约为 10 的氨性溶液中用 Mg^{2+} 标定和在 pH 值为 4～5 的酸性介质中用 Zn^{2+} 标定,所得结果是否一致？为什么？

参考答案

2.滴定为什么要在缓冲溶液中进行？如果没有加入缓冲溶液会发生什么现象？

实验六　自来水总硬度的测定

【实验目的】

1.学习络合滴定法的原理及其应用。

2.掌握用络合滴定法测定自来水总硬度的条件和方法。

3.培养环保意识及"绿色化学"的意识。

【实验原理】

Ca^{2+}、Mg^{2+} 是自来水中的主要杂质,它们主要以碳酸氢盐、氯化物、硫酸盐等形式存在。在自来水中还有微量的铝、铁等离子,由于 Ca^{2+}、Mg^{2+} 的含量远比其他几种离子高,所以通常就以水中 Ca^{2+}、Mg^{2+} 的总量表示水的总硬度。

我国以 Ca^{2+}、Mg^{2+} 离子总量折合成 CaO 来计算水的硬度,通常表示方式有以下几种：

（1）每升水中含 10 mg CaO,其硬度为 1 °d,即 1 °d＝10 mg CaO/L。

（2）以每升水中含 CaO 的毫摩尔数来表示,即 mmol CaO/L。

（3）以每升水中含 $CaCO_3$ 的毫克数来表示,即 mg $CaCO_3$/L。

按照硬度的大小,可将水质分类,如表 3-6-1 所示。

表 3-6-1　水质分类

总硬度	水质	总硬度	水质
0～4 °d	很软水	16～30 °d	硬水
4～8 °d	软水	30 °d 以上	很硬水
8～16 °d	中等硬水	—	—

生活用水的总硬度不得超过 25 °d。各种工业用水对硬度有不同的要求，有的在工艺过程中要求硬度很低，有的可以较高，差别很大，所以水的硬度是生活用水和工业用水水质的一项重要指标。Ca^{2+}、Mg^{2+} 与 EDTA(Y)、铬黑 T(In)形成络合物的 lgK 值如表 3-6-2 所示。

表 3-6-2　Ca^{2+}、Mg^{2+} 与 EDTA、铬黑 T 形成络合物的 lgK 值

络合物	CaY	MgY	CaIn	MgIn
lgK	10.7	8.6	5.4	7.0

由于 $lgK_{CaIn} < lgK_{MgIn}$，当加入铬黑 T 时，铬黑 T 先与 Mg^{2+} 络合生成 $MgIn^-$，溶液呈红色，反应如下：

$$Mg^{2+} + HIn^{2-} \Longrightarrow MgIn^- + H^+$$
（蓝色）（红色）

由于 $lgK_{CaY} > lgK_{MgY}$，当用 EDTA 滴定时，EDTA 首先与溶液中的 Ca^{2+} 络合，再和 Mg^{2+} 络合，反应如下：

$$Ca^{2+} + H_2Y^{2-} \Longrightarrow CaY^{2-} + 2H^+$$
$$Mg^{2+} + H_2Y^{2-} \Longrightarrow MgY^{2-} + 2H^+$$

到达化学计量点时，由于稍过量的 EDTA 将夺取 $MgIn^-$ 中的 Mg^{2+}，使指示剂释放出来，显示指示剂的纯蓝色，从而指示终点的到达。反应如下：

$$MgIn^- + H_2Y^{2-} \Longrightarrow MgY^{2-} + HIn^{2-} + H^+$$
（红色）　　　　　　　　（蓝色）

在测定水中 Ca^{2+}、Mg^{2+} 的含量时，因 Mg^{2+} 与 EDTA 定量络合时，Ca^{2+} 已先与 EDTA 络合完全，因此可以选用对 Mg^{2+} 较灵敏的指示剂来指示终点。

本实验用 EDTA 络合滴定法测定水的总硬度。在 pH 值为 10 的缓冲溶液中，以铬黑 T 为指示剂，用三乙醇胺掩蔽 Fe^{3+}、Al^{3+}、Cu^{3+}、Pb^{2+}、Zn^{2+} 等共存离子。如果 Mg^{2+} 的浓度小于 Ca^{2+} 浓度的 1/20，则需加入 5 mL Mg^{2+}-EDTA 溶液，计算公式如下：

$$水的总硬度(mg/L) = \frac{c \times V(mL) \times M(CaO)}{水样体积(L)}$$

或：

$$水的总硬度(mmol/L) = \frac{c \times V(mL)}{水样体积(L)}$$

【主要试剂】

$CaCO_3$ 基准物质、K-B 指示剂、NH_3-NH_4Cl 缓冲溶液、4.5 g/L 的铬黑 T、0.01 mol/L 的 EDTA 溶液、Mg^{2+}-EDTA 溶液、200 g/L 的三乙醇胺、1∶1 的盐酸。

【实验步骤】

1.EDTA 的标定

(1)Ca^{2+} 标准溶液(0.01 mol/L)的配制:用差减法准确称取 0.15～0.20 g $CaCO_3$ 基准物至 100 mL 烧杯中,盖上表面皿,从烧杯嘴加少量水润湿,然后逐滴加入 1∶1 的盐酸(控制速度,防止飞溅,HCl 量不宜过多),使 $CaCO_3$ 全部溶解。以少量蒸馏水冲洗表面皿,定量转移至 250 mL 的容量瓶中,用水稀释至刻度,摇匀。

(2)EDTA 溶液浓度的标定:用移液管准确移取 25.00 mL Ca^{2+} 标准溶液于 250 mL 的锥形瓶中,加入 10 mL NH_3-NH_4Cl 缓冲溶液,再加入 3 滴 K-B 指示剂,溶液呈现稳定的紫红色,然后用待标定的 EDTA 溶液滴定至溶液由紫红色变成纯蓝色。记下所消耗的 EDTA 溶液的体积。平行测定三次,计算 EDTA 溶液的摩尔浓度和 EDTA 溶液对氧化钙的滴定度。

2.自来水总硬度的测定

用移液管移取 100.00 mL 自来水于 250 mL 的锥形瓶中,加入 3 mL 三乙醇胺溶液和 5 mL 氨性缓冲液,再加入 3 滴铬黑 T 指示剂,立即用 EDTA 标准溶液滴定,当溶液由紫红色变为纯蓝色时即为终点。平行测定三次,计算水样的总硬度,以度(°d)和物质的量浓度(mmol/L)两种方法表示结果。

【思考题】

(一)选择题

1.在测定水的总硬度时,已知 EDTA 的浓度为 0.01003 mol/L,消耗

EDTA 的体积为 5.61 mL,则计算水的总硬度时,有效数字应取的位数
为( )

A.5　　　　　B.4　　　　　C.3　　　　　D.2

2.以下表述正确的是( )

A.二甲酚橙既适合在酸性溶液中使用,也适合在碱性溶液中使用

B.铬黑 T 只适合在酸性溶液中使用

C.铬黑 T 只适合在弱碱性溶液中使用

D.二甲酚橙只适合在 pH>6 的溶液中使用

(二)简答题

1.本节所使用的 EDTA 应该采用何种指示剂标定? 最适当的基准物质是
什么?

2.在测定水的硬度时,先在 3 个锥形瓶中加水样,再加 NH_3-
NH_4Cl 缓冲液,再加后续溶液,然后再一份份地滴定,这样好不
好? 为什么?

3.当水样中 Mg^{2+} 含量低时,以铬黑 T 指示剂测定水样中
Ca^{2+}、Mg^{2+} 总量,终点不明晰,因此常在水样中先加入少量
MgY^{2-} 络合物,再用 EDTA 滴定,终点颜色变化很鲜明,这样做
对测定结果有无影响? 请给出回答并说明其原理。

参考答案

实验七　配位滴定法连续测定铅、铋混合溶液中 Pb^{2+}、Bi^{3+} 的含量

【实验目的】

1.掌握 EDTA 标准溶液的配制与标定方法。

2.掌握控制溶液酸度进行多种离子连续配位滴定的原理和方法。

3.培养环保意识及"绿色化学"的意识。

【实验原理】

Pb^{2+}、Bi^{3+} 均能与 EDTA 形成稳定的配合物,由于 $\lg cK > 5$,故可通过控制
溶液不同的酸度,分别测定它们的含量。测定 Bi^{3+} 的酸碱度范围是 pH 值为

$0.6\sim1.6$，测定 Pb^{2+} 的酸碱度范围是 pH 值为 $3\sim7.5$。首先调节溶液的 $pH=1$，以二甲酚橙为指示剂，用 EDTA 标准溶液滴定 Bi^{3+}；在滴定完 Bi^{3+} 之后的溶液中，再调节 pH 值至 $5\sim6$，用 EDTA 标准溶液滴定 Pb^{2+}。

$pH=1$ 时的反应为：

滴定前：

$$Bi^{3+}+H_3In^{4-}（黄色）=\!=\!=BiH_3In^-（紫红）$$

滴定开始至计量点前：

$$Bi^{3+}+H_2Y^{2-}=\!=\!=BiY^-+H_3In^{4-}（黄色）+2H^+$$

到达计量点：

$$H_2Y^{2-}+BiH_3In^-（紫红）=\!=\!=BiY^-+H_3In^{4-}（黄色）+2H^+$$

pH 值为 $5\sim6$ 时的反应为：

滴定前：

$$Pb^{2+}+H_3In^{4-}（黄色）=\!=\!=PbH_3In^{2-}（紫红）$$

滴定开始至计量点前：

$$Pb^{2+}+H_2Y^{2-}=\!=\!=PbY^{2-}+H_3In^{4-}（黄色）+2H^+$$

到达计量点：

$$H_2Y^{2-}+PbH_3In^{2-}（紫红）=\!=\!=PbY^{2-}+H_3In^{4-}（黄色）+2H^+$$

【主要试剂】

EDTA（$Na_2H_2Y_2\cdot2H_2O$）固体、基准 $CaCO_3$（置于 120 ℃ 的烘箱中干燥 2 h，稍冷后置于干燥器中冷却备用）、钙指示剂、0.2% 的二甲酚橙溶液、20% 的六次甲基四胺溶液、1∶1 的氨水、1∶1 的盐酸、20% 的 NaOH 溶液。

【实验步骤】

1.配制 $0.02\ mol/L$ 的 EDTA 标准溶液

称取 4 g $Na_2H_2Y_2\cdot2H_2O$ 于 100 mL 去离子水中，加热溶解后稀释至 500 mL，摇匀（长期放置应置于硬质玻璃瓶或聚乙烯瓶中）。

2.标定 $0.02\ mol/L$ 的 EDTA 标准溶液

准确称取 $0.5\sim0.6$ g 基准 $CaCO_3$ 于 250 mL 的烧杯中，用少量水润湿，盖上表面皿，从烧杯嘴边小心地逐滴加入 1∶1 的盐酸至完全溶解，并将可能溅到表面皿上的溶液淋洗入烧杯，加少量水稀释，定量转移至 250 mL 的容量瓶中，稀释至刻度，摇匀。移取 25.00 mL 此溶液于 250 mL 的锥形瓶中，加入 25 mL 水和 0.01 g 钙指示剂，滴加 20% 的 NaOH 溶液至呈酒红色，再过量 5 mL，摇匀后用 EDTA 标准溶液滴定至蓝色。计算 EDTA 的标准浓度,平行测定 2～3 次。

3.混合溶液的测定

准确移取铅、铋混合液 25.00 mL,滴加 2 mol/L 的 NaOH 溶液至刚出现白色浑浊,再小心滴加 2 mol/L 的 HNO_3 溶液至浑浊刚消失,加 0.1 mol/L 的 HNO_3 溶液 10 mL(使溶液的 pH=1),再加入 1～2 滴 0.2% 的二甲酚橙指示剂,用 EDTA 标准溶液滴定至溶液由紫红色变为亮黄色,即为滴定 Bi^{3+} 的终点。计算混合液中 Bi^{3+} 的含量(单位为 g/L)。

在滴定完 Bi^{3+} 的溶液中再加 2～3 滴二甲酚橙指示剂,逐滴加入 1∶1 的氨水,使溶液呈橙色,再滴加 20% 的六次甲基四胺至溶液呈稳定的紫红色,并过量 5 mL,用标准 EDTA 溶液滴定至溶液呈亮黄色,即为滴定终点。平行测定 2～3 次,计算混合液中 Pb^{2+} 的含量(单位为 g/L)。

【思考题】

1.能否在同一份试液中先滴定 Pb^{2+},后滴定 Bi^{3+}?

2.如果试液中含有 Fe^{3+},一般加入维生素 C 掩蔽。可以用三乙醇胺掩蔽吗?为什么?

3.在 pH 值约为 1 的条件下,用 EDTA 标准溶液滴定 Bi^{3+},共存的 Pb^{2+} 为何不干扰?

实验八　高锰酸钾法测定 H_2O_2 的含量

【实验目的】

1.掌握高锰酸钾法测定 H_2O_2 含量的原理、滴定条件和操作步骤。

2.进一步掌握高锰酸钾法的滴定操作技能。

3.学会科学地处理实验数据,培养严谨正确的实验态度。

【实验原理】

室温下,在用稀硫酸酸化的溶液中,$KMnO_4$ 能定量氧化 H_2O_2,因此可用 $KMnO_4$ 法测定 H_2O_2 的量,反应方程式如下:

$$5H_2O_2 + 2MnO_4^- + 6H^+ == 2Mn^{2+} + 5O_2\uparrow + 8H_2O$$

当第 1 滴 $KMnO_4$ 加入溶液中时,由于反应速率缓慢,紫色不易褪去;当溶液中生成 Mn^{2+} 后,由于 Mn^{2+} 的催化作用,使反应速率加快,当溶液呈现稳定的微红色时,过量 $KMnO_4$ 的浓度约为 2×10^{-6} mol/L,即到达终点。

【主要试剂】

草酸钠基准物质、3 mol/L 的硫酸溶液、0.02 mol/L 的高锰酸钾溶液。

【实验步骤】

1.$KMnO_4$ 溶液浓度的标定

准确称取 $Na_2C_2O_4$ 基准物质三份(每份 0.12~0.15 g),分别放入 250 mL 的锥形瓶中,加入 100 mL 蒸馏水使其溶解,再加入 15 mL 3 mol/L 的 H_2SO_4,加热至 75~85 ℃,用 $KMnO_4$ 溶液滴定。开始滴定时紫色褪去很慢,不断摇动,待 Mn^{2+} 产生后,滴定速度可加快,滴定到溶液呈微红色且半分钟内不褪即为终点。通过 $Na_2C_2O_4$ 的质量、消耗 $KMnO_4$ 的体积和下列反应方程式,计算 $KMnO_4$ 的浓度。

$$5C_2O_4^{2-} + 2MnO_4^- + 16H^+ \stackrel{}{=\!=\!=} 2Mn^{2+} + 10CO_2 \uparrow + 8H_2O$$

2.H_2O_2 含量的测定

移取原装 H_2O_2(浓度约为 30%,密度约为 1.1 g/mL)1.00 mL 到 250 mL 的容量瓶中。加水稀释至刻度,摇匀。移取 25.00 mL 溶液于锥形瓶中,加 50 mL 蒸馏水和 30 mL 3 mol/L 的 H_2SO_4,用 $KMnO_4$ 溶液滴定至微红色,半分钟内不消失即为终点。根据 $KMnO_4$ 溶液的浓度和消耗的体积,计算试样中 H_2O_2 的含量(单位为 g/L)。

【思考题】

1.用 $Na_2C_2O_4$ 标定 $KMnO_4$ 应在什么样的温度下进行?温度过高或过低有什么样的影响?

2.用 $Na_2C_2O_4$ 标定 $KMnO_4$ 时,为什么开始时 $KMnO_4$ 颜色消失很慢,滴定速度要慢?随着滴定的进行,反应速率为什么加快了?

3.用 $KMnO_4$ 滴定 H_2O_2 时,能否用 HNO_3、HCl 或 HAc 控制酸度?为什么?

4.上面给出的 30% 的双氧水的密度能不能作为计算 H_2O_2 含量的数据?为什么?

实验九　间接碘量法测定铜盐中铜的含量

【实验目的】

1. 掌握间接碘量法测定铜盐中铜的含量的原理和方法。
2. 掌握 $Na_2S_2O_3$ 标准溶液的配制和标定方法。
3. 培养节约环保的意识及良好的科学素养。

【实验原理】

在酸性铜盐溶液中,加入过量 KI 后,析出的碘可用 $Na_2S_2O_3$ 标准溶液滴定,用淀粉作指示剂,反应如下:

$$2Cu^{2+} + 4I^- \Longrightarrow 2CuI\downarrow + I_2$$

$$I_2 + 2S_2O_3^{2-} \Longrightarrow 2I^- + S_4O_6^{2-}$$

反应需加入过量的 KI,这一方面可促使反应进行完全,另一方面可形成 I_3^-,以增加 I_2 的溶解度。为了避免 CuI 沉淀吸附 I_2 造成结果偏低,需要在近终点时加入 SCN^-,使 CuI 转化成溶解度更小的 CuSCN,释放出被吸附的 I_2。

溶液的 pH 值一般控制在 $3.0 \sim 4.0$,若酸度过高,空气中的氧会氧化 I_2(Cu^{2+} 对此氧化反应有催化作用);若酸度过低,Cu^{2+} 可能发生水解,使反应不完全,且反应速率变慢,终点拖长。一般采用 NH_4F 缓冲溶液,一方面控制溶液的酸度,另一方面也能掩蔽 Fe^{3+},消除 Fe^{3+} 氧化 I^- 对滴定的干扰。

五水合硫代硫酸钠($Na_2S_2O_3 \cdot 5H_2O$)一般都含有少量杂质,如 S、Na_2SO_3、Na_2SO_4、Na_2CO_3、NaCl 等,还容易风化和潮解,必须用间接法配制溶液。$Na_2S_2O_3$ 易受水中溶解的 CO_2、O_2 和微生物的作用而分解,故应用新煮沸冷却的蒸馏水来配制;此外,$Na_2S_2O_3$ 在日光下及酸性溶液中极不稳定,在 pH 值为9~10时较为稳定,所以在配制时还需加入少量 Na_2CO_3;配制好的标准溶液应贮于棕色瓶中,置于暗处保存。长期使用的 $Na_2S_2O_3$ 标准溶液要定期标定,通常用 $K_2Cr_2O_7$ 作为基准物质标定 $Na_2S_2O_3$ 的浓度,反应方程式为:

$$Cr_2O_7^{2-} + 6I^- + 14H^+ \Longrightarrow 2Cr^{3+} + 3I_2 + 7H_2O$$

析出的碘再用标准 $Na_2S_2O_3$ 溶液滴定。

【主要试剂】

0.1 mol/L 的 $Na_2S_2O_3$ 溶液(配置方法为称取 12.5 g $Na_2S_2O_3 \cdot 5H_2O$,用新煮沸并冷却的蒸馏水溶解,加入 0.1 g Na_2CO_3,再用新煮沸并冷却的蒸馏水稀释至 500 mL,贮于棕色瓶中,于暗处放置 7～14 天后标定)、0.5% 的淀粉溶液、6 mol/L 的 HCl 溶液、20% 的 KI 溶液、10% 的 KSCN 溶液、基准 $K_2Cr_2O_7$ 固体(AR)、1 mol/L 的 H_2SO_4 溶液。

【实验步骤】

1. $Na_2S_2O_3$ 溶液的标定

准确称取 $K_2Cr_2O_7$ 0.1～0.15 g 于 250 mL 的碘量瓶中,加入 20～30 mL 蒸馏水溶解,再加入 5 mL 20% 的 KI 溶液和 5 mL 6 mol/L 的 HCl 溶液,立即拧紧瓶盖,轻轻摇匀,于暗处放置 5 min,再加水稀释至 100 mL。用待标定的 $Na_2S_2O_3$ 溶液滴定至浅黄绿色时,加入 5 mL 淀粉溶液,继续滴定到蓝色刚好消失,即为终点(终点呈 Cr^{3+} 的绿色)。平行测定 2～3 次。

2. 铜盐的测定

准确称取铜盐试样 0.6～0.7 g,置于锥形瓶中,加入 1 mol/L 的 H_2SO_4 溶液 5 mL 和蒸馏水 40 mL,溶解后再加入 20% 的 KI 溶液 5 mL,立即用 0.1 mol/L 的 $Na_2S_2O_3$ 标准溶液滴定至浅黄色,然后加入 5 mL 淀粉指示剂,滴定至浅蓝色,再加入 10% 的 KSCN 溶液 10 mL,摇匀,继续用 $Na_2S_2O_3$ 溶液滴定至蓝色刚好消失,此时溶液为粉色的 CuSCN 悬浊液。平行测定 2～3 次,计算铜盐试样中铜的含量。

【思考题】

(一)选择题

1. 下列关于指示剂的说法中,错误的是(　　　)
　A. 金属指示剂是双向指示剂　　　B. 酚酞指示剂是双向指示剂
　C. 淀粉指示剂是双向指示剂　　　D. 氧化还原指示剂是双向指示剂

(二)简答题

1. 与 KI 反应为什么要在暗处放置 5 min? 放置时间过长或过短有什么影响?

2.为什么必须滴定至溶液呈淡黄色才能加入淀粉指示剂? 开始滴定就加入有什么影响?

3.为什么开始滴定的速度要适当快些,而不要剧烈摇动?

4.用碘量法测铜的含量时,往试液中加入 KI 为什么要过量? KI 在反应中起什么作用?

参考答案

实验十　微量滴定法测定食盐中氯化钠的含量

【实验目的】

1.掌握用莫尔(Mohr)法测定氯含量的原理和方法。

2.掌握微量滴定的操作方法。

3.深刻理解食品安全的重要性,培养职业使命感。

【实验原理】

用莫尔法测定 Cl^- 含量时,在中性或弱碱性溶液中以 K_2CrO_4 作指示剂,以 $AgNO_3$ 标准溶液滴定 Cl^-,AgCl 定量沉淀完全后,过量的 1 滴 $AgNO_3$ 溶液即与 CrO_4^{2-} 生成 Ag_2CrO_4 沉淀而指示终点,反应方程式为:

$$Ag^+ + Cl^- \longrightarrow AgCl \downarrow (白色沉淀, K_{sp} = 1.6 \times 10^{-10})$$

$$2Ag^+ + CrO_4^{2-} \longrightarrow Ag_2CrO_4 \downarrow (砖红色沉淀, K_{sp} = 9.0 \times 10^{-12})$$

使用莫尔法时,应注意酸度和指示剂用量对滴定的影响。

【仪器与试剂】

1.仪器

25 mL 的锥形瓶、25 mL 的烧杯、25 mL 的容量瓶、2.00 mL 的移液管、3.00 mL 的微量滴定管。

2.试剂

0.1 mol/L 的 $AgNO_3$ 溶液(称取 0.85 g $AgNO_3$ 于小烧杯中,加水溶解后,转入棕色试剂瓶中,稀释到 50 mL)、基准 NaCl 固体、5% 的 K_2CrO_4 指示剂(5 g K_2CrO_4 溶于 100 mL 水中)。

【实验步骤】

1.标定 0.1 mol/L 的 $AgNO_3$ 标准溶液

准确称取基准 NaCl 0.12～0.18 g,置于小烧杯中,用去离子水溶解后,定量转入 25 mL 的容量瓶中,加水稀释至刻度,摇匀。准确移取 2.00 mL NaCl 标准溶液于锥形瓶中,加入 2 mL 水,再加入 0.1 mL 5% 的 K_2CrO_4 溶液,用 $AgNO_3$ 标准溶液滴定至溶液中呈现砖红色沉淀即为终点。平行测定 2～3 次,计算 $AgNO_3$ 的浓度。

2.食盐试液的制备

准确称量食盐样品 0.12～0.15 g 于小烧杯中,加水溶解后,定量转移至 25 mL 的容量瓶中。

3.食盐中氯化钠含量的测定

准确移取上述食盐试液 2.00 mL 于 25 mL 的锥形瓶中,加入 2 mL 水,再加入 0.1 mL 5% 的 K_2CrO_4 溶液,用 $AgNO_3$ 标准溶液滴定至溶液中呈现砖红色沉淀即为终点。平行测定 2～3 次,计算食盐中 NaCl 的含量。

【思考题】

1.能否用莫尔法以 NaCl 标准溶液直接滴定 Ag^+? 为什么?

2.用莫尔法测定氯含量时,对 K_2CrO_4 指示剂的用量有何要求?

实验十一　邻二氮菲吸光光度法测定微量铁

【实验目的】

1.掌握用邻二氮菲吸光光度法测定微量铁的原理及方法。

2.熟悉绘制吸收曲线的方法,正确选择测量波长。

3.掌握绘制标准曲线的方法,并计算曲线的线性回归方程。

4.通过用邻二氮菲吸光光度法测定微量铁,掌握 722 型分光光度计的正确使用方法。

5.培养实事求是的科学态度。

【实验原理】

以吸光光度法测定试样中的微量铁时,能与铁生成有色配合物的显色剂有很多,如邻二氮菲(又称"邻菲啰啉""菲绕林")及其衍生物、磺基水杨酸、硫氰酸盐、5-Br-PADAP 等。其中,邻二氮菲吸光光度法的灵敏度高,稳定性好,干扰容易消除,因而是目前普遍采用的一种方法。此法也是化工产品中微量铁测定的通用方法。

在 pH 值为 2～9 的溶液中,邻二氮菲(Phen)与 Fe^{2+} 可生成橘红色配合物 $[Fe(Phen)_3]^{2+}$,反应方程式如下:

生成的配合物 $lg\beta_3 = 21.3$,摩尔吸光系数 $\varepsilon_{508} = 1.1 \times 10^4 \ L \cdot mol^{-1} \cdot cm^{-1}$。

Fe^{3+} 也可与邻二氮菲作用形成淡蓝色配合物,但是其稳定性较差,因此在实际应用中常加入还原剂使 Fe^{3+} 还原为 Fe^{2+},再与显色剂邻二氮菲作用。通常用盐酸羟胺作还原剂,反应方程式为:

$$2Fe^{3+} + 2NH_2OH \cdot HCl \rightleftharpoons 2Fe^{2+} + N_2 \uparrow + 4H^+ + 2H_2O + 2Cl^-$$

测定时,若酸度过高,则反应进行较慢;若酸度太低,则 Fe^{2+} 离子易水解,影响显色。一般选择在 pH 值为 5～6 的微酸性溶液中进行反应。

本法的选择性很高,相当于含铁量 40 倍的 Sn^{2+}、Al^{3+}、Ca^{2+}、Mg^{2+}、Zn^{2+}、SiO_3^{2-},20 倍的 Cr^{3+}、Mn^{2+}、$V(V)$、PO_4^{3-},5 倍的 Ni^{2+}、Co^{2+}、Cu^{2+} 等均不干扰测定。

【仪器与试剂】

722 型分光光度计、50 mL 的容量瓶、100 $\mu g/mL$ 的铁标准溶液、10 $\mu g/mL$ 的铁标准溶液、100 g/L 的盐酸羟胺溶液、1.5 g/L 的邻二氮菲溶液、1 mol/L 的 NaAc 溶液。

【实验步骤】

1.绘制吸收曲线并选择测量波长

用吸量管吸取 10 $\mu g/mL$ 的铁标准溶液 0.0 mL 和 10.0 mL,分别注入两个 50 mL 的容量瓶(或比色管)中,依次分别加入 1 mL 盐酸羟胺溶液,再加入 2 mL 邻二氮菲溶液和 5 mL NaAc 溶液(每加入一种试剂后都要摇匀),用水稀释至刻度,充分摇匀。放置 10 min 使显色完全后,用 1 cm 比色皿,以试剂空白(即铁标准溶液的加入量为 0.0 mL 的容量瓶中的溶液)为参比溶液,在分光光度计上的 440～560 nm 区间,每隔 10 nm 测一次吸光度,在最大吸收峰附近,每隔 5 nm 测量一次吸光度（每改变一次波长，必须重新矫正透光率为"0"和"100％"）。

在坐标纸上，以波长 λ 为横坐标，以吸光度 A 为纵坐标绘制吸收曲线（有条件的也可利用计算机作图并打印出来）。从吸收曲线上选择吸收峰的最高点所对应的波长 $λ_{max}$ 为测定微量铁的适宜波长。

2.绘制标准曲线

用吸量管吸取 10 μg/mL 的铁标准溶液 0 mL、2 mL、4 mL、6 mL、8 mL、10 mL，分别注入 6 个已编号的 50 mL 的容量瓶（或比色管）中，依次分别加入 1 mL 盐酸羟胺溶液，再加入 2 mL 邻二氮菲溶液和 5 mL NaAc 溶液（每加入一种试剂后都要充分摇匀），用水稀释至刻度，充分摇匀。放置 10 min 显色完全后，用 1 cm 的比色皿，以试剂空白为参比溶液，在选定的测量波长下，测量各溶液的吸光度。测定时，按照铁浓度由小到大的顺序测量。

在坐标纸上，以铁含量为横坐标，以吸光度 A 为纵坐标绘制标准曲线。根据最小二乘法原理，计算出标准曲线的线性回归方程及其相关系数。

3.试样中铁含量的测定

用吸量管准确吸取 5.00 mL 铁试液注入 50 mL 的容量瓶（或比色管）中，按标准曲线的绘制步骤，加入各种试剂，测量吸光度。根据标准曲线的线性回归方程，计算试液中铁的含量（单位为 μg/mL）。

实验记录可参考下面的格式：

1.实验日期：　年　月　日　　　分光光度计型号：

　比色皿厚度：　　　　　　　　　仪器编号：

2.吸收曲线绘制：

波长/nm	440	450	460	470	480	490	500	(505)
吸光度 A								
波长/nm	510	(515)	520	(525)	530	540	550	560
吸光度 A								

3.标准曲线的绘制与微量铁含量测定：

编号	1	2	3	4	5	6	7
标准溶液体积/mL	0.0	2.00	4.00	6.00	8.00	10.00	(5.00 mL 待测液)
吸光度 A							

【思考题】

1.在本实验中,哪些试剂需要准确配制和准确加入? 哪些试剂不需要准确配制,但需要准确加入?

2.邻二氮菲吸光光度法测定微量铁时,为何要加入盐酸羟胺溶液?

3.绘制标准曲线和进行其他条件下的试验时,加入试剂的顺序能否任意改变? 为什么?

4.吸收曲线与标准曲线有何区别? 在实际应用中分别有何意义?

5.根据自己的实验数据所得的线性回归方程,重新算出一组(铁含量、吸光度)数据,计算$[Fe(Phen)_3]^{2+}$配合物的摩尔吸光系数ε。

实验十二　胃舒平药片中铝含量的测定

【实验目的】

1.了解进行实际样品分析的全过程。

2.掌握测定样品前处理中分离沉淀的基本操作方法。

3.学习用配位滴定中的返滴定法测定铝含量。

4.学会科学地处理实验数据,培养学生严谨正确的实验态度。

【实验原理】

胃舒平的主要成分为氢氧化铝、三硅酸铝及少量中药颠茄流浸膏,在制成片剂时还加入了大量糊精等赋形剂。药片中铝的含量可用 EDTA 配位滴定法测定,具体方法是首先溶解样品,分离除去不溶于水的物质,然后取试液加入过量的 EDTA 溶液,调节 pH 值至 4 左右,煮沸使 EDTA 与 Al^{3+} 配位完全,再以二甲酚橙为指示剂,用锌标准溶液返滴过量的 EDTA,测出铝含量。

【主要试剂】

0.01 mol/L 的 EDTA 标准液、0.01 mol/L 的锌标准液、2 g/L 的二甲酚橙指示剂、200 g/L 的六次甲基四胺水溶液、盐酸溶液(体积比分别为 1∶1 和 1∶2)、氨水溶液(体积比为 1∶1)。

【实验步骤】

1.药片的处理

取胃舒平药片 1 片(约 0.48 g),准确称量后加入 20 mL 1∶1 的盐酸,再加蒸馏水 20 mL,煮沸溶解,稍冷后趁温热用定性滤纸过滤,并以温水洗涤沉淀,收集滤液及洗涤液于 250 mL 的容量瓶中,等溶液冷却至室温后稀释至刻度,摇匀即为试液。

2.配制 0.01 mol/L 的 Zn^{2+} 标准液

准确称取金属锌 0.10～0.13 g(选小的颗粒,否则较难溶解)至 250 mL 的烧杯中,盖上表面皿,沿着烧杯嘴逐滴加入 5～6 mL 1∶1 的盐酸(HCl 的量不宜过多),待锌完全溶解后,以少量蒸馏水冲洗表面皿,然后定量地转移至 250 mL 的容量瓶中,加水稀释至刻度,摇匀。

3.标定 0.01 mol/L 的 EDTA 溶液

移取 25.00 mL EDTA 溶液于 250 mL 的锥形瓶中,加入 20% 的六次甲基四胺溶液 10 mL,再加 0.2% 的二甲酚橙指示剂 2～3 滴,此时溶液应呈黄色,如不呈黄色,可用 1∶1 的盐酸调节溶液至呈黄色。以锌标准溶液滴定至溶液由黄色变为紫红色为终点。平行测量 3 次,计算 EDTA 溶液的准确浓度。

4.铝含量的测定

准确吸取上述试液 10.00 mL 于 250 mL 的锥形瓶中,加蒸馏水至 25 mL 左右,准确加入 0.01 mol/L 的 EDTA 标准溶液 25.00 mL,摇匀,再加入 0.2% 的二甲酚橙指示剂 2～3 滴,滴加 1∶1 的氨水至溶液呈紫红色,再滴加 1∶1 的盐酸至溶液呈黄色后再过量 2～3 滴,将溶液煮沸 3 min,冷却后加入 20% 的六次甲基四胺溶液 10 mL,此时溶液应呈黄色,如不呈黄色,可用 1∶1 的盐酸调节溶液至黄色。以锌标准溶液滴定至溶液由黄色变为紫红色为终点,根据 EDTA 加入的量与锌标准溶液滴定的体积,计算药片中铝(以 Al_2O_3 计)的质量分数。

【思考题】

1.能否采用掩蔽法将 Al^{3+} 掩蔽后再滴定 Mg^{2+}？若可以,试列举可用的掩蔽剂,并说明其适用的条件。

2.测定铝含量时,加入六亚甲基四胺和二甲酚橙指示剂后,为什么有些同学的溶液为黄色,有些同学的却为红色？

第四篇

有机化学实验

实验一　蒸馏和沸点的测定

【实验目的】

1.熟悉用蒸馏法分离混合物的方法。

2.掌握测定化合物沸点的方法。

3.锻炼学生分析问题及解决问题的能力,以及运用专业化学知识客观分析、解释身边问题的能力,从而增强学生的专业自豪感,并激发学生对化学实验的学习热情。

【实验原理】

1.微量法测定物质沸点的原理。

2.蒸馏原理。

【器材与试剂】

1.器材

圆底烧瓶、温度计、蒸馏头、冷凝器、尾接管、锥形瓶、电炉、加热套、量筒、烧杯、毛细管、橡皮圈、铁架台。

2.试剂

沸石、氯仿、工业酒精。

【实验步骤】

1.酒精的蒸馏

(1)加料:取一干燥圆底烧瓶,加入约 50 mL 工业酒精,并提前加入几颗沸石。

(2)加热:加热前,先向冷却管中缓缓通入冷水,打开电热套进行加热,慢慢增大火力使之沸腾,再调节火力,使温度恒定,收集馏分,量出酒精的体积。蒸馏装置如图 4-1-1 所示。

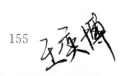

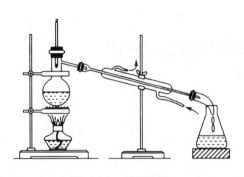

图 4-1-1　蒸馏装置

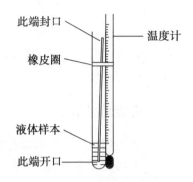

图 4-1-2　微量法测沸点

2.微量法测沸点

在一小试管中加入 8～10 滴氯仿,将毛细管开口端朝下,将试管贴于温度计的水银球旁,用橡皮圈束紧并浸入水中,缓缓加热,当温度达到沸点时,毛细管口处连续出泡后停止加热,此时注意观察温度,至最后一个气泡欲从开口处冒出而退回管内时即为沸点(见图 4-1-2)。

【注意事项】

1.选择容量合适的仪器:液体量应与仪器配套,瓶内液体的体积量应不少于瓶体积的 1/3,不多于 2/3。

2.温度计的位置:温度计水银球上线应与蒸馏头侧管下线对齐。

【思考题】

1.蒸馏时,放入沸石为什么能防止暴沸? 若加热后才发觉未加沸石,应怎样处理?

2.向冷凝管通水是由下而上,反过来效果会怎么样? 把橡皮管套进冷凝管侧管时,怎样才能防止折断其侧管?

实验二　重结晶及过滤

【实验目的】

1.学习重结晶提纯固态有机物的原理和方法。

2.学习抽滤和热过滤的操作方法。

3.希望学生们能够继续秉持中华民族勤俭节约的优良传统美德。

【实验原理】

利用混合物中各组分在某种溶液中溶解度的不同或在同一溶液中不同温度时溶解度的不同,从而使它们分离。

【器材与试剂】

1.器材

循环水真空泵、抽滤瓶、布氏漏斗、烧杯、电炉、石棉网、玻璃棒、滤纸、天平。

2.试剂

乙酰苯胺、药用炭。

【实验步骤】

1.称取 3 g 乙酰苯胺,放入 250 mL 的烧杯中,加入 80 mL 水,加热至沸腾,若还未溶解可适量加入热水,搅拌,加热至沸腾。

2.稍冷后,加入适量(0.5～1 g)药用炭于溶液中,煮沸 5～10 min,趁热抽滤(见图 4-2-1)。

3.将滤液放入冰水中结晶(见图 4-2-2),将所得结晶压平,再次抽滤,称量结晶的质量。

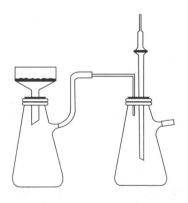

图 4-2-1　抽滤装置

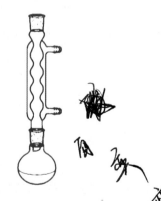

图 4-2-2　结晶瓶

【思考题】

用药用炭脱色为什么要待固体完全溶解后加入?为什么不能在溶液沸腾时加入?

实验三　苯甲酸的制备

【实验目的】

1.学习苯环支链上的氧化反应。

2.掌握减压过滤和重结晶提纯的方法。

3.根据事物的本质分析问题,用科学的手段解决问题;培养学生的发散思维以及探究和创新精神。

【实验原理】

氧化反应是制备羧酸的常用方法。芳香族羧酸通常用氧化含有 α-H 的芳香烃的方法来制备。芳香烃的苯环比较稳定,难于氧化,而环上的支链不论长短,在强烈氧化时最终都被氧化成羧基。

制备羧酸采用的都是比较强烈的氧化条件,而氧化反应一般都是放热反应,所以控制反应在一定的温度下进行是非常重要的。如果反应失控,不但会破坏产物,使产率降低,有时还有发生爆炸的危险。

【器材与试剂】

1.器材

天平、量筒、圆底烧瓶、冷凝管、电炉、布氏漏斗、抽滤瓶。

2.试剂

甲苯、高锰酸钾、浓盐酸、沸石、药用炭。

【实验步骤】

1.在烧瓶中加入 2.7 mL 甲苯和 100 mL 蒸馏水,往瓶口装上冷凝管,加热至沸腾。经冷凝管上口分批加入 85 g 高锰酸钾,黏附在冷凝管内壁上的高锰酸钾用 25 mL 水冲入烧瓶中,继续煮沸至甲苯层消失,回流液中不再出现油珠为止(见图 4-3-1)。

2.反应混合物趁热过滤,用少量热水洗涤滤渣,合并滤液和洗涤液,并置于冷水浴中冷却,然后用浓盐酸酸化至苯甲酸全部析出为止(若滤液呈紫色,可加入亚硫酸氢钠除去)。

3.将所得滤液用布氏漏斗过滤,所得晶体置于沸水中充分溶解(若有颜色,可加入药用炭除去),然后趁热过滤除去不溶杂质,滤液置于冰水浴中重结晶抽滤(见图 4-3-2),压干后称重。

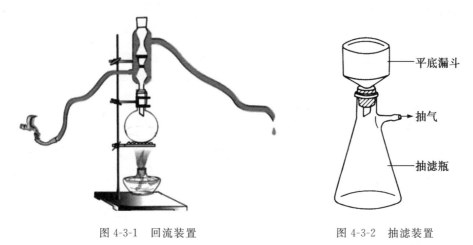

图 4-3-1　回流装置　　　　　　　　　　图 4-3-2　抽滤装置

平底漏斗

抽气

抽滤瓶

【注意事项】

一定要等反应液沸腾后(高锰酸钾只溶于水,不溶于有机溶剂),再分批加入高锰酸钾,避免因反应剧烈使液体从回流管上端喷出。

【思考题】

1.反应完毕后,若滤液呈紫色,则加入亚硫酸氢钠有何作用?
2.简述重结晶的操作过程。

实验四　醇的性质

【实验目的】

1.验证醇的主要化学性质。
2.掌握伯醇、仲醇、叔醇和具有邻二醇结构的多元醇的鉴别。
3.培养学生实事求是、坚持真理和严谨的科学态度。

【实验原理】

醇类的特征反应主要发生在羟基上,醇羟基中的氢原子比较活泼,可被金属钠取代,生成醇钠,同时放出氢气,反应方程式如下:

$$2RCH_2OH+2Na \longrightarrow 2RCH_2ONa+H_2\uparrow$$

醇钠水解后生成氢氧化钠,可用酚酞检验。醇与金属钠的反应速率随烃基的增大而减慢。醇分子中的羟基还可被卤原子取代,生成卤代烃,反应方程式如下:

$$RCH_2OH+HX \longrightarrow RCH_2X+H_2O$$

与羟基相连的烃基结构不同,反应活性也不相同:叔醇最活泼,反应速率最快,仲醇次之,伯醇反应速率最慢。

【器材与试剂】

1.器材

试管、烧杯、水浴锅。

2.试剂

无水乙醇、金属钠、酚酞溶液、正丁醇、仲丁醇、叔丁醇、甘油、乙二醇、甲醇、卢卡斯试剂、浓盐酸、6 mol/L 的 H_2SO_4 溶液、10% 的 NaOH 溶液、5% 的 $K_2Cr_2O_7$ 溶液、5% 的 $CuSO_4$ 溶液。

【实验步骤】

1.乙醇与金属钠的作用

取 1 mL 无水乙醇于干燥试管中,再加入一小粒金属钠(绿豆大小),观察现象。冷却后,加入纯化水少许,然后滴入 1~2 滴酚酞溶液,观察观象,说明原因。

2.醇与卢卡斯试剂的作用

在 3 支干燥试管中分别加入 3 滴正丁醇、仲丁醇和叔丁醇,在 50~60 ℃的水浴中预热片刻,然后同时向 3 支试管中加入 1 mL 卢卡斯试剂(见图 4-4-1),观察和解释出现的现象。

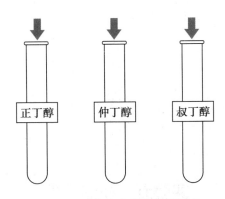

图 4-4-1　醇与卢卡斯试剂的反应

3.醇的氧化

取 4 支试管,分别加入正丁醇、仲丁醇、叔丁醇和纯化水各 3 滴,然后在以上 4 支试管中分别加入 3 mol/L 的硫酸和 0.17 mol/L 的重铬酸钾溶液各 2～3 滴,振摇,观察和解释出现的变化。

4.甘油与氢氧化铜的作用

取 2 支试管,各加入 2.5 mol/L 的氢氧化钠溶液 1 mL 和 0.3 mol/L 的硫酸铜溶液 10 滴摇匀,观察现象。然后分别加入乙醇 2～3 滴和甘油 2～3 滴,振摇,观察变化,然后往深蓝色溶液中滴加浓盐酸直到显酸性,观察和解释出现的变化。

【注意事项】

1.醇与金属钠反应的关键操作是试管和试剂必须是无水的,如果本实验过程中有水存在,金属钠首先是和水发生反应,反应会很剧烈,并会对实验结果产生干扰。

2.叔醇分子中没有 α-H,不能被重铬酸钾所氧化,但在强酸性条件下,叔醇有可能发生脱水反应,生成烯烃,烯烃氧化为羧酸和酮,所以会观察到橙红色变绿色,即出现"假氧化"现象。因此,本实验过程中只要观察到伯醇、仲醇被氧化后,即可停止实验,以避免出现"假氧化"现象。

3.卢卡斯试剂只适用于区分含 6 个碳原子以下的伯醇、仲醇、叔醇,而不能用来鉴别醇与其他物质。

4.进行具有邻二醇结构的多元醇的鉴别实验时,应先制备氢氧化铜,然后加入醇,才能观察到非常明显的变化。此外,在制备氢氧化铜时,氢氧化钠应过量。

5.卢卡斯试剂的配制:将 34 g 熔化过的无水氯化锌溶于 23 mL 浓盐酸中,

冷却,以防氯化氢逸出,再加浓盐酸配制成约 35 mL 溶液,冷却后存放在玻璃瓶中,塞紧瓶塞。

【思考题】

1.醇和钠反应为何要用干燥的试管和无水乙醇?

2.什么样的醇能用卢卡斯试剂鉴别?

实验五 酚的性质

【实验目的】

1.验证酚的主要化学性质。

2.掌握苯酚的鉴别方法。

【实验原理】

由于酚羟基氧原子上的 π 电子为共用电子对,并与苯环的电子形成 p-π 共轭体系,使氧原子上的电子云密度降低,增强了氢氧键的极性,所以苯酚显弱酸性。而 p-π 共轭体系的形成使苯环上的电子云密度增加,尤其是在羟基的邻、对位电子云密度更高,因此苯酚极易发生取代反应,如能与溴水生成白色沉淀。大多数酚类都能与三氯化铁溶液发生显色反应。酚类很容易被氧化。

【器材与试剂】

1.器材

试管、烧杯、量筒、电子天平、钥匙、容量瓶。

2.试剂

苯酚、氢氧化钠溶液、碳酸氢钠溶液、溴水、邻苯二酚、苯甲醇、三氯化铁溶液、高锰酸钾溶液。

【实验步骤】

1.酚的弱酸性实验

取 2 支试管,编号,各加入少许苯酚和 1 mL 纯化水,振摇,观察现象。往 1 号试管中滴加 2.5 mol/L 的氢氧化钠溶液数滴,振摇,观察现象;往 2 号试管中加入饱和碳酸氢钠溶液1 mL,振摇,观察和解释出现的变化。

2.苯酚与溴水的反应

在试管中加入0.2 mol/L的苯酚溶液2滴,逐滴加入饱和溴水(见图4-5-1),振摇,直至有白色沉淀生成,观察和解释出现的变化。

3.苯酚与三氯化铁的反应

取3支试管,分别加入0.2 mol/L的苯酚溶液、0.2 mol/L的邻苯二酚溶液和0.2 mol/L的苯甲醇溶液各数滴,再各加入0.06 mol/L的三氯化铁溶液1滴,振摇,观察和解释出现的变化。

3.酚的氧化

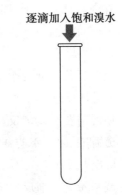

逐滴加入饱和溴水

图4-5-1　苯酚与溴水的反应

在试管中加入2.5 mol/L的氢氧化钠溶液5滴、0.03 mol/L的高锰酸钾溶液1~2滴,再加入0.2 mol/L的苯酚溶液2~3滴,观察和解释出现的变化。

【注意事项】

苯酚有较强的腐蚀性,使用苯酚时要注意安全。

【思考题】

1.如何证明苯酚具有弱酸性?

2.苯酚为何能溶于氢氧化钠溶液而不溶于碳酸氢钠溶液?

实验六　醛和酮的性质

【实验目的】

1.验证醛和酮的主要化学性质。

2.掌握醛和酮的鉴别方法。

【实验原理】

1.加成反应

2,4-二硝基苯肼等试剂与醛、酮反应,不停留在加成阶段,而是继续脱水生成缩合产物。

2.碘仿反应

在强碱性条件下,同碳上含有 3 个 α-H 的醛、酮或醇都可以与 NaIO 作用,生成 CHI_3 沉淀。

3.银镜反应

醛与托伦试剂发生银镜反应,而酮则不反应。

4.斐林反应

甲醛与斐林试剂反应形成铜镜,其他脂肪醛与斐林试剂反应生成 Cu_2O 沉淀。芳香醛、酮等不与斐林试剂发生反应。

5.希夫反应

醛与希夫试剂反应显特殊颜色。甲醛与希夫试剂所显的颜色遇硫酸不褪色,其他醛与希夫试剂所显的颜色遇硫酸褪色。

【器材与试剂】

1.器材

大试管、小试管、烧杯(250 mL)、温度计(100 ℃)、石棉网、酒精灯。

2.试剂

甲醛、乙醛、苯甲醛、丙酮、乙醇、2,4-二硝基苯肼试剂、碘试剂、2 mol/L 的氢氧化钠溶液、0.05 mol/L 的硝酸银溶液、0.5 mol/L 的氨水、斐林试剂 A、斐林试剂 B、0.05 mol/L 的 $Na_2[Fe(CN)_5NO]$ 溶液、希夫试剂。

【实验步骤】

1.醛、酮与 2,4-二硝基苯肼的反应

取 4 支试管,分别加入 3 滴甲醛、乙醛、丙酮、苯甲醛(见图 4-6-1),再各加入 10 滴 2,4-二硝基苯肼试剂,充分振荡后静置片刻,记录并解释发生的现象。

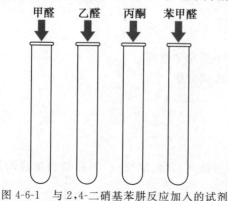

图 4-6-1　与 2,4-二硝基苯肼反应加入的试剂

2.碘仿反应

取 4 支试管,分别加入 5 滴甲醛、乙醛、乙醇、丙酮,再各加入 10 滴碘试剂,然后分别滴加 2 mol/L 的氢氧化钠溶液至碘的颜色恰好褪去。振荡,观察有无沉淀生成。若无沉淀生成,可在温水浴中温热数分钟,待冷却后再观察,记录并解释发生的现象。反应方程式如下:

$$H_3C-\underset{\underset{O}{\parallel}}{C}-CH_3 \xrightarrow[NaOH]{I_2} CH_2COONa+CHI_3$$

3.银镜反应

在一支大试管中加入 2 mL 0.05 mol/L 的硝酸银溶液,再加入 1 滴 2 mol/L 的氢氧化钠溶液,然后边振荡边滴加 0.5 mol/L 的氨水,至生成的沉淀恰好溶解,即为托伦试剂。将托伦试剂分装在 4 支洁净的试管中,分别加入 2 滴甲醛、乙醛、丙酮、苯甲醛(见图 4-6-2),摇匀后放在热水浴中加热,观察现象,记录并解释发生的现象。反应方程式如下:

$$Ag^+ + 2NH_3 \cdot H_2O \longrightarrow Ag(NH_3)_2OH + 2H_2O$$

$$2[Ag(NH_3)_2OH] + R-CHO \xrightarrow{\triangle} R-COONH_4 + 2Ag\downarrow + H_2O + 3NH_3$$

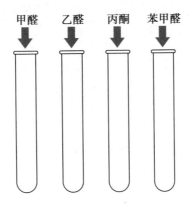

图 4-6-2　银镜反应加入的试剂

4.斐林反应

在一支大试管中加入 2 mL 斐林试剂 A 和 2 mL 斐林试剂 B,混合均匀,即为斐林试剂。将斐林试剂分装到 4 支洁净的试管中,再分别加入 2 滴甲醛、乙醛、丙酮、苯甲醛(见图 4-6-3),振荡,放在热水浴中加热观察现象,记录并解释发生的现象。

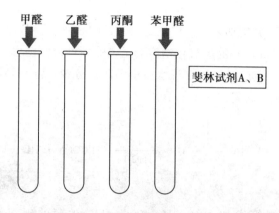

图 4-6-3　斐林反应加入的试剂

5.希夫反应

取 4 支试管,分别加入 5 滴甲醛、乙醛、乙醇、丙酮(见图 4-6-4),然后各加入 10 滴希夫试剂,观察现象,记录并解释发生的现象。

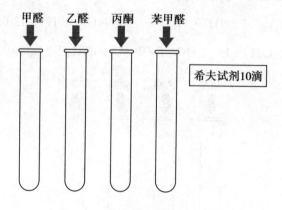

图 4-6-4　希夫反应加入的试剂

6.丙酮的鉴定

取 2 支试管,各加入 1 mL 0.05 mol/L 的 $Na_2[Fe(CN)_5NO]$溶液和 10 滴 0.5 mol/L 的氨水,摇匀,再分别加入 5 滴乙醛和丙酮,摇匀,观察现象,记录并解释发生的现象。

【注意事项】

1.2,4-二硝基苯肼试剂的配制:称取 2,4-二硝基苯肼 3 g,溶于 15 mL 浓硫酸中,将此溶液慢慢加入 70 mL 95% 的乙醇中,再用纯化水稀释至 100 mL,过滤。将 2,4-二硝基苯肼试剂存放于棕色瓶中,避光保存。

2.碘试剂的配制:称取 2 g 碘和 5 g 碘化钾,溶于 100 mL 纯化水中。

3.进行碘仿反应时,应注意样品不能过多,否则生成的碘仿可能会溶于醛或酮中。另外,滴加氢氧化钠溶液时也不能过量,至溶液呈淡黄色(有微量的碘存在)即可。

4.进行银镜反应时,必须将试管洗涤干净,加入的碱液不要过量,否则会影响实验效果。另外,反应时必须采用水浴加热,以防生成具有爆炸性的雷酸银而发生意外。实验完毕,立即用稀硝酸洗去银镜。

5.斐林试剂的配制:称取 5 g 硫酸铜晶体,溶于 100 mL 蒸馏水中,即得斐林试剂 A;再称取 17 g 酒石酸钾钠溶于 20 mL 热水中,加入 20 mL 5 mol/L 的氢氧化钠溶液,再加纯化水稀释到 100 mL,即得斐林试剂 B。斐林试剂不稳定,两种溶液(A、B)要分别存放,使用时等体积混合即可。

6.斐林试剂与醛反应时,溶液颜色由蓝色转变为绿色,再变为黄色,进而生成砖红色的氧化亚铜(甲醛反应后生成金属铜)。芳香醛、酮不能与斐林试剂反应,但需要注意的是,斐林试剂加热时间过长也会分解产生砖红色的氧化亚铜沉淀,出现假阳性反应。

【思考题】

1.进行银镜反应时要注意什么?

2.使用希夫试剂鉴别醛时应注意什么?

【知识链接】

醛和酮的性质

实验七　羧酸和取代羧酸的性质

【实验目的】

1.验证羧酸和取代羧酸的主要性质。
2.掌握草酸脱羧和酯化反应的规范操作。
3.学会鉴别羧酸和取代羧酸。
4.用辩证的思维和发展的眼光看问题,善于应用推理的科学方法。

【实验原理】

1.羧酸具有酸性

低级羧酸与水混溶,其水溶液可使酸碱指示剂呈酸性反应;与无机强碱生成能溶于水的强碱弱酸盐,从而使不溶于水的羧酸溶于强碱溶液中,再在其盐溶液中加入无机强酸,羧酸又游离出来,利用此性质可进行羧酸的分离提纯;羧酸既能溶于氢氧化钠溶液,又能溶于碳酸钠溶液和碳酸氢钠溶液。

2.甲酸的还原性

甲酸分子中有醛基,具有还原性,可与托伦试剂反应产生银镜,与斐林试剂产生砖红色的氧化亚铜沉淀,也能被高锰酸钾氧化。

3.草酸的还原性

草酸也具有还原性,能被高锰酸钾氧化,受热可发生脱羧反应。

4.酯化反应

羧酸在浓硫酸的作用下与醇发生分子间脱水生成酯,称为"酯化反应",大多数酯具有水果香味。

5.取代酸的酸性

羧酸分子中烃基上的氢原子被其他原子或原子团取代后可形成取代羧酸;取代羧酸也具有酸性,卤代酸的酸性比相应的羧酸的酸性强。

6.水杨酸与三氯化铁溶液的反应

酚酸中含有酚羟基,因此酚酸遇三氯化铁溶液显紫色。

7.α-氨基酸与茚三酮的反应

α-氨基酸与水合茚三酮反应可生成蓝紫色物质。

【器材与试剂】

1.器材

试管(大、小)、试管夹、药匙、带塞导管、铁架台、铁夹、酒精灯、烧杯(100 mL、250 mL)、锥形瓶(50 mL)、温度计、量筒、石棉网、蓝色石蕊试纸、火柴。

2.试剂

甲酸、乙酸、草酸、苯甲酸、10%的 NaOH 溶液、无水碳酸钠、乳酸、酒石酸、水杨酸、三氯乙酸溶液、2 mol/L 的一氯乙酸溶液、2 mol/L 的三氯乙酸溶液、结晶紫指示剂、托伦试剂、0.05 mol/L 的 $KMnO_4$ 溶液、3 mol/L 的 H_2SO_4 溶液、澄清的石灰水、甲醇、浓硫酸、阿司匹林、1%的甘氨酸溶液、1%的酪氨酸悬浊液、三氯化铁溶液、茚三酮试剂、广泛 pH 试纸。

【实验步骤】

1.羧酸的酸性

(1)酸性检验:取 3 支试管,各加入 1 mL 纯化水,再分别加入 5 滴甲酸、乙酸和少许草酸,振摇,用广泛 pH 试纸测其近似 pH 值,记录并解释这几种酸的酸性强弱。

(2)与碱的反应:取 1 支试管,加入少许苯甲酸晶体和 1 mL 蒸馏水,振摇并观察溶解情况。溶解时,一边摇一边向试管中滴加 10%的 NaOH 溶液,观察和记录现象并写出反应方程式。再逐滴加入 5%的盐酸溶液,观察和记录现象并解释。

(3)与碳酸盐的反应:取 1 支试管,加入少量无水碳酸钠,再滴加约 3 mL乙酸,观察和记录现象并解释。

2.取代羧酸的酸性

(1)酸性比较:取 3 支试管,分别加入 2 滴乳酸和少许酒石酸、三氯乙酸,然后各加入蒸馏水 1 mL,振摇,观察溶解情况。再分别用广泛 pH 试纸测其近似pH 值,记录并解释这几种酸的酸性强弱。

(2)氯代酸的酸性:取 3 支试管,分别加入稀乙酸、2 mol/L 的一氯乙酸和2 mol/L的三氯乙酸溶液各 10 滴,用广泛 pH 试纸检验每种酸的酸性,然后往 3支试管中再各加入 1～2 滴结晶紫指示剂(pH 值为 0.2～1.5 时显色为黄-绿,pH 值为 1.5～3.2 时显色为绿-紫),观察指示剂颜色的变化,记录并解释这几种酸的酸性强弱。

3.甲酸和草酸的还原性

(1)与高锰酸钾的反应:取 2 支试管,分别加入 10 滴甲酸和少许草酸,再各加入 10 滴 0.5％的高锰酸钾溶液和 10 滴 3 mol/L 的 H_2SO_4 溶液,振摇后加热至沸腾,观察和记录现象并解释。

(2)与托伦试剂的反应:取 1 支洁净的试管,加入 5 滴甲酸,用 10％的 NaOH 溶液中和至碱性,再加入 10 滴新配制的托伦试剂,摇匀,放入 50～60 ℃的水浴中加热数分钟,观察和记录现象并解释。

4.脱羧反应

在干燥的大试管中放入约 3 g 草酸,用带有导气管的塞子塞紧,试管口稍向下倾斜固定在铁架台上。将导气管出口插入盛有约 3 mL 澄清石灰水的试管中,小心加热大试管,仔细观察澄清石灰水的变化,记录和解释发生的现象并写出反应方程式。

5.酯化反应

在干燥的小锥形瓶中,溶解水杨酸 0.5 g 于 5 mL 甲醇中,边摇边加入10 滴浓硫酸,在水浴中温热 5 min,然后将锥形瓶中的混合物倒入盛有约 10 mL 冰水的小烧杯中,充分振摇,过几分钟后注意观察生成物的外观,并闻其气味。记录和解释发生的现象,并写出化学反应方程式。

6.水杨酸和阿司匹林与三氯化铁的反应

取 2 支试管,分别加入 1％的三氯化铁溶液 1～2 滴,并各加水 1 mL。再向第 1 支试管中加少许水杨酸晶体,向第 2 支试管中加少许阿司匹林晶体,振摇,加热第 2 支试管,观察和记录发生的现象并解释。

7.茚三酮反应

取 2 支试管,分别加入 1％的甘氨酸溶液和 1％的酪氨酸悬浊液(用时应摇匀)各 1 mL,然后各加入茚三酮试剂 2～3 滴,在沸水浴中加热 10～15 min,观察和记录发生的现象并解释。

【注意事项】

1.银镜反应在碱性介质中进行,甲酸的酸性较强,直接加入弱碱性的银氨溶液中会使银氨配合物失效,所以需用碱先中和甲酸。

2.水杨酸和甲醇生成的酯称为"水杨酸甲酯",俗名"冬青油",具有特殊的香味,是冬青树属植物中的一种香精油。

3.茚三酮反应是所有氨基酸均可发生的反应,该反应灵敏,在 pH 值为 5～7 的溶液中效果最好。除脯氨酸和羟脯氨酸与茚三酮反应产生黄色产物外,其他氨基酸均产生蓝紫色产物。酪氨酸悬浊液用时应先摇匀。

【思考题】

1.甲酸能发生银镜反应,其他羧酸可以吗? 为什么?

2.进行酯化反应时,加入浓硫酸的作用是什么?

【知识链接】

羧酸和取代羧酸的性质

实验八　乙酸乙酯的制备

【实验目的】

1.通过乙酸乙酯的制备,了解羧酸与醇合成酯的一般原理和方法。

2.掌握液体有机物的精制方法。

3.正确掌握分液漏斗的使用方法。

4.掌握回流、蒸馏、分液、干燥等操作。

5.培养学生的科研兴趣,注重理论联系实际;要有变通的思维,做到具体问题具体分析。

【实验原理】

制备乙酸乙酯的主反应为:

$$CH_3COOH + HOC_2H_5 \underset{\text{浓 } H_2SO_4}{\overset{115\sim120\ ℃}{\rightleftharpoons}} CH_3COOC_2H_5 + H_2O$$

制备乙酸乙酯的副反应为:

$$2C_2H_5OH \xrightarrow[\text{浓 } H_2SO_4]{140\ ℃} C_2H_5\!-\!O\!-\!C_2H_5 + H_2O$$

$$C_2H_5OH + H_2SO_4 \longrightarrow CH_3COOH + SO_2\uparrow + H_2O$$

乙酸和乙醇在浓硫酸的催化作用下发生催化反应,生成乙酸乙酯和水。酯化反应为一可逆反应,本实验采用加入过量乙醇并将生成的酯和水不断蒸出的方法,使反应向右进行,以提高酯的产率。反应完成后,没有反应完全的 CH_3COOH、CH_3CH_2OH 及反应中产生的 H_2O 分别用饱和的 Na_2CO_3 溶液、饱和的 $CaCl_2$ 溶液及无水 $MgSO_4$(固体)除去。

【器材与试剂】

1.器材

三颈瓶、滴液漏斗、温度计、分液漏斗、锥形瓶、蒸馏瓶、直形冷凝管、接液管、细口瓶、电热套和调压器。

2.试剂

冰乙酸、乙醇(95%)、浓硫酸(96%)、碳酸钠溶液(饱和)、氯化钠溶液(饱和)、氯化钙溶液(饱和)、无水硫酸镁。

【实验步骤】

1.乙酸乙酯的制备和蒸馏

在三颈瓶(或蒸馏瓶)中加入 12 mL 乙醇,在振摇与冷却的条件下加入 12 mL 浓 H_2SO_4,混匀后加入几粒沸石。按如图 4-8-1 所示安装反应装置。滴液漏斗颈末端接一段弯曲拉尖的玻璃管,该玻璃管末端及温度计的水银球都需浸入液面以下,距瓶底 0.5~1 cm。

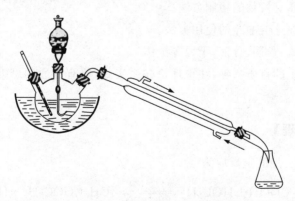

图 4-8-1 制备乙酸乙酯的装置

在滴液漏斗中,加入 12 mL 乙醇和 12 mL 冰乙酸并混匀。加热前先通水,用电热套加热,电压由 80 V 逐渐增至 110 V。当温度升至约 120 ℃时,开始滴加乙醇和冰乙酸的混合液,并调节好滴加速度,使滴入与馏出乙酸乙酯的速度大致相等(控制回流速度,以每秒 1 滴的速度滴下即可),同时维持反应温度在 115~120 ℃。滴加时间需 40~60 min。滴加完毕,在 115~120 ℃下继续加热 15 min,最后可将温度升至 130 ℃。若不再有液体馏出,即可停止加热。

2.乙酸乙酯的精制

(1)中和:在粗乙酸乙酯中缓慢加入约 10 mL 饱和 Na_2CO_3 溶液,边搅拌边冷却,直至无二氧化碳逸出,并用 pH 试纸检验酯层呈中性。然后将此混合液移入分液漏斗中,充分振摇(注意放气),静置分层后分出水层。

(2)水洗:用 10 mL 饱和食盐水洗涤酯层,充分振摇,静置分层后分出水层(注意将水分净)。

(3)洗去乙醇:用 20 mL 饱和 $CaCl_2$ 溶液分两次洗涤酯层,分出水层。

(4)干燥:酯层由漏斗上口倒入干燥的 50 mL 锥形瓶中,并放入 2 g 无水硫酸镁干燥,塞上塞子,然后充分振摇至液体澄清透明,再放置约 30 min。

(5)蒸馏:安装一套蒸馏装置(仪器必须干燥)。将干燥后的粗乙酸乙酯通过漏斗(口上铺一薄层棉花)滤入蒸馏瓶中,加入几粒沸石,加热进行蒸馏。收集 73~78 ℃的馏分,产量约 12 g。

乙酸乙酯为无色透明有香味的液体,沸点 77.06 ℃,密度 0.9008 g/mL,20 ℃时的折光率为 1.3723。

【注意事项】

1.控制好混合液的滴加速度是做好本实验的关键。若滴加速度太快,反应温度会迅速下降,同时会使乙醇和乙酸来不及反应就被蒸出,降低酯的产量。

2.若反应温度太高,副产物乙醚的量会增加。

3.粗乙酸乙酯中,含有乙醇、乙醚、乙酸、亚硫酸等杂质。

4.用饱和食盐水洗涤乙酸乙酯,可降低乙酸乙酯在水溶液中的溶解度,减少乙酸乙酯的损失。

5.在合成反应中,理论产量是指根据反应方程式,按照原料全部转化成产物计算得到的产物的数量;实际产量是指实验中实际分离得到的纯净产物的数量。由于反应不完全、发生副反应及操作上的损失等原因,实际产量会低于理论产量。产率是用实际产量和理论产量比值的百分数来表示的:

$$产率 = \frac{实际产量}{理论产量} \times 100\%$$

【思考题】

1.浓硫酸的作用是什么? 为什么要加入沸石? 需要加入多少?

2.为什么要使用过量的乙醇？能否使用过量的乙酸？为什么要调节滴加的速率(每分钟 30 滴左右)？

【知识链接】

乙酸乙酯的制备

实验九　正丁醚的制备

【实验目的】

1.掌握脱水制醚的反应原理和实验方法。

2.学习使用分水器的实验操作。

3.培养学生的科学精神和安全意识。

【实验原理】

制备正丁醚的反应方程式如下：

$$2CH_3CH_2CH_2CH_2OH \underset{H_2SO_4}{\overset{134\sim135\ ℃}{\rightleftharpoons}} CH_3CH_2CH_2CH_2OCH_2CH_2CH_2CH_3 + H_2O$$

$$CH_3CH_2CH_2CH_2OH \underset{H_2SO_4}{\overset{>135\ ℃}{\rightleftharpoons}} C_4H_8 + H_2O$$

【器材与试剂】

1.器材

电热套、铁架台、十字夹、万能夹、分水器、温度计及接头、冷凝器、玻璃塞、蒸馏头、三口连接管、锥形瓶、量筒、分液漏斗、沸石、烧瓶。

2.试剂

正丁醇、浓硫酸、无水氯化钙、50%的硫酸溶液。

【实验步骤】

1.在 100 mL 的三颈烧瓶中加入12.5 g（15.5 mL）正丁醇和约 4 g（2.2 mL）浓硫酸,摇动使之混合均匀,并加入几粒沸石。

2.在三颈烧瓶的一个瓶口装上温度计,另一个瓶口装上分水器,分水器上端接回流冷凝管（见图 4-9-1）。

3.在分水器中注入 2 mL 水,然后将三颈烧瓶在石棉网上用小火加热,回流。

4.继续加热至瓶内温度升高到 134~135 ℃（约需 20 min）。待分水器已全部被水充满时,表示反应已基本完成。

5.冷却反应物,将其连同分水器里的水一起倒入内盛 25 mL 水的分液漏斗中,充分振摇,静止,分出产物粗制正丁醚。

6.用两份 8 mL 50%的硫酸洗涤粗产物两次,再用 10 mL 水洗涤一次,然后用无水氯化钙干燥。

7.干燥后的产物倒入蒸馏烧瓶中,如图 4-9-2 所示,蒸馏收集 139~142 ℃的馏分。

温度计

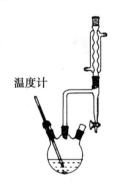 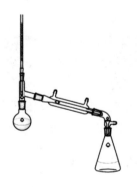

图 4-9-1　制备正丁醚的实验装置　　图 4-9-2　正丁醚的蒸馏提纯装置

【注意事项】

蒸馏过程中温度较高,一定要注意安全。

【思考题】

正丁醚的制备过程中为什么要使用分水器? 它有什么作用?

实验十　环己酮的制备

【实验目的】

1.学习用次氯酸氧化法制备环己酮的原理和方法。

2.进一步了解酮和醇的区别及联系。

3.让学生初步具备"透过现象看本质"的能力。

【实验原理】

用次氯酸氧化法制备环己酮的方程式如下：

$$\text{环己醇} + NaCr_2O_7 + H_2SO_4 \xrightarrow{\Delta} \text{环己酮} + Na_2SO_4 + Cr_2(SO_4)_3 + H_2O$$

【器材与试剂】

1.器材

滴液漏斗、温度计、烧瓶、三口连接管、水浴锅、量筒、电炉、石棉网、冷凝管、尾接管、锥形瓶、分液漏斗、磁力加热搅拌器。

2.试剂

环己醇、冰醋酸、次氯酸钠、碘化钾、碘化钾-淀粉试纸、饱和亚硫酸氢钠溶液、氯化铝、沸石、无水碳酸钠、无水硫酸镁、食盐。

【实验步骤】

1.向烧瓶中依次加入 5.2 mL 环己醇和 25 mL 冰醋酸，开动磁力加热搅拌器。在冰水浴冷却下，将 20 mL 次氯酸钠溶液经滴液漏斗逐滴加入反应体系中，使瓶内温度保持在 30～35 ℃，加完后搅拌 15 min。用碘化钾-淀粉试纸检验反应混合物是否会使试纸变蓝色，若不变蓝，应再次补加 5 mL 次氯酸钠溶液。

2.在室温下继续搅拌 30 min，然后加入饱和亚硫酸氢钠溶液至反应液对碘化钾试纸不再显蓝色为止。

3.在反应混合物中加入 30 mL 水、3 g 氯化铝和几粒沸石，加热蒸馏，至流出液无油滴为止。

4.在搅拌的情况下,向馏出液中加入无水碳酸钠至中性,然后再加入精制食盐使之饱和,将此液体倒入分液漏斗,分出有机层,再用无水硫酸镁干燥,蒸馏并收集 150~155 ℃的馏分。

【思考题】

在本实验中使用精制食盐的作用是什么?

实验十一 硝基苯的制备

【实验目的】

1.学习苯环上亲电取代反应的原理。
2.学习掌握冷凝回流及水浴加热操作。

【实验原理】

制备硝基苯的反应方程式如下:

$$\bigcirc + HO-NO_2 \xrightarrow[\triangle]{\text{浓硫酸}} \bigcirc-NO_2 + H_2O$$

【器材与试剂】

1.器材
电炉、水浴锅、圆底烧瓶、冷凝管、温度计、铁架台、锥形瓶、分液漏斗。
2.试剂
苯、硝酸、浓硫酸、饱和食盐水、无水氯化钙、pH 试纸、沸石。

【实验步骤】

1.在锥形瓶中加入 36 mL 浓硝酸,另取 5 mL 浓硫酸,分多次加入锥形瓶中,边加边摇匀。

2.如图 4-11-1 所示,将 4.5 mL 苯和上述所配制的混酸一并加入烧瓶中,充分

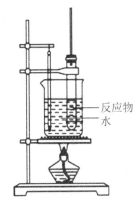

反应物

水

图 4-11-1　制备硝基苯的实验装置

振荡,混合均匀并开始加热。控制水浴温度在 60 ℃左右,保持回流 30 min。

3.将产物倒入分液漏斗中分液,然后转入锥形瓶中,用等体积的水洗涤至不显酸性,最后用水洗至中性,将有机层放入干燥的锥形瓶中,用无水氯化钙干燥后量取产物体积。

注意:第一次用等体积的水洗涤时,有机层在上层;第二次用水洗涤时,有机层在下层。

【注意事项】

1.配制硝酸和硫酸的混酸溶液时,应在硝酸中分次加入硫酸,边加边振荡,使其混合均匀。

2.硝基化合物对人体有较大的毒性,吸入较多量蒸汽或被皮肤接触吸收均会引起中毒,这一点一定要注意! 所以在处理硝基苯或其他硝基化合物时,必须谨慎小心,如不慎触及皮肤,应立即用少量乙醇擦洗,再用肥皂及温水洗涤。

3.硝化反应为放热反应,若温度超过 60 ℃时,有较多的二硝基苯生成;若温度超过 80 ℃,则会生成副产物苯磺酸,而且也会有部分硝酸和苯挥发逸去。

4.洗涤硝基苯时,特别是用碳酸钠溶液洗涤时,不可过分用力摇荡,否则会使产物乳化而难以分层。若遇此情况,可加数滴酒精,静置片刻,即可分层。

【思考题】

1.浓硫酸在本实验中的作用是什么?

2.反应过程中,若温度过高有何影响?

实验十二　糖的性质

【实验目的】

观察糖的若干化学反应现象。

【实验原理】

糖类是多羟基醛或多羟基酮及其脱水缩合的产物。根据是否发生水解可将糖类分为三类:单糖、低聚糖和多糖。根据是否被托伦试剂和斐林试剂氧化,可将糖类分为还原糖和非还原糖。单糖又可以分为醛糖和酮糖。

单糖一般都具有还原性,能与托伦试剂反应产生银镜,与斐林试剂、班氏试剂反应产生砖红色的氧化亚铜沉淀,与过量苯肼生成黄色糖脎晶体。醛糖能被溴水氧化而使溴水颜色褪去,酮糖则不能使溴水褪色。酮糖或含有酮糖的双糖与塞利凡诺夫试剂混合加热会很快出现红色,醛糖则迟缓。

双糖分子中若有苷羟基则具有还原性,否则无还原性。麦芽糖、乳糖为还原性双糖,蔗糖为非还原性双糖,但蔗糖在酸或酶的作用下可水解为葡萄糖和果糖,其水解液具有还原性。多糖没有还原性,其若在酸或酶的作用下发生水解,最终产物为单糖,单糖水解液具有还原性。

所有的糖类化合物在浓硫酸的作用下均可与莫立许试剂产生紫色化合物。淀粉遇碘变蓝色。

【器材与试剂】

1. 器材

试管(大、小)、试管夹、水浴锅、酒精灯、滴管、玻璃棒。

2. 试剂

5%的葡萄糖溶液、5%的果糖溶液、5%的蔗糖溶液、5%的麦芽糖溶液、2%的淀粉碘试剂、浓 HCl、浓 H_2SO_4、稀 H_2SO_4、浓 HNO_3、5%的 Na_2CO_3 溶液、10%的 NaOH 溶液、2%的 $CuSO_4$ 溶液、5%的 $AgNO_3$ 溶液、2%的氨水、班氏试剂、莫立许试剂、塞利凡诺夫试剂。

【实验步骤】

1. 糖的还原性

(1)与托伦试剂的反应:取 1 支洁净的大试管,配制托伦试剂约 8 mL,分装于 4 支洁净的小试管中,编号。再分别加入 5%的葡萄糖溶液、5%的果糖溶液、5%的麦芽糖溶液和 5%的蔗糖溶液各 5 滴,摇匀,将试管放在 60 ℃的热水浴中加热数分钟,观察和记录现象并解释(见表 4-12-1)。

表 4-12-1　与托伦试剂反应的现象与解释

与托伦试剂的反应	现象	解释
5%的葡萄糖溶液		
5%的果糖溶液		
5%的麦芽糖溶液		
5%的蔗糖溶液		

(2)与斐林试剂的反应:取斐林试剂 A、B 各 4 mL,混合均匀后分装于 4 支试管中并编号。再分别加入 5%的葡萄糖溶液、5%的果糖溶液、5%的麦芽糖溶液和 5%的蔗糖溶液各 5 滴,摇匀,放在沸水浴中加热 2~3 min,观察和记录现象并解释(见表 4-12-2)。

表 4-12-2 与斐林试剂反应的现象与解释

与斐林的反应	现象	解释
5%的葡萄糖溶液		
5%的果糖溶液		
5%的麦芽糖溶液		
5%的蔗糖溶液		

(3)与班氏试剂的反应:取 5 支试管,编号。各加班氏试剂 1 mL,再分别加入 5%的葡萄糖溶液、5%的果糖溶液、5%的麦芽糖溶液、5%的蔗糖溶液和 2%的淀粉溶液各 5 滴,摇匀,放在沸水浴中加热 2~3 min,观察和记录现象并解释(见表 4-12-3)。

表 4-12-3 与班氏试剂反应的现象与解释

与班氏试剂的反应	现象	解释
5%的葡萄糖溶液		
5%的果糖溶液		
5%的麦芽糖溶液		
5%的蔗糖溶液		
2%的淀粉溶液		

2.糖的颜色反应

(1)与莫立许试剂的反应:取 5 支试管,编号。分别加入 5%的葡萄糖溶液、5%的果糖溶液、5%的麦芽糖溶液、5%的蔗糖溶液和 2%的淀粉溶液各 1 mL,再各加 2 滴莫立许试剂,摇匀。将试管倾斜呈 45°角,沿管壁慢慢加入浓硫酸 1.5 mL,使酸液进入试管底部,慢慢将试管转直,观察两层界面的颜色变化,观察和记录现象并解释(见表 4-12-4)。

表 4-12-4　与莫立许试剂反应的现象与解释

与莫立许的反应	现象	解释
5%的葡萄糖溶液		
5%的果糖溶液		
5%的麦芽糖溶液		
5%的蔗糖溶液		
2%的淀粉溶液		

（2）与塞利凡诺夫试剂的反应：取 5 支试管，编号。各加塞利凡诺夫试剂 1 mL，再分别加入 5%的葡萄糖溶液、5%的果糖溶液、5%的麦芽糖溶液、5%的蔗糖溶液和 2%的淀粉溶液各 5 滴，摇匀，浸在沸水浴中 2 min，观察和记录现象并解释（见表 4-12-5）。

表 4-12-5　与塞利凡诺夫试剂反应的现象与解释

与塞利凡诺夫的反应	现象	解释
5%的葡萄糖溶液		
5%的果糖溶液		
5%的麦芽糖溶液		
5%的蔗糖溶液		
2%的淀粉溶液		

（3）淀粉与碘的反应：取 1 支试管，加入 1 滴 2%的淀粉溶液、4 mL 水和 1 滴碘试剂，观察颜色变化。将此溶液稀释至呈浅蓝色，加热后再冷却，观察颜色变化，记录并解释发生的现象（见表 4-12-6）。

表 4-12-6　淀粉与碘反应的现象与解释

与碘的反应	现象	解释
淀粉		

【注意事项】

1.莫立许反应很灵敏，糖类物质都有此反应，但甲酸、草酸、乳酸、丙酮、葡萄糖醛酸及糠醛衍生物等也能与莫立许试剂产生颜色反应，因此阳性反应只表明可能含有糖类,而阴性反应则可表明肯定不含糖类。

2.塞利凡诺夫试剂与酮糖的反应比醛糖快 15～20 倍,在短时间内,酮糖已呈红色而醛糖还没有变化,但不能加热时间过长,否则醛糖也会出现红色。

3.淀粉遇碘变蓝色是因为形成了一种包合物,加热时该包合物的结构受到破坏,所以颜色消失;冷却后重新形成包合物,颜色也随之恢复。

【思考题】

区分还原糖和非还原糖的方法有几种?

【知识链接】

糖的性质

实验十三　乙酰水杨酸的制备

【实验目的】

1.学习利用酚类的酰化反应制备乙酰水杨酸的原理和制备方法。

2.掌握重结晶、减压过滤、洗涤、干燥、熔点测定等基本实验操作。

3.引导学生理解和体会化学合成在医药生产中的重要作用,特别是针对自然界中难以直接大规模获取的药物,通过化学合成方法破解其生产难题,引导学生思考合成化学在解决人类所面临的问题中的手段及方法,从而增强学生的专业自豪感和责任感。

【实验原理】

乙酰水杨酸(即阿司匹林)可通过水杨酸与乙酸酐反应制得,其反应方程式如下:

COOH + $(CH_3CO)_2O$ $\xrightarrow{H_2SO_4}$ COOH + CH_3COOH
OH OCOCH₃

（化学结构反应式）

n HO—COOH $\xrightarrow{H_2SO_4}$ （聚合物结构式） + $(n-1)H_2O$

【器材与试剂】

1.器材

圆底烧瓶、水浴锅、抽滤瓶、循环水真空泵、锥形瓶、玻璃棒、烧瓶、量筒、胶头滴管、天平、磁力加热搅拌器、温度计、滤纸。

2.试剂

水杨酸、乙酸酐、浓硫酸、碎冰、饱和碳酸钠溶液、浓盐酸。

【实验步骤】

1.在 125 mL 的锥形瓶中加入 2 g 水杨酸、5 mL 乙酸酐和 5 滴浓硫酸,小心地旋转锥形瓶,使水杨酸全部溶解后,在水浴中加热 5~10 min,控制水浴温度在85~90 ℃。取出锥形瓶,边摇边滴加 1 mL 冷水,然后快速加入 50 mL 冷水,立即进入冰浴冷却。若无晶体或油状物出现,可用玻璃棒摩擦烧瓶内壁(注意必须在冰水浴中进行),待晶体完全析出后用布氏漏斗抽滤,用少量冰水分两次洗涤锥形瓶后,再洗涤晶体,抽干。

2.将粗产物转移到 150 mL 的烧杯中,在搅拌下慢慢加入 25 mL 饱和碳酸钠溶液,加完后继续搅拌几分钟,直到无二氧化碳气体产生为止。抽滤,副产物聚合物被滤出,用5~10 mL 水冲洗漏斗,合并滤液,倒入预先盛有 4~5 mL 浓盐酸和 10 mL 水配成的溶液的烧杯中,搅拌均匀,即有乙酰水杨酸沉淀析出。用冰水冷却,使沉淀完全。减压过滤,用冷水洗涤 2 次,抽干水分。将晶体置于表面皿上,蒸汽浴干燥,得乙酰水杨酸产物,称重(见图 4-13-1)。

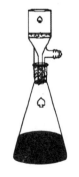

图 4-13-1　减压过滤装置

【注意事项】

1.由于水杨酸易漂浮,所以在合成过程中的摇动幅度不可过大,否则水杨酸会附着在锥形瓶上部,不易被酰化,影响合成的产率。

2.乙酸酐的质量是水杨酸酰化合成乙酰水杨酸的关键因素之一。由于乙酸酐易水解,所以在酰化过程中要保证乙酸酐不发生水解反应。

【思考题】

为什么合成乙酰水杨酸时要使用干燥的锥形瓶,而且加入乙酸酐后要塞紧胶塞后进行振摇?

【知识链接】

乙酰水杨酸的制备

第五篇
生物化学实验

实验一　蛋白质的沉淀反应

【实验目的】

1.掌握几种沉淀蛋白质的方法。
2.了解蛋白质变性与沉淀的关系。
3.说出蛋白质沉淀在临床上的应用。
4.养成认真、严谨、细致的科研态度和习惯。

【实验原理】

在水溶液中,由于蛋白质分子表面上存在的水化层和同性电荷的作用,使蛋白质分子聚集成为稳定的胶体颗粒。但这种稳定的状态是有条件的,在某些理化因素的作用下,蛋白质分子表面的带电性质会发生变化、脱水甚至变性,这样会使蛋白质分子以固态形式从溶液中析出,这个过程就称为蛋白质的沉淀反应。蛋白质的沉淀反应可分为以下两种类型:

1.可逆沉淀反应

可逆沉淀反应发生后,蛋白质分子的内部结构并没有发生大的或者显著的变化。在沉淀因素去除后,又可恢复其亲水性,这种沉淀反应就是可逆沉淀反应,也称为"不变性沉淀反应"。属于这类沉淀反应的有盐析作用、等电点沉淀以及在低温下短时间的有机溶剂沉淀等。

2.不可逆沉淀反应

发生不可逆沉淀反应时,蛋白质在沉淀的同时,其空间结构会发生大的改变,许多化学键发生断裂,即除去沉淀因素,蛋白质也不会恢复其亲水性,并丧失生物活性,这种沉淀反应就是不可逆沉淀反应。重金属盐、生物碱试剂、强酸、强碱、加热、强烈震荡、有机溶剂等都能使蛋白质发生不可逆沉淀反应。

【实验步骤】

(一)蛋白质的盐析

1.实验用品

新鲜配制的10%的卵清蛋白溶液(取新鲜卵清蛋白1体积,用蒸馏水稀释

10 倍,用纱布过滤)、饱和硫酸铵溶液、固体硫酸铵。

2.实验步骤

(1)取卵清蛋白溶液 3 mL 加入 1 号试管中,再加等量的饱和硫酸铵溶液,混匀后静置 15 min 将出现沉淀。此沉淀物为球蛋白。

(2)过滤,收集上清液于 2 号试管中,若滤液浑浊,须重复过滤直至滤液清澈。

(3)取 1 mL 上清液液于 3 号试管中,加入固体硫酸铵粉末,边加边用玻璃棒搅拌,直至粉末不再溶解为止。静置数分钟后,沉淀析出的是清蛋白。

(4)向 1 号试管和 3 号试管中分别加水,观察其沉淀是否溶解。

(二)重金属盐沉淀蛋白质

重金属离子如 Pb^{2+}、Cu^{2+}、Hg^{2+}、Ag^+ 等可与蛋白质分子上的羟基结合生成不溶性金属盐而沉淀。

重金属盐类沉淀蛋白质的反应通常很完全,特别是在碱金属盐类存在时。因此,在生化分析中,常用重金属盐除去体液中的蛋白质;临床上用蛋白质解除重金属盐引起的食物中毒。

1.实验用品

10%的卵清蛋白溶液、0.1 mol/L 的氢氧化钠溶液、3%的硝酸银溶液、0.1%的硫酸铜溶液、3 支试管。

2.实验步骤

(1)取 2 支试管,分别编号后各加入 1 mL 10%的卵清蛋白溶液。

(2)向各试管内再加入 1 滴 0.1 mol/L 的氢氧化钠溶液。

(3)向 1 号试管内加 3%的硝酸银溶液 3～4 滴,向 2 号试管内加 0.1%的硫酸铜溶液 3～4 滴,混匀后观察沉淀的生成情况。

(三)生物碱试剂沉淀反应

生物碱试剂能与蛋白质分子中的氨基结合生成不溶性沉淀。

1.实验用品

10%的卵清蛋白溶液、5%的三氯乙酸溶液、10%的 HCl 溶液、10%的 NaOH 溶液。

2.实验步骤

(1)取 1 号试管,加 10%的卵清蛋白溶液 20 滴后,再加 1 滴 10%的 HCl 溶液,混匀,再加入 5%的三氯乙酸溶液 10 滴,混匀后观察沉淀的生成情况。

（2）取 2 号试管，加 10％的卵清蛋白溶液 20 滴后，加数滴 10％的 NaOH 溶液，混匀，再加入 5％的三氯乙酸溶液 10 滴，混匀后观察沉淀的生成情况。

（四）有机溶剂沉淀蛋白质

1.实验用品

10％的卵清蛋白溶液、95％的乙醇溶液。

2.实验步骤

取试管 1 支，加入 10％的卵清蛋白溶液 10 滴后，再加入 95％的乙醇溶液 20 滴，边加边混匀，静置片刻后观察结果。

（五）加热沉淀蛋白质

1.实验用品

10％的卵清蛋白溶液、1％的醋酸、10％的醋酸、10％的 NaOH 溶液。

2.实验步骤

按照表 5-1-1 所示加入试剂，观察结果。

表 5-1-1　加热沉淀反应体系

试剂	试管 1	试管 2	试管 3	试管 4
10％的鸡蛋白溶液	20 滴	20 滴	20 滴	20 滴
1％的醋酸	—	1 滴	—	—
10％的醋酸	—	—	10 滴	—
10％的 NaOH 溶液	—	—	—	10 滴

【注意事项】

1.实验滴加试剂时，注意要缓慢加入。

2.有酸碱试剂或加热实验时，应小心操作以注意安全。

【思考题】

（一）选择题

1.当蛋白质处于等电点时，下列说法正确的是（　　）

　A.蛋白质带正电荷　　　　　　　B.蛋白质带负电荷

　　C.蛋白质的溶解度最大　　　　　　D.蛋白质的溶解度小

　2.下列试剂中,可使蛋白质发生可逆沉淀的是(　　　)

　　A.硫酸铵试剂　　　　　　　　　　B.重金属盐试剂

　　C.硫酸或硝酸试剂　　　　　　　　D.生物碱试剂

　3.在沉淀反应中,蛋白质可能发生的变化不包括(　　　)

　　A.水化膜破坏　　　　　　　　　　B.电荷中和

　　C.蛋白质变性　　　　　　　　　　D.肽键断裂

(二)简答题

　1.盐析时为什么分别用饱和硫酸铵溶液和固体硫酸铵粉末?

　2.用重金属盐沉淀蛋白质时应注意什么?

【知识链接】

蛋白质的沉淀、变性与凝固

实验二　蛋白质两性电离与等电点的测定

【实验目的】

1.了解蛋白质两性电离与等电点的测定原理。

2.熟悉蛋白质两性电离与等电点测定的操作方法。

3.培养学生严谨的作风和准确进行实际操作的能力,提高学生分析问题的能力。

【实验原理】

　　蛋白质是两性电解质,其电离程度取决于溶液的 pH 值。当溶液的 pH 值大于某个值时,蛋白质带负电荷,不易沉淀;反之,当溶液的 pH 值小于某个值时,蛋白质带正电荷,也不易沉淀。当溶液处于某一 pH 值时,蛋白质所带的正、负电荷数量相等,净电荷为零,呈兼性离子状态,此时溶液的 pH 值称为这种蛋白质的"等电点",即 pI。这时蛋白质分子在电场中既不向负极移动也不向正极移动,且其溶解度最低,容易析出,所以当溶液处于 pI 时,蛋白质沉淀最多。

【器材与试剂】

1.器材

试管、试管架、吸量管、滴管。

2.试剂

(1)5 g/L 的酪蛋白醋酸钠溶液(称取纯酪蛋白 0.5 g,加蒸馏水 40 mL 及 1.00 mol/L 的氢氧化钠溶液 10.0 mL,振摇使酪蛋白溶解,然后向体系中加入 1.00 mol/L 的醋酸溶液 10.0 mL,混匀后倒入 100 mL 的容量瓶中,用蒸馏水稀释至刻度,混匀)。

(2)0.1 g/L 的溴甲酚绿指示剂(该指示剂的 pH 值变色范围为 3.8~5.4,酸色型为黄色,碱色型为蓝色)。

(3)0.02 mol/L 的盐酸溶液、0.02 mol/L 的氢氧化钠溶液、1.00 mol/L 的醋酸溶液、0.1 mol/L 的醋酸溶液、0.01 mol/L 的醋酸溶液。

【实验步骤】

(一)蛋白质两性电离实验

1.取试管 1 支,加入 5 g/L 的酪蛋白醋酸钠溶液 0.3 mL 和 0.1 g/L 的溴甲酚绿指示剂 1 滴,混匀,观察溶液呈现的颜色。

2.用滴管缓慢滴加 0.02 mol/L 的盐酸溶液,随滴随摇,直到有明显的大量沉淀出现,观察溶液颜色的变化。

3.继续滴入 0.02 mol/L 的盐酸溶液,观察沉淀与溶液颜色的变化。

4.再滴入 0.02 mol/L 的氢氧化钠溶液,随滴随摇,使之再度出现明显的大量沉淀,再继续滴入 0.02 mol/L 的氢氧化钠溶液,沉淀又溶解,观察溶液颜色的变化。

(二)酪蛋白等电点的测定

1.取 5 支试管,按表 5-2-1 所示进行操作。

表 5-2-1　酪蛋白等电点的测定反应体系

试剂	试管 1	试管 2	试管 3	试管 4	试管 5
蒸馏水	1.6 mL	—	3.0 mL	1.5 mL	3.38 mL
1.00 mol/L 的醋酸溶液	2.4 mL	—	—	—	—
0.10 mol/L 的醋酸溶液	—	4.0 mL	1.0 mL	—	—
0.01 mol/L 的醋酸溶液	—	—	—	2.5 mL	0.62 mL
5 g/L 的酪蛋白醋酸钠溶液	1.0 mL	1.0 mL	1.0 mL	1.0 mL	1.0 mL
溶液的最终 pH 值	3.2	4.1	4.7	5.3	5.9
沉淀的多少					

2.静置 20 min,观察各管沉淀出现的情况,并以"－""＋""＋＋""＋＋＋"记录沉淀的多少。

【实验结果】

仔细观察并记录蛋白质两性电离实验中沉淀产生及沉淀消失的现象。

【注意事项】

1.滴加盐酸或氢氧化钠溶液时要逐滴滴加,并要边滴边摇,滴加速度不可过快。

2.蛋白质两性电离实验时,一定要先滴加盐酸,再滴加氢氧化钠。

【思考题】

(一)选择题

1.当蛋白质的 pI 小于溶液的 pH 值时,蛋白质带(　　)

　A.正电荷　　　　　　　　　B.负电荷

　C.不带电荷　　　　　　　　D.以上均不对

2.蛋白质是两性电解质,其在溶液中的解离情况取决于(　　)

　A.蛋白质的分子大小　　　　B.蛋白质所带的电荷

　C.溶液的 pH 值　　　　　　D.溶液的浓度

3.在碱性溶液中,溴甲酚绿的颜色为(　　)

　A.红色　　　　　　　　　　B.黄色

C.绿色　　　　　　　　　D.蓝色

4.下列溶液中,蛋白质胶体颗粒易沉淀的是(　　)

A.溶液的 pH＝pI　　　　　B.在水溶液中

C.溶液的 pH＝7.0　　　　D.溶液的 pH≠pI

(二)简答题

1.蛋白质两性电离实验中,沉淀出现及沉淀消失的原因是什么?

2.酪蛋白的等电点是多少? 为什么?

【知识链接】

氨基酸的两性电离

实验三　氨基酸的纸层析

【实验目的】

1.学习层析技术的原理。

2.掌握纸层析的具体操作。

【实验原理】

层析法又称"色谱法"(chromatography)、"色层法"或"层离法",是近代生物化学实验中广泛应用的一种分离分析技术。

层析法是利用混合物(样品)中各组分的理化性质(如溶解度、吸附力、分子形状、分子大小、分子极性、分子所带电荷的性质和数量以及分子表面的特殊基团等)的不同,从而使各组分相互分离的分析方法。例如,某混合样品中含有 A(红色)、B(黄色)两种性质相似的组分及其他杂质,用一般的分离方法不能将其分离,因此无法测定 A 与 B 的含量。如果将此混合样品加至一个填充了 Al_2O_3 吸附剂的玻璃柱中,然后不断从柱顶加入适当的溶剂,经过一定时间后,发现组分 A 在柱的下段,组分 B 在柱的中段,其他杂质留在柱的上段,从而达到了分离的目的,这种分离方法即称为"层析法"。其中,Al_2O_3 吸附剂称为"固定相",加入的溶剂称为"流动相",填充了固定相的玻璃柱称为"层析柱"。

层析法的分离原理是流动相在柱中往下流动时,已被吸附在柱顶端 Al_2O_3 上的组分 A 与组分 B 部分解吸并溶于流动相中,随着流动相向下移动,当遇到新的吸附颗粒时,已解吸的溶质又有部分被重新吸附在 Al_2O_3 表面上。这样,随着流动相的不断加入,在层析柱中不断发生着吸附、解吸、再吸附、再解吸的过程。由于组分 A 和组分 B 在流动相中的溶解度不同,假如组分 A 在流动相中的溶解度略大于组分 B,那么组分 A 在柱中往下移动的速度就略大于组分 B。经过多次反复,微小的差异逐渐变大,一定时间后组分 A 和组分 B 便在柱上形成两条区带,不溶于流动相的其他组分则仍留在柱子的上端。如果不断地加入流动相,就可以将分离后的组分从柱子上先后洗脱下来,依次流出柱外。

溶质既可以进入固定相,又可以进入流动相,这个过程称为"分配过程",分配过程进行的程度可以用分配系数(K)来表示,$K = C_s/C_m$(式中,K 是广义的分配系数,C_s 是溶质在固定相中的浓度,C_m 是溶质在流动相中的浓度)。因此,层析过程可以被认为是物质在两相间进行分配的过程。由于不同物质的分配系数不同,它们在层析柱中往下移动的速度也就不同,从而达到了分离的目的。

纸层析属于分配层析,它是以纸作为固定相的载体,纸纤维上的羟基具有亲水性,因此可把滤纸吸附的水作为固定相,而通常把有机溶剂作为流动相。

将样品点在滤纸上(此点称为"原点")进行展开,样品中的各种溶质(如氨基酸)即在两相溶剂中不断进行分配。由于它们的分配系数不同,因此不同的溶质随流动相移动的速率不等,从而将这些溶质分离开来,形成距原点不等的层析点。

溶质在滤纸上的移动速率用 R_f 值表示:

$$R_f = \frac{原点到层析点中心的距离}{原点到溶剂前沿的距离}$$

只要条件(如温度、展开溶剂的组成、滤纸的质量等)不变,R_f 就是一个常数,故可根据 R_f 值进行定性分析。

层析后,各种溶质在滤纸上的位置可用适当的化学或物理方法处理而使其显示出来。对于氨基酸,常用茚三酮使之显色。

【器材与试剂】

1.器材

层析缸、烘箱、电吹风、喷雾器、表面皿、毛细滴管、竹镊子、刻度尺、铅笔、新华 1 号滤纸、针线等。

2.试剂

浓度均为 0.1% 的缬氨酸、组氨酸、谷氨酸、亮氨酸、甘氨酸溶液,配制方法:分别称取上述 5 种氨基酸各 0.1 g,分别溶于 20 mL 蒸馏水中,测其 pH 值并用 5% 的氢氧化钾溶液或盐酸调至中性,然后用 pH 值为 7.4 的 0.01 mol/L 的磷酸缓冲液稀释至 100 mL。

$Na_2HPO_4 \cdot 2H_2O$ 的相对分子质量为 178.05,0.01 mol/L 的溶液的密度为 1.78 g/L。

$Na_2HPO_4 \cdot 12H_2O$ 的相对分子质量为 358.22,0.01 mol/L 的溶液的密度为 3.58 g/L。

$NaH_2PO_4 \cdot H_2O$ 的相对分子质量为 138.01,0.01 mol/L 的溶液的密度为 1.38 g/L。

$NaH_2PO_4 \cdot 2H_2O$ 的相对分子质量为 156.03,0.01 mol/L 的溶液的密度为 1.56 g/L。

pH=7.4 时,Na_2HPO_4 溶液与 NaH_2PO_4 溶液的体积比为 81:19。

样品 1:用等量的组氨酸、谷氨酸、亮氨酸溶液混合制得。

样品 2:用等量的缬氨酸、甘氨酸溶液混合制得。

展开剂有以下两种方案,可从中选择一种:

方案 1:正丁醇、甲酸、水的体积比为 15:3:2 或 30:3:2。

方案 2:饱和酚溶液的配制方法是取 50 g 重蒸馏酚(隔水加热融化,量取 50 mL)与 25 mL 水,在分液漏斗中充分混匀,于暗处放置过夜(7～10 h),液体分成两层,收集下层清液放入棕色瓶中保存(注意:在重蒸馏和移取酚时,务必防止溅在皮肤上,若溅在皮肤上,立即用 70% 的酒精擦洗,以免腐蚀皮肤)。

显色剂:0.1%～0.25% 的茚三酮丙酮(或乙醇)溶液。

【实验步骤】

1.向层析缸中装入展开剂,其深度约为 1.5 cm。

2.用竹镊子取宽 8 cm、长 18 cm 的滤纸一条(手指不可接触纸面),在滤纸条一端 2 cm 处用铅笔画一水平线(原线),在此线上均匀地标出 7 个小点(间距

1 cm),并编号为1～7。

　　3.用毛细滴管在各点上依次点上缬氨酸、组氨酸、谷氨酸、亮氨酸、甘氨酸、样品1和样品2,点样直径以3 mm为宜。

　　4.待干燥后(可用电吹风吹干)可重复点样1～2次,然后再干燥。干燥后,用线将滤纸悬挂在上述准备好的层析缸内,使画线的一端向下并浸入展开剂约1 cm深,注意必须使点样点在液面(展开剂)以上,然后把盖盖紧。

　　5.层析约40 min,当溶剂上升到10～15 cm高时取出滤纸,并用铅笔标出溶剂前沿,把滤纸置于表面皿上,再放入105 ℃的烘箱中干燥约15 min。

　　6.用喷雾器在滤纸上喷上茚三酮试剂,再置于干燥箱中烘干5 min(或用吹风机吹干)。这时,在滤纸的不同位置便会有紫红色的斑点出现。用铅笔标出斑点的中心,用刻度尺量出各斑点所移动的距离和溶剂所移动的距离。

【实验结果】

　　计算出缬氨酸、组氨酸、谷氨酸、亮氨酸、甘氨酸的 R_f 值,并分析样品1和样品2中各含有哪些氨基酸。

【注意事项】

　　1.点样操作时动作要迅速,点样量不能过多,也不能过少。

　　2.严格控制点样位置及点样直径,防止层析后氨基酸斑点过度扩散和重叠。

　　3.点样时宜采用冷风吹干。

　　4.酚试剂为腐蚀性试剂,操作时要注意安全。

　　5.展开剂要现用现配,以免发生酯化而影响层析结果。

【思考题】

(一)选择题

1.下列选项中,是根据层析的原理分类的是(　　　)

　　A.纸层析　　　　　　　　　　B.薄层层析

　　C.薄膜层析　　　　　　　　　D.亲和层析

2.下列中,是根据操作形式的不同分类的是(　　　)

　　A.吸附层析　　　　　　　　　B.分配层析

　　C.离子交换层析　　　　　　　D.柱层析

（二）简答题

讨论一下影响 R_f 值的因素有哪些。

【知识链接】

层析法的分类

实验四　血清蛋白质醋酸纤维素薄膜电泳

【实验目的】

1.了解电泳分离蛋白质的原理。

2.掌握醋酸纤维素薄膜电泳分离蛋白质的技术。

3.培养学生严谨认真的实验道德与实验素质。

【实验原理】

带电微粒在电场中会发生移动。由于血清蛋白质的等电点基本都小于 7，所以当缓冲液的 pH 值为 8.6 时，蛋白质带负电荷，在电场中向正极移动。由于不同蛋白质的分子大小、性状、带电情况等也不相同，故在同一电场中会产生不同的泳动速度。分子量越小、带电荷越多，泳动速度越快。

【器材与试剂】

1.器材

醋酸纤维素薄膜、滤纸、电泳仪、无齿扁嘴镊子、铅笔、盖玻片（点样器）、培养皿（染色缸）、一次性手套。

2.实验试剂

pH＝8.6 的巴比妥-巴比妥钠缓冲液（称取巴比妥钠 12.76 g，巴比妥 1.66 g，用蒸馏水加热溶解后，再加水至 1000 mL）、氨基黑染液（称取 0.5 g 氨

基黑 10B,溶解于 50 mL 乙醇中,再加冰醋酸 10 mL 及蒸馏水 40 mL)、漂洗液
(量取无水乙醇 45 mL,加冰醋酸 5 mL 和蒸馏水 50 mL 后混匀)。

【实验步骤】

1.准备

将缓冲液加入电泳槽两侧的槽内,使两侧的液面等高。裁剪尺寸合适的滤
纸条,叠成四层贴在电泳槽的两侧支架上,一端与支架前沿对齐,另一端浸入电
泳槽的缓冲液内,使滤纸全部湿润,即为"滤纸桥",如图 5-4-1 所示。

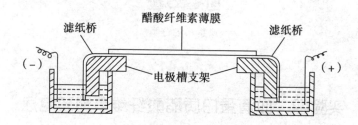

图 5-4-1　醋酸纤维素薄膜电泳装置

将醋酸纤维素薄膜裁剪成 2 cm×8 cm 大小,在无光泽面的一端约距边缘
1.5 cm 处,用铅笔轻轻画一条直线,作为点样位置。然后将无光泽面向下,置于
盛有巴比妥缓冲液的培养皿中浸泡,待充分浸透(约 20 min)即无白色斑点时取
出,用洁净的滤纸轻轻吸去薄膜表面多余的缓冲液。

2.点样

取少量血清于玻璃板上,用加样器取少量血清(2~3 μL)加在点样线上,待
血清渗入膜内,移开加样器。点样时,应注意血清要适量,应形成均匀的直线,
避免弄破薄膜,如图 5-4-2 所示。

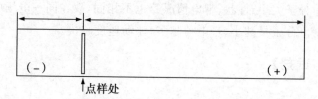

图 5-4-2　醋酸纤维素薄膜点样

3.平衡与电泳

将点样后的薄膜光滑面向上,点样的一段靠近负极,平直地贴于电泳槽支
架的滤纸桥上,静置平衡约 10 min。盖上电泳槽,通电进行电泳。调节电压为

$100\sim140$ V,电流 $0.4\sim0.6$ mA/cm,夏季通电 45 min,冬季通电60 min,待电泳区带展开 $2.5\sim3.5$ cm 时断电。

4.染色

用无齿扁嘴镊子小心地取出薄膜,浸于氨基黑染液中 $2\sim5$ min(以白蛋白带染透为止)。染色过程中应该轻轻晃动染色皿,使薄膜与染色液充分接触;当薄膜量较多时,应避免彼此紧贴而影响染色效果。

5.漂洗

准备 3 个培养皿,装入漂洗液。从染色液中取出薄膜,依次在漂洗液中连续浸洗数次,直至背景无色为止。将漂洗的薄膜用滤纸吸干,从正极端依次为白蛋白、α_1-球蛋白、α_2-球蛋白、β-球蛋白及 γ-球蛋白。

【注意事项】

1.本次实验所用电压较高,使用时要注意用电安全。放置样品至电泳装置上时,要先拔下电源,不可以带电操作;通电后不可以打开电泳仪的盖子。

2.电泳完毕后,要先关闭电泳仪,再拔下电源,然后才可以打开盖子进行下一步操作。

3.点样时不能用力过大,以免薄膜被压断;也不能过轻,以免上样量过少。点样不能重复,若操作有失误,应换一条薄膜重新操作。

4.电泳时要注意电极的方向,薄膜不能放反;点样端一定要放在负极,光滑面一定要朝上。

5.薄膜上一定要做好标记。

6.实验前,醋酸纤维素薄膜一定要浸泡 20 min 左右,点样时薄膜不能太干燥,点样完成以后要尽快放入电泳槽内以免薄膜变干。

7.薄膜放入电泳槽后一定要平衡 10 min 以上,以确保薄膜被缓冲液浸透。

【思考题】

(一)选择题

1.在 pH 值为 8.6 的缓冲溶液中,血清蛋白质(pI 为 6.0 左右)的电泳方向是(   )

A.向正极移动   B.向负极移动

C.随机向两极移动   D.均不移动

2.本次实验电泳后的条带不包括(   )

A.清蛋白   B.α 蛋白

C.γ 蛋白   D.胰酶蛋白

3.醋酸纤维素薄膜电泳分离血清蛋白质的实验中,电泳结果由正极到负极分别是清蛋白、$α_1$-球蛋白、$α_2$-球蛋白、β-球蛋白、γ-球蛋白,其中所带负电荷最少的球蛋白是(　　)。

A.$α_1$-球蛋白   B.清蛋白

C.β-球蛋白   D.γ-球蛋白

（二）简答题

如果改变电泳缓冲液的 pH 值,会出现什么情况?

【知识链接】

人体主要血浆蛋白的含量及功能

实验五　凯氏定氮法测定蛋白质的含量

【实验目的】

1.掌握凯氏定氮法的原理、操作过程及计算方法。

2.了解凯氏定氮法测定蛋白质含量的实用意义。

3.能够运用凯氏定氮法测定蛋白质的含量。

【实验原理】

凯氏(Kyeldahl)定氮法是蛋白质含量测定的常用方法。该法基于一般蛋白质的含氮量较恒定,平均约为 16％,并且在一般生物组织中的氮主要存在于蛋白质中,因此通过测定生物组织中的含氮量,就可以计算出蛋白质的含量。

凯氏定氮法的定氮原理是将生物样品放在凯氏烧瓶中与硫酸共热进行消化,并加入硫酸钾以升高沸点,以硫酸铜作为催化剂。样品中的碳、氢等元素全部被氧化为二氧化碳及水蒸气而挥发掉,有机氮转变为氨并与硫酸结合生成硫酸铵,然后以标准硫酸铵溶液为对照,用茚三酮法测定其含氮量,最后计算出蛋白质的含量。

以甘氨酸为例,其反应方程式如下:

$$CH_2NH_2COOH + 3H_2SO_4 \xrightarrow{\triangle} 2CO_2 + 3SO_2 + 4H_2O + NH_3 \uparrow$$

$$2NH_3 + H_2SO_4 \Longrightarrow (NH_4)_2SO_4$$

【器材与试剂】

1.器材

凯氏烧瓶、离心管、微量移液器(或移液管)、离心机、玻璃珠、电炉(或酒精灯)、铁架台、容量瓶、玻璃棒、分光光度计、比色杯。

2.试剂

(1)硫酸钾与硫酸铜的混合物(K_2SO_4 与 $CuSO_4 \cdot 5H_2O$ 的比例为 $3:1$,研细混匀)、浓硫酸、50%的乙醇、醋酸盐缓冲液(pH$=5.5$,由 4 mol/L 的醋酸钠溶液与 4 mol/L 的醋酸溶液按照体积比 $443:57.5$ 的比例混合制得)。

(2)茚三酮试剂:将 2 g 茚三酮溶解于 50 mL 乙二醇甲醚、25 mL 醋酸盐缓冲液(pH$=5.5$)及 25 mL 蒸馏水中,再加 0.08 g 的 $SnCl_2 \cdot 2H_2O$(检查 pH 值必须达到 5.5)。

(3)硫酸铵标准溶液(每毫升含有 1 mg 氮):取适量硫酸铵(AR)置于 110 ℃的烘箱内 30 min 使其干燥,继而置于干燥器内冷却。准确称取此干燥的硫酸铵 0.4716 g 溶于少量蒸馏水中,将溶液全部转移入 100 mL 的容量瓶内,加浓硫酸 1 滴,并用蒸馏水稀释至刻度。

【实验步骤】

(一)蛋白质样品液的制备

取 3 个干净的凯氏烧瓶,分别标号为"样品 A"(用于测定样品的总氮量 N_1)、"样品 B"(用于测定样品的非蛋白氮 N_2)和"样品 C"(作为空白对照)。

"样品 A"为在 0.2 mL 血清中加入 0.8 mL 蒸馏水。

"样品 B"为用 0.2 mL 血清制备的血滤液,其方法是在一个干净的离心管中加入 0.3 mL 血清和 0.7 mL 蒸馏水,摇匀后再加入 5%的三氯醋酸 0.5 mL,摇匀,静置 10 min 后,3000 r/min 离心 5 min,取上清液 1 mL 供测定用。

"样品 C"为 1 mL 蒸馏水。

（二）蛋白质样品液的消化

在盛有样品的 3 个凯氏烧瓶里各加入固体硫酸钾与硫酸铜（二者的质量比为 3∶1）0.3 g，再加入浓硫酸 5 mL，玻璃珠 2 只，混匀。将凯氏烧瓶固定在铁架上，置于电炉或酒精灯上加热（火力不可太旺）。消化过程应在通风橱中进行或用酸雾收集器收集酸雾。开始时有水汽发出，后来冒出浓白烟（SO_2）时，调节热源使 SO_2 不致溢出过多。溶液逐渐变成棕色直至黑色，继续加热至瓶中消化液变成澄清的蓝绿色时，消化即完成。待冷却至接近室温时，小心沿管壁加水约 10 mL 稀释消化液，将其倾入 25 mL 的容量瓶中，以少量蒸馏水冲洗消化瓶数次，全部倾入容量瓶内，然后用蒸馏水稀释至刻度，反复颠倒混匀。

（三）茚三酮反应

取干净的大试管 4 只，按表 5-5-1 所示进行加样操作。

表 5-5-1　凯氏定氮法反应体系

试剂	1	2	3	4
样品消化液	C 0.5 mL	—	A 0.5 mL	B 0.5 mL
$(NH_4)_2SO_4$ 标准液	—	0.3 mL	—	—
pH＝5.5 的醋酸盐缓冲液	1.5 mL	1.7 mL	1.5 mL	1.5 mL
茚三酮试剂	2 mL	2 mL	2 mL	2 mL
混匀，在沸水浴中加热 30 min，冷却后，向各管中加入 50% 的乙醇 6 mL，选用波长 570 nm 的单色光，用 1 号管调零，测定 2～4 号管的吸光度，并记录在本表的下一行				
吸光度 A				

【实验结果】

（一）样品中含氮量的计算

样品中含氮量的计算公式如下：

$$N_1(\text{mg/mL 样品})＝(A_{3号管}/A_{2号管})×0.3×(1/0.2)×(0.5/25)$$

$$N_2(\text{mg/mL 样品})＝(A_{4号管}/A_{2号管})×0.3×(1/0.2)×(0.5/25)$$

(二)样品中蛋白质含量的计算

样品中蛋白质含量的计算公式如下：

蛋白质含量$(g/dL)=(N_1-N_2)\times6.25\times100/1000$

【注意事项】

1.取样时要准确。

2.使用浓硫酸时要注意安全,作用时间不能过长。

【思考题】

(一)选择题

1.一般情况下,蛋白质的含氮量约为(　　　)
　A.16%　　　　　　　　　　B.6.25%
　C.11%　　　　　　　　　　D.无法确定

2.在凯氏定氮法的实验中,当样品与浓硫酸共热时,所用的催化剂是(　　　)
　A.二氧化锰　　　　　　　　B.铁
　C.硫酸铜　　　　　　　　　D.相关酶

3.在凯氏定氮法的实验中,当样品与浓硫酸共热时,硫酸钾的作用是(　　　)
　A.催化剂　　　　　　　　　B.升高沸点
　C.降低沸点　　　　　　　　D.与蛋白质结合形成络合物

(二)简答题

1.影响凯氏定氮法的因素有哪些?

2.凯氏定氮法有哪些局限性?

【知识链接】

三聚氰胺

实验六　双缩脲法测定蛋白质的含量

【实验目的】

1.掌握双缩脲法测定蛋白质含量的原理及方法。

2.了解蛋白质含量测定的临床意义。

3.养成严谨、认真的科研态度。

【实验原理】

双缩脲是两分子尿素加热至 180 ℃左右放出一分子氨(NH_3)后得到的产物。在强碱溶液中,双缩脲与 $CuSO_4$ 可形成紫色络合物,称为"双缩脲反应",其原因是含有两个及两个以上肽键或类似肽键的化合物都可发生类似的双缩脲反应。蛋白质含有多个肽键,在碱性溶液中能与 Cu^{2+} 络合成紫红色的络合物,其颜色的深浅与被测样品中蛋白质的浓度呈正比,而与蛋白质分子量和氨基酸成分无关,故可用来测定蛋白质的含量。该法对样品中蛋白质含量的要求相对较高,一般要求为 $1\sim10$ mg/L。Tris(三甲羟基氨基甲烷)、一些氨基酸、EDTA(乙二胺四乙酸)、草二酰胺、多肽等会干扰该法的测定结果。

在一定浓度范围内,反应后颜色与被测样品的蛋白质含量呈线性关系,即蛋白质浓度越高,体系的颜色越深。该法的反应产物在波长 540 nm 处有最大吸收峰(吸光度)。

将未知浓度的样品溶液与一系列已知浓度的标准蛋白质溶液同时与双缩脲试剂反应,并在波长 540 nm 处比色,可通过标准浓度蛋白质绘制的标准曲线求得未知样品中的蛋白质含量(浓度)。

由于本法操作简便、迅速,蛋白质浓度与光密度的线性关系好,故对蛋白质进行快速而不需要十分精确的测定时可用此法。

【器材与试剂】

1.器材

可见光分光光度计、水浴锅、分析天平、振荡机(器)、漏斗、试管架、锥形瓶(100 mL)、容量瓶(250 mL、500 mL、1000 mL)、移液管(1.0 mL、2.0 mL、5.0 mL)、试管(1.5 cm×15 cm)。

2.试剂

(1)双缩脲试剂:称取五水合硫酸铜($CuSO_4 \cdot 5H_2O$)2.5 g,加水 100 mL,加热助溶。另取酒石酸钾钠 10 g 和碘化钾 5 g,溶解于 500 mL 水中,再加入 20%(质量分数)的 NaOH 溶液 300 mL 混匀,然后将 $CuSO_4$ 溶液倾入,加水定容至 1000 mL。

(2)标准蛋白溶液用牛血清白蛋白配成,为 2 mg/mL 的标准蛋白质溶液,用蒸馏水或生理盐水配制均可。

(3)未知蛋白质溶液的浓度应在 1～10 mg/L 的范围内,可根据条件选用小麦粉或家畜血清,后者需用水稀释 10 倍,置于冰箱中保存备用。

【实验步骤】

1.标准曲线的绘制

取 6 支试管,编号后如表 5-6-1 所示进行加样。

表 5-6-1   双缩脲法反应体系

试剂	试管 1	试管 2	试管 3	试管 4	试管 5	试管 6
标准蛋白质溶液/mL	0.1	0.3	0.5	0.7	0.9	—
生理盐水/mL	0.9	0.7	0.5	0.3	0.1	1.0
双缩脲试剂/mL	4.0	4.0	4.0	4.0	4.0	4.0

将以上各管混匀后,于 37 ℃的水浴锅中放置 15 min,在 540 nm 的波长下比色,以第 6 管调节零点,测得各管的吸光度值。以各管的吸光度值为纵坐标,蛋白质溶液的溶质质量(单位为 g)为横坐标,绘成曲线。

2.样品测定

取血清(或其他蛋白质溶液)0.1 mL,加生理盐水 0.9 mL,再加双缩脲试剂 4 mL,于 37 ℃的水浴中放置 15 min,测其吸光度,根据吸光度的值查标准曲线,即可得到每 100 mL 血清中蛋白质的量。

【注意事项】

1.取样时要准确。

2.在使用双缩脲试剂时,必须先加氢氧化钠溶液,再加硫酸铜溶液。

【思考题】

（一）选择题

1.能参与双缩脲反应的化合物是（　　）

　　A.具有一个肽键即可

　　B.有氨基酸即可

　　C.有两个及两个以上的肽键即可

　　D.除了肽键以外，其他任何化学键均不能发生该反应

2.双缩脲反应中形成的络合物颜色为（　　）

　　A.橙色　　　　　　　　　　B.绿色

　　C.亮蓝色　　　　　　　　　D.紫色

3.双缩脲反应比色时，所选用的光的波长为（　　）

　　A.400 nm　　　　　　　　　B.540 nm

　　C.650 nm　　　　　　　　　D.750 nm

（二）简答题

双缩脲法测定蛋白质含量的优缺点分别是什么？

参考答案

实验七　Folin-酚试剂法测定蛋白质的含量

【实验目的】

1.熟悉福林-酚（Folin-酚）试剂法测定蛋白质含量的原理和方法。

2.能够运用 Folin-酚试剂法测定蛋白质的含量。

3.养成严谨、认真的科研态度。

【实验原理】

蛋白质中含有酪氨酸和色氨酸残基，能与 Folin-酚试剂起氧化还原反应。反应过程分为两步：①第一步是在碱性溶液中，蛋白质分子中的肽键与碱性铜试剂中的 Cu^{2+} 作用生成蛋白质-Cu^{2+} 复合物；②第二步是蛋白质-Cu^{2+} 复合物

中所含的酪氨酸或色氨酸残基还原酚试剂中的磷钼酸和磷钨酸,生成蓝色的化合物,该显色反应在 30 min 内即接近极限,并且在一定的浓度范围内,蓝色的深浅与蛋白质浓度呈线性关系,故可用比色的方法确定蛋白质的含量。进行测定时,要根据蛋白质浓度的不同选用不同的测定波长:若蛋白质含量高时(25~100 μg),在 500 nm 波长处进行测定;蛋白质含量低时(5~25 μg),在 755 nm 波长处进行测定。最后根据预先绘制的标准曲线求出未知样品中蛋白质的含量。

Folin-酚试剂法操作简便,灵敏度高,样品中蛋白质含量高于 5 μg 即可测得,是测定蛋白质含量应用得最广泛的方法之一。

【器材与试剂】

1.器材

100 mL 容量瓶 2 只,1 mL 移液管 4 支,5 mL 移液管 2 支,721 型分光光度计。

2.试剂

(1)Folin-酚试剂甲:将 1 g 碳酸钠溶于 50 mL 0.1 mol/L 的氢氧化钠溶液中,再把 0.5 g 五水合硫酸铜($CuSO_4 \cdot 5H_2O$)溶于 100 mL 1%的酒石酸钾(或酒石酸钠)溶液中,然后将前者取 50 mL 与后者 1 mL 混合。混合后 1 日内使用有效

(2)Folin-酚试剂乙:在 1.5 L 容积的磨口回流瓶中加入 100 g 钨酸钠($Na_2WO_4 \cdot 2H_2O$)、25 g 钼酸钠($Na_2MoO_4 \cdot 2H_2O$)、700 mL 蒸馏水、50 mL 85%的磷酸及 100 mL 浓盐酸,充分混匀后回流 10 h。回流完毕,再加 150 g 硫酸锂、50 mL 蒸馏水及数滴液体溴,开口继续沸腾 15 min,以便去掉过量的溴,冷却后定容至 1000 mL。过滤,如溶液显绿色,可加溴水数滴氧化至溶液呈淡黄色。置于棕色瓶中,暗处保存。使用前用标准氢氧化钠溶液滴定,酚酞为指示剂,以标定该试剂的酸度,一般为 2 mol/L(由于滤液为浅黄色,故滴定时滤液需稀释 100 倍,以免影响对滴定终点的观察),使用时适当稀释(约1倍),使最后的酸浓度为 1 mol/L。

(3)标准蛋白质溶液:用分析天平精密称取牛或人血清白蛋白 100 mg,用少量蒸馏水完全溶解后,转移至 1000 mL 的容量瓶中,准确稀释至刻度,使蛋白质浓度为 1 mg/mL。

(4)样品溶液:配制约 0.5 mg/mL 的酪蛋白溶液作为未知样品溶液。

【实验步骤】

1.绘制标准曲线

取 7 支试管,编号后按表 5-7-1 所示分别加入各试剂。

表 5-7-1　蛋白质-Folin-酚反应体系

试剂	0	1	2	3	4	5	6
标准蛋白质溶液/mL	0.0	0.1	0.2	0.3	0.4	0.5	0.6
蒸馏水/mL	1.0	0.9	0.8	0.7	0.6	0.5	0.4
Folin-酚试剂甲/mL	5	5	5	5	5	5	5
摇匀,室温下放置 10 min							
Folin-酚试剂乙/mL	1	1	1	1	1	1	1

各管加入 Folin-酚试剂乙后,立即摇匀,放置 30 min 后比色,在波长 500 nm 处记下各管的光密度,以 0 号管为对照,以标准蛋白质溶液的浓度为横坐标,以光密度为纵坐标,绘制标准曲线。

2.测定未知样品

取 2 支试管,分别准确吸取 1 mL 样品溶液,各加 5 mL Folin-酚试剂甲,摇匀,室温下放置 10 min 后,再各加 1 mL Folin-酚试剂乙,立即摇匀,放置 30 min,在波长 500 nm 处测定光密度值。

【实验结果】

根据未知样品溶液的光密度值,在绘制好的标准曲线图中查出样品溶液中的蛋白质含量。

【注意事项】

1.Folin-酚试剂要现用现配,存放时间不能超过 1 天。

2.取样要准确。

3.使用分光光度计时要注意爱护仪器,取用比色杯时不要触及光滑面,避免划伤比色杯。

【思考题】

（一）选择题

1.蛋白质中，能与 Folin-酚试剂起反应的氨基酸残基属于（　　）

    A.脂肪族氨基酸   B.酸性氨基酸

    C.碱性氨基酸   D.芳香族氨基酸

2.用 Folin-酚试剂法测定蛋白质的含量时，反应后溶液的颜色为（　　）

    A.红色   B.绿色   C.蓝色   D.紫色

3.用 Folin-酚试剂法测定蛋白质的含量时，若蛋白质含量较

   高（25～100 μg/mL），则应采用的比色波长是（　　）

    A.300 nm   B.500 nm   C.650 nm   D.800 nm

（二）简答题

Folin-酚试剂法测定蛋白质含量的优缺点分别是什么？

参考答案

实验八　考马斯亮蓝结合法测定蛋白质的含量

【实验目的】

1.了解考马斯亮蓝结合法测定蛋白质含量的实验方法。

2.掌握考马斯亮蓝结合法测定蛋白质含量的实验原理。

3.了解测定球蛋白、白蛋白/球蛋白比值的临床意义。

4.对比分析各种蛋白质测定方法的优缺点，树立批判性思维。

【实验原理】

考马斯亮蓝能与蛋白质分子的疏水区相结合，这种结合具有高敏感性。考马斯亮蓝 G250 的磷酸溶液呈棕红色，最大吸收峰在波长 465 nm 处。当它与蛋白质结合形成复合物时呈蓝色，其最大吸收峰变为波长 595 nm 处。考马斯亮蓝 G250-蛋白质复合物的高消光效应导致了该蛋白质定量测定方法的高敏

感度。

在一定范围内,考马斯亮蓝 G250-蛋白质复合物显色后,在波长 595 nm 的光作用下,吸光度与蛋白质含量呈线性关系,故可用于蛋白质浓度的测定。

【器材与试剂】

1.器材

721 型分光光度计、试管、微量移液器(或移液管)、容量瓶、吸管、漏斗。

2.试剂

(1)考马斯亮蓝试剂:称取考马斯亮蓝 G250 100 mg,加入 50 mL 体积分数为 95% 的乙醇使之溶解,再加入 85% 的磷酸 100 mL,混匀,避光放置过夜,用双层滤纸过滤。滤液放棕色瓶中保存(至少可保存 2 周)。

(2)蛋白标准液:50 μg/mL 的牛血清蛋白生理盐水溶液。

(3)生理盐水。

【实验步骤】

1.取 3 支试管,编号,按表 5-8-1 所示进行加样操作。

表 5-8-1　考马斯亮蓝反应体系

试剂	空白	标准	标本
生理盐水/mL	0.1	—	—
蛋白标准液/mL	—	0.1	—
血清/mL	—	—	0.1
考马斯亮蓝试剂/mL	5.0	5.0	5.0

2.将各反应体系混匀,放置 5 min,在波长 595 nm 处,以空白管调零点,测定各管的光密度(OD)。

3.计算

样品中蛋白质的含量(单位为 $\mu g/mL$)$=\dfrac{OD_{标本}}{OD_{标准}}\times 50$。

【注意事项】

1.注意取样时要准确。

2.试剂反应时要注意混匀。

【思考题】

(一)选择题

1.考马斯亮蓝结合法测定蛋白质含量时所用的比色波长是(　　　)

    A.465 nm　　　　　　　　　　B.595 nm

    C.605 nm　　　　　　　　　　D.750 nm

2.考马斯亮蓝G250与蛋白质分子作用的区域是(　　　)

    A.蛋白质疏水区　　　　　　　B.蛋白质亲水区

    C.蛋白质的酸性氨基酸残基　　D.蛋白质的碱性氨基酸残基

(二)简答题

1.如何使用分光光度计?使用时应注意什么?

2.蛋白质含量的测定还有哪些方法?其优缺点分别是什么?

参考答案

实验九　　探究影响酶促反应的因素

【实验目的】

1.了解影响酶促反应速率的因素。

2.通过本实验,证明温度、酸碱度、激活剂和抑制剂对酶促反应速率的影响。

3.运用所学的酶学知识,解释某些疾病发生的原因及某些药物的作用机制。

【实验原理】

酶的催化作用受温度的影响,在最适温度下,酶的反应速率最高。大多数动物酶的最适作用温度为37～40 ℃,植物酶的最适作用温度为50～60 ℃。酶对温度的稳定性与其存在形式有关,如有些酶的干燥制剂虽加热到100 ℃,其活性并无明显变化,但在100 ℃的溶液中却容易失活。低温能降低或抑制酶的活性,但不能使酶失活。因此,将酶制成干粉比制成水溶液更容易存放。

【器材与试剂】

1.器材

试管、试管架、恒温水浴锅、冰浴装置、沸水浴装置。

2.试剂

(1)10 g/L 的淀粉溶液:取可溶性淀粉 1 g,加蒸馏水 5 mL 调成糊状,再加蒸馏水 80 mL,加热使其溶解,最后用蒸馏水稀释至 100 mL。

(2)稀释唾液:将痰咳尽,用水漱口,再含着蒸馏水 30 mL 做咀嚼动作,2 min 后吐入烧杯中,用滤纸过滤后待用。

(3)不同 pH 值的缓冲液:pH＝6.8 的缓冲液(0.2 mol/L 的磷酸氢二钠溶液 772 mL 与 0.1 mol/L 的枸橼酸溶液 228 mL 混合)、pH＝3.0 的缓冲溶液(0.2 mol/L 的磷酸氢二钠溶液 515 mL 与 0.1 mol/L 的枸橼酸溶液 485 mL 混合)、pH＝8.0 的缓冲液(0.2 mol/L 的磷酸氢二钠溶液 972 mL 与 0.1 mol/L 的枸橼酸溶液 28 mL 混合)。

(4)9 g/L 的氯化钠溶液、1 g/L 的硫酸铜溶液、1 g/L 的硫酸钠溶液。

【实验步骤】

(一)温度对酶促反应的影响

按表 5-9-1 所示滴加试剂,反应后观察并记录结果。

表 5-9-1　温度反应体系

试剂	试管 1	试管 2	试管 3
pH＝6.8 的缓冲液/滴	10	10	10
淀粉溶液/滴	5	5	5
预处理 5 min	0 ℃	37 ℃	100 ℃
淀粉酶液/滴	2	2	2
水浴 10 min	置于 0 ℃下	置于 37 ℃下	置于 100 ℃下
稀碘液/滴	1	1	1
结果观察			

（二）酸碱度对酶促反应的影响

按表 5-9-2 所示滴加试剂，反应后观察并记录结果。

表 5-9-2　pH 反应体系

试剂	1	2	3
pH=3.0 的缓冲液/滴	10	—	—
pH=6.8 的缓冲液/滴	—	10	—
pH=8.0 的缓冲液/滴	—	—	10
淀粉溶液/滴	5	5	5
淀粉酶液/滴	2	2	2
37 ℃水浴 10 min			
稀碘液/滴	1	1	1
观察结果			

（三）激活剂与抑制剂对酶促反应的影响

按表 5-9-3 所示滴加试剂，反应后观察并记录结果。

表 5-9-3　激活剂与抑制剂反应体系

试剂	试管 1	试管 2	试管 3
pH=6.8 的缓冲液/滴	10	10	10
淀粉溶液/滴	5	5	5
试剂	5 滴 NaCl 溶液	5 滴 $CuSO_4$ 溶液	5 滴 Na_2SO_4 溶液
淀粉酶/滴	1	1	1
37 ℃水浴 10 min			
稀碘液/滴	1	1	1
观察结果			

【注意事项】

1.淀粉的量不要加入太多，否则会影响实验结果。

2.进行温度对酶促反应的影响的实验时,加样时不要离开水浴条件,以免造成温度变化过大,影响实验结果。

3.注意加样顺序。

【思考题】

(一)选择题

1.下列选项中,不属于影响酶活性的因素的是(　　　)

  A.温度　　　　　　　　　　B.溶液的酸碱度

  C.激活剂或抑制剂　　　　　D.酶的分子量

2.酶的可逆性抑制剂包括(　　　)

  A.竞争性抑制剂　　　　　　B.非竞争性抑制剂

  C.反竞争性抑制剂　　　　　D.无竞争性抑制剂

3.唾液淀粉酶的最适 pH 值是(　　　)

  A.3.0　　　　　　　　　　B.4.2

  C.6.8　　　　　　　　　　D.9.7

4.糊精遇碘显示的颜色是(　　　)

  A.蓝色　　　　　　　　　　B.紫色、褐色

  C.黄色　　　　　　　　　　D.绿色

(二)简答题

1.酶促反应的特点是什么?

2.影响酶促反应的因素有哪些? 它们是如何影响酶促反应的?

【知识链接】

临床案例分析

实验十　酶的催化特异性

【实验目的】

1.通过淀粉酶只能水解淀粉不能水解蔗糖的实验,验证酶对底物具有高度的专一性。

2.养成认真、专一的实验风格。

【实验原理】

酶的特异性是指酶对它所催化的反应以及底物结构有严格的选择性,即一种酶只对一种物质或一类结构相似的物质起作用。酶的特异性比一般催化剂更强,因为绝大部分酶是一种蛋白质,分子结构复杂,在其精细的空间构象中,存在一个特殊的"活性部位",该部位能专一地与对应的底物结合,从而体现酶的特异性。

【器材与试剂】

1.器材

试管、试管架、蜡笔、恒温水浴箱、水浴锅。

2.试剂

(1)10 g/L 的淀粉溶液:取可溶性淀粉 1 g,加蒸馏水 5 mL 调成糊状,再加蒸馏水 80 mL,加热使其溶解,最后用蒸馏水稀释至 100 mL。

(2)10 g/L 的蔗糖溶液。

(3)班氏试剂:称取结晶硫酸铜 17.3 g,溶解于 100 mL 热蒸馏水中,冷却后稀释至 150 mL,此为第一液。将柠檬酸钠 173 g 和无水碳酸钠 100 g 加蒸馏水 600 mL,加热使固体物质溶解,冷却后稀释至 850 mL,此为第二液。最后将第一液缓慢倒入第二液中,混匀后保存在试剂瓶中备用。

【实验步骤】

1.稀释唾液的制备

将痰咳尽,用水漱口,再含着蒸馏水 30 mL 做咀嚼动作,2 min 后吐入烧杯中,用滤纸过滤后待用。

2.取 2 支试管,按表 5-10-1 所示进行操作,反应后观察并记录结果。

表 5-10-1　酶的催化特异性反应体系

试剂	试管 1	试管 2
pH＝6.8 的缓冲液/滴	10	10
淀粉溶液/滴	10	—
蔗糖溶液/滴	—	10
唾液淀粉酶/滴	5	5
37 ℃水浴 10 min		
班氏试剂/滴	10	10
沸水浴 10 min,观察结果		
结果		

【注意事项】

1.加样时,淀粉溶液要摇匀。

2.注意加样顺序,班氏试剂一定要在温浴后加入。

3.沸水浴一定要在加入班氏试剂后进行。

【思考题】

(一)选择题

1.下列选项中,不属于酶的专一性的是(　　　)

　A.绝对专一性　　　　　　　B.相对专一性

　C.立体异构专一性　　　　　D.化学专一性

2.下列选项中,为酶的催化特异性实验所需要用到的器材的是(　　　)

　A.分光光度计　　　　　　　B.恒温水浴箱

　C.离心机　　　　　　　　　D.酶标仪

3.下列物质中,可与班氏试剂反应产生砖红色沉淀的是(　　　)

　A.蔗糖　　　　　　　　　　B.淀粉

　C.麦芽糖　　　　　　　　　D.纤维素

（二）简答题

参考答案

1.结合化学知识讨论,为什么本实验中 1 号试管会变色? 其发生了什么化学反应?

2.如果将稀释的唾液煮沸后再进行实验,结果会怎样?

实验十一　乳酸脱氢酶同工酶琼脂糖凝胶电泳

【实验目的】

1.掌握用琼脂糖凝胶电泳分离乳酸脱氢酶同工酶的原理和方法。

2.学习定量测定人血清中 LDH 的 5 种同工酶的相对百分含量。

3.了解分离测定 LDH 同工酶的临床意义。

4.能够通过同工酶的测定进行疾病的辅助诊断和预后判断。

【实验原理】

来源于同一个体或组织,能催化同一反应,而蛋白分子结构不同的酶称为"同工酶"。由于同工酶的蛋白分子结构上有差别,因此它们的理化性质也就存在差异,故可以用电泳或其他方法将它们分离开来。例如,乳酸脱氢酶（LDH）同工酶都能催化乳酸脱氢产生丙酮酸,但经电泳法分离后,则有 5 条同工酶区带。

由于同工酶在不同组织器官中的分布不同,即具有组织器官的特异性。因此,可利用同工酶的酶谱作为临床诊断的依据,也被应用于生物分类及遗传育种等工作中。

本实验用琼脂糖凝胶电泳法分离人血清乳酸脱氢酶的 5 个同工酶（LDH_1、LDH_2、LDH_3、LDH_4、LDH_5）,其酶蛋白是由四个亚基组成的四聚体,亚基分心脏型（H 型）及肌肉型（M 型）两种。根据酶蛋白四聚体中 H 型和 M 型亚基比例的差别,可将 LDH 同工酶分为 LDH_1、LDH_2、LDH_3、LDH_4、LDH_5。亚基的分子量相似,为 35000 左右,但带电荷的情况不同,因此在电泳时有不同的电泳速度。血清乳酸脱氢酶的辅酶是 NAD^+,当乳酸脱氢酶催化乳酸脱氢时,NAD^+ 即被还原成 NADH 和 H^+。本实验是用琼脂糖凝胶作为支持介质,在

pH＝8.6 的巴比妥缓冲液中电泳,将 LDH 同工酶分离。以乳酸为底物,在氧化型辅酶 I 存在时,LDH 可使乳酸脱氢生成丙酮酸,使 NAD^+ 还原成 NADH 和 H^+,NADH 和 H^+ 又将氢传递给吩嗪二甲酯硫酸盐(PMS),PMS 再将氢传递给氯化硝基四唑蓝(NBT),使其还原为蓝紫色化合物。因此,有 LDH 活性的区带即显蓝紫色。

【器材与试剂】

1.器材
电泳仪、电泳槽、纱布、竹镊子、恒温水浴箱。

2.试剂
(1)0.7％的琼脂糖凝胶液:称取琼脂糖 0.7 g,置于 250 mL 烧杯中,加入 pH＝8.6、离子强度为 0.05 的巴比妥缓冲液 100 mL,混合,水浴加热至溶解后备用。

(2)电泳缓冲液:称取巴比妥钠 15.45 g 和巴比妥 2.76 g,溶于蒸馏水中,稀释至 1000 mL。

(3)显色剂:0.5 mol/L 的乳酸钠溶液(用 pH＝7.4 的 0.1 mol/L 的磷酸盐缓冲液配制)0.5 mL、0.3％的氯化硝基四氮唑蓝(NBT)水溶液 1.5 mL、NAD^+ 5 mg 及 0.1％的吩嗪二甲酯硫酸盐溶液 0.2 mL 混匀,待 NAD^+ 溶解后使用。此显色剂于临用前按需要配置,每块凝胶板约 0.4 mL,避光保存,并在 30 min 内完成显色。

【实验步骤】

1.浇制凝胶板
取 2.5 cm×7.5 cm 的玻片洗净,干燥后置于水平台上,浇入已融化好的 0.7％的琼脂糖凝胶液 2.5 mL,冷却至凝固,然后移至 4 ℃的冰箱中放置 30～50 min 后使用。

2.电泳
在凝胶板右端 2 cm 处开一个大小为 2 mm×1 mm 的小槽,加入血清 20 μL,然后移到电泳槽内,加样端置于阴极,两端以浸泡缓冲液的两层纱布覆盖,纱布一端浸入缓冲槽中。以凝胶板宽度每 2.5 cm 通电 10 mA 调整电流。电泳时间 40～50 min,直至血清蛋白离起点 3～3.5 cm 时停止电泳。

3.显色
将电泳后的凝胶板用滴管滴加显色剂,使之成为一均匀薄层,然后平放入

37 ℃的恒温水浴箱中避光保温 1 h,使同工酶各区带充分显色。

【注意事项】

1.红细胞内 LDH 的活力较血清内高约 100 倍,故标本一定不能溶血(溶血标本的 LDH_1 会显著升高)。

2.电泳槽内温度应控制在 10 ℃以下,因为 LDH_5 对热不稳定。如果在电泳过程中冷却设备运行不佳,会导致 LDH_5 变性,得不到 5 条区带,甚至只出现 3 条区带。

3.显色反应所用显色液应该新鲜配制,并避光保存,装在棕色瓶内,再用黑色纸包封,放在冰箱中。恒温水浴时也要用黑布盖上,保证在避光条件下进行酶促反应。

4.电泳后,在 LDH 同工酶显色后,往往在 LDH_1 前有一块桃红色的非特异性显色区域,其并不是 LDH_1 的组成部分,在定量时应予以弃去。

5.分析 LDH 同工酶谱、诊断疾病时,除了考虑每个 LDH 同工酶区带的脏器来源之外,也要考虑各 LDH 同工酶在血液中半衰期不同的因素:LDH_1 的半衰期为 79 h,LDH_2 的半衰期为 75 h,LDH_3 的半衰期为 31 h,LDH_4 半衰期为 15 h,LDH_5 的半衰期为 9 h。由于心脏、肺、肝等脏器损伤或增殖性细胞损伤会导致 LDH 游离到血液中,如果只考虑各种 LDH 同工酶的脏器来源,而忽略其半衰期不同的影响,那么难免会得出似是而非的结论。

【思考题】

(一)选择题

1.下列选项中,不属于同工酶性质的是(　　)
　A.催化相同的反应　　　　　　B.酶分子结构不同
　C.酶分子结构相同　　　　　　D.酶的免疫学特性不同

2.下列方法中,常用来分析同工酶的是(　　)
　A.沉淀法　　　　　　　　　　B.热失活分析法
　C.层析法　　　　　　　　　　D.电泳法

3.乳酸脱氢酶的同工酶是由 H、M 两种亚基组成的(　　)
　A.二聚体　　　　　　　　　　B.三聚体
　C.四聚体　　　　　　　　　　D.六聚体

4.人体中含 LDH_1 最丰富的组织是(　　　)

  A.脑组织　　　　　　　　　B.红细胞

  C.肾组织　　　　　　　　　D.心肌

(二)简答题

1.何为同工酶？测定同工酶谱有何意义？

2.正常人血清 LDH 同工酶谱与心肌梗死和急性肝炎患者的血清 LDH 同工酶谱分别有何特点？

【知识链接】

临床案例分析

实验十二　邻甲苯胺法测定血糖浓度

【实验目的】

1.学会用邻甲苯胺法测定血糖浓度。

2.了解血糖浓度测定的临床意义。

3.认识生命中糖分解代谢的重要性,建立代谢联系、整体统一的观点,增强科学意识,关爱糖尿病患者。

【实验原理】

血清样品中的葡萄糖在酸性环境中与邻甲苯胺共热时,葡萄糖可脱水转化为 5-羟甲基 α-呋喃甲醛,后者可与邻甲苯胺结合为蓝绿色的醛亚胺(Schiff 碱)。血清中的蛋白质则溶解在冰醋酸和硼酸中,不发生混浊。

测定管的颜色深浅与葡萄糖含量成正比,将标准葡萄糖溶液与样品按相同的方法处理,通过分光光度计对两管的吸光度进行测定,在波长 630 nm 处比色,经公式计算,即可得出样品中葡萄糖的含量。

【器材与试剂】

1.器材

试管、试管架、移液管(0.1 mL、5 mL)、水浴箱、分光光度计。

2.试剂

(1)55.6 mmol/L的标准葡萄糖存放液:将葡萄糖置于硫酸干燥器内过夜后,精确称取100.0 mg葡萄糖,于100 mL的容量瓶内以0.02 mol/L的苯甲酸溶液稀释至刻度,置于冰箱中可长期保存

(2)8.3 mmol/L的标准葡萄糖应用液:取15.0 mL标准葡萄糖存放液于100 mL容量瓶内,用0.02 mol/L的苯甲酸溶液稀释至刻度。

(3)0.02 mol/L的苯甲酸溶液:称取苯甲酸2.5 g入1000 mL蒸馏水中,加热溶解,冷却后盛于试剂瓶中。

(4)邻甲苯胺试剂:称取硫脲2.5 g溶于冰乙酸700 mL中,将此溶液转入1000 mL的容量瓶内,加邻甲苯胺150 mL和2.4%的硼酸溶液100 mL,用冰乙酸定容至1000 mL,充分混匀后置于棕色瓶中,可保存2个月。

(5)新鲜血浆。

【实验步骤】

1.操作

取洁净的大试管3支,编号,如表5-12-1所示加入试剂。

表 5-12-1　邻甲苯胺法测定血糖浓度的反应体系

试剂	测定	标准	空白
血浆/mL	0.1	—	—
标准葡萄糖应用液/mL	—	0.1	—
蒸馏水/mL	—	—	0.1
邻甲苯胺试剂/mL	5	5	5

混匀各管后,置于沸水浴中加热15 min后取出,用流水冷却,以空白管调零点,读取各测定管和标准管在波长630 nm处的吸光度。

2.计算

血糖浓度(单位 mmol/L)按照下式计算:

$$血糖浓度 = \frac{测定管吸光度}{标准管吸光度} \times 标准管浓度$$

【注意事项】

1.本法不需要除去蛋白质,邻甲苯胺试剂只与糖醛起反应,不与血中的其他还原物质起反应。

2.显色反应与水的含量有关,故应使标准管和测定管的含水量一致。

3.温度对显色反应有明显影响,煮沸时间和温度应准确控制。

4.邻甲苯胺试剂中冰醋酸的浓度很高,使用不当容易损坏比色仪器,因此在使用中要小心。

5.邻甲苯胺是致癌剂,实验过程中应小心使用。

6.控制好沸水浴中的加热时间,加热后要迅速用流水或冷水冷却。

【思考题】

(一)选择题

1.邻甲苯胺法测定血糖浓度时采用的比色光的波长是(　　　)

A.450 nm　　　　　　　　B.550 nm

C.630 nm　　　　　　　　D.750 nm

2.在邻甲苯胺法测定血糖浓度的实验中,生成的醛亚胺的颜色是(　　　)

A.红褐色　　　　　　　　B.蓝绿色

C.紫红色　　　　　　　　D.黑色

(二)简答题

1.人体血糖的来源和去路有哪些?

2.若标本最后显色时出现浑浊,会不会影响实验结果?为什么?

【知识链接】

临床案例分析

实验十三　饥饿与饱食对肝糖原含量的影响

【实验目的】

1.学习肝糖原的测定方法。

2.比较饱食和饥饿小白鼠肝糖原的含量。

3.熟悉肝糖原的提取和鉴定原理。

4.了解肝糖原的代谢,养成良好的饮食习惯,增强健康意识。

【实验原理】

许多因素可以影响肝糖原的含量,如饱食后肝糖原含量增加,饥饿时肝糖原含量逐渐降低。糖原不溶于乙醇,但可溶于热水。在实验中,先用三氯醋酸破坏肝组织的酶和蛋白质,使其沉淀而保留糖原,再用乙醇溶液将糖原从滤液或上清液中沉淀出来,溶于热水中,即可得到糖原溶液。

糖原溶液呈乳样光泽,遇碘呈红棕色,经酸水解可生成具有还原性的葡萄糖,后者可将碱性铜溶液(班氏试剂)中的二价铜离子还原为氧化亚铜。利用上述性质,可以进行饱食与饥饿条件下肝糖原含量的比较。

本实验的反应原理可表示为:

$$糖原 + 碘 \longrightarrow 棕红色物质$$

$$糖原 + 盐酸 \longrightarrow 葡萄糖$$

$$葡萄糖 + 班氏试剂(Cu^{2+} + OH^-) \longrightarrow Cu_2O(砖红色沉淀)$$

【器材与试剂】

1.器材

匀浆器、试管及试管架、量筒、手术剪刀、镊子、滤纸、容量瓶、托盘天平。

2.试剂

0.9%的 NaCl 溶液、5%的三氯乙酸溶液、95%的乙醇、0.3%的碘液、浓盐酸、20%的 NaOH 溶液。

班氏试剂:取枸橼酸钠 173 g 和无水碳酸钠 100 g 溶于 700 mL 蒸馏水中,加热并用玻璃棒搅拌使之溶解,冷却至室温。称取 17.3 g 无水 $CuSO_4$ 于另一烧杯中,加入 100 mL 蒸馏水,加热溶解后倒入前液,不断搅拌,混匀后倒入

1000 mL的容量瓶中,加水定容至 1000 mL。

【实验步骤】

1.动物准备

选择 25 g 以上的健康小白鼠分为两组,一组给足饲料,另一组于实验前24 h禁食,只给饮水。

2.肝糖原的提取

(1)制备匀浆:从两组中各取一只体重大致相同的小白鼠,用断颈法迅速处死。分别剖腹取出肝脏(见图 5-13-1),以 0.9％的 NaCl 溶液冲洗后,用滤纸吸干、剪碎,分别置于加有 5％的三氯乙酸 2 mL 的匀浆器中制备匀浆。

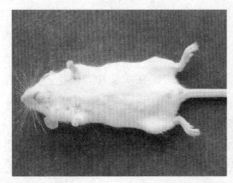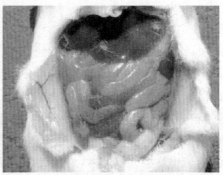

图 5-13-1　处死小白鼠后剖腹取出肝脏

(2)去除蛋白:过滤,滤液分别收集于小量筒中,观察比较两种滤液的浑浊度,并记录。

(3)提取糖原:分别于两种滤液中加入等体积的 95％的乙醇,混匀后分别倒入离心管,3000 r/min 离心 10 min。比较两管的糖原沉淀量并记录。记录完毕后,小心倾出上清液,于每管中加入热蒸馏水 5 mL,即可得到肝糖原溶液。

3.糖原鉴定

(1)与碘液反应:取 3 支小试管,编号后按表 5-13-1 所示进行操作。

表 5-13-1　糖原鉴定的碘液反应

试剂	1	2	3
饱食鼠肝糖原溶液/mL	2.0	—	—
饥饿鼠肝糖原溶液/mL	—	2.0	—
蒸馏水/mL	—	—	2.0

续表

试剂	1	2	3
0.3%的碘液/滴	2	2	2
各管混匀后,观察并记录颜色			

(2)与班氏试剂反应:另取 2 支大试管,按表 5-13-2 所示进行操作。糖原用盐酸水解成葡萄糖后再与班氏试剂反应。

表 5-13-2 糖原的水解反应

试剂	试管 1	试管 2
饱食鼠肝糖原溶液/mL	2.0	—
饥饿鼠肝糖原溶液/mL	—	2.0
浓盐酸/滴	10	10
置沸水浴中水解约 15 min,取出用自来水冷却		
NaOH 溶液/滴	6~8	6~8

(3)糖原水解液的配制:各管混匀,即得肝糖原水解溶液。

(4)与班氏试剂反应:取 3 支试管,按表 5-13-3 所示加入试剂,各管混匀,置沸水浴中水浴 5 min 后记录溶液的颜色及沉淀量。

表 5-13-3 糖原水解液的鉴定

试剂	试管 1	试管 2	试管 3
班氏试剂/mL	1.0	1.0	1.0
饱食鼠肝糖原水解液/滴	15	—	—
饥饿鼠肝糖原水解液/滴	—	15	—
蒸馏水/滴	—	—	15

【注意事项】

1.断头处死小鼠必须迅速进行,避免动物长时间受刺激而导致肝糖原分解加速。

2.制备匀浆时,应用力充分研碎肝组织,使肝糖原充分抽提出来。

3.添加试剂时应该按规定加入,量也应该要尽量准确,以保证各管条件一致。

【思考题】

（一）选择题

1.糖原溶液呈乳样光泽,遇碘呈现（　　　）
　　A.蓝色　　　　　　　　　　B.棕红色
　　C.紫色　　　　　　　　　　D.黑色

2.糖原经酸水解后,可与班氏试剂反应产生（　　　）
　　A.砖红色沉淀　　　　　　　B.白色沉淀
　　C.蓝色化合物　　　　　　　D.红褐色化合物

3.糖原被水解后的产物是（　　　）
　　A.葡萄糖　　　　　　　　　B.果糖
　　C.半乳糖　　　　　　　　　D.乳糖

（二）简答题

影响肝糖原含量的因素有哪些?

参考答案

实验十四　胆固醇氧化酶法测定血清总胆固醇的含量

【实验目的】

1.掌握血清总胆固醇含量的测定方法及原理。

2.学会使用分光光度计。

3.了解胆固醇含量测定的临床意义。

4.培养学生科学的思维方式和严谨的工作态度。

【实验原理】

胆固醇是一种环戊烷多氢菲的衍生物,广泛存在于动物体内。血清中总胆固醇(total cholesterol,TC)包括游离胆固醇(free cholesterol,FC)和胆固醇酯(cholesterol ester,CE)两部分。血清中的胆固醇酯可被胆固醇酯酶水解为游离胆固醇和游离脂肪酸(free fatty acid,FFA)。胆固醇在胆固醇氧化酶的作用下

可生成 Δ4-胆甾烯酮和过氧化氢(H_2O_2)，H_2O_2 在 4-氨基安替比林和酚存在时，由过氧化物酶催化，生成苯醌亚胺非那腙的红色醌类化合物，其颜色深浅与标本中的 TC 含量成正比。

本实验的反应原理及相关化学反应式如下：

$$胆固醇酯 \xrightarrow{胆固醇酯酶} 胆固醇 + 脂肪酸$$

$$胆固醇 + O_2 \xrightarrow{胆固醇氧化酶} Δ4\text{-}胆甾烯酮 + H_2O_2$$

$$酚 + 4\text{-}氨基安替比林 + H_2O_2 \xrightarrow{过氧化物酶} 红色醌类化合物$$

【器材与试剂】

1.器材

恒温水浴箱、722 型分光光度计（或半自动生化分析仪）、5 mL 量程的带刻度吸管、微量加样器、试管。

2.试剂

(1)胆固醇试剂盒、待测血清、蒸馏水。

(2)5.17 mmol/L 的胆固醇标准液：精确称取胆固醇 200 mg，用异丙醇配成 100 mL 溶液，分装后放在 4 ℃ 的冰箱内保存，用时取出。也可用定值的参考血清。

【实验步骤】

1.取 3 支试管，编号后按表 5-14-1 所示进行加样。

表 5-14-1　胆固醇测定体系

试剂	空白管	标准管	测定管
蒸馏水	0.05 mL	—	—
胆固醇标准液	—	0.05 mL	—
血清	—	—	0.05 mL
酶酚混合剂	3.0 mL	3.0 mL	3.0 mL
吸光度（OD 值）			

2.将各管混匀，于 37 ℃ 的水浴中保温 15 min。

3.取出各试管，在波长 505 nm 处比色，空白管调零，读取标准管和测定管的吸光度（OD 值）。

4.计算

血清胆固醇浓度的计算公式为：

$$血清胆固醇浓度（单位为\ mmol/L）=\frac{测定管吸光度}{标准管吸光度}\times胆固醇标准液的浓度$$

参考范围：血清胆固醇浓度参考值为 $3.00\sim5.20$ mmol/L，危险阈为 $5.20\sim6.20$ mmol/L；高胆固醇血症为不低于 6.20 mmol/L。

【注意事项】

1.试管在操作前要尽量保持干燥。

2.试剂中酶的质量会影响测定结果，试剂盒应在冰箱中保存，酶-酚试剂最好现配现用。最后加酶试剂，各管反应时间应一致。

3.比色应在 30 min 内完成。

4.若需检测游离胆固醇的浓度，将酶试剂成分中去掉胆固醇酯酶即可。

5.胆固醇标准液及血清的加液量较少，尽量不要沾在试管壁上，以免影响测定结果。

6.检测标本可为血清或者血浆（以肝素或 EDTA 抗凝）。

【临床意义】

1.TC 增高

TC 增高常见于动脉粥样硬化、原发性高脂血症（如家族性高胆固醇血症、家族性 ApoB 缺陷症、多源性高胆固醇血症、混合性高胆固醇血症等）、糖尿病、肾病综合征、胆总管梗阻、甲状腺功能减退、肥大性骨关节炎、老年性白内障和牛皮癣等。

2.TC 降低

TC 降低常见于低脂蛋白血症、贫血、败血症、甲状腺功能亢进、肝疾病、严重感染、营养不良、肠道吸收不良和药物治疗过程中的溶血性黄疸及慢性消耗性疾病（如癌症晚期等）。

【思考题】

（一）选择题

1.用胆固醇氧化酶法测定血清总胆固醇的浓度时，OD 值增高的结果中不包括（　　）

A.TC 增高   B.FC 增高

C.CE 增高   D.FFA 增高

2.下列人体血清胆固醇浓度数值中,正常的是(   )

A.1.33 mmol/L   B.4.75 mmol/L

C.8.97 mmol/L   D.100 mmol/L

3.用胆固醇氧化酶法测定血清总胆固醇的浓度时,配制的胆固醇标准液浓

度一般为(   )

A.2.15 mmol/L   B.5.17 mmol/L

C.9.46 mmol/L   D.100 mmol/L

(二)简答题

37 ℃水浴保温的目的是什么? 可否用其他温度?

参考答案

实验十五　酮体生成的检测

【实验目的】

1.理解肝中酮体生成实验的原理。

2.验证酮体生成是肝脏特有的功能。

3.学会定性检测酮体的方法。

4.了解酮症酸中毒的作用机制,树立"以患者为中心"的理念,关爱患者。

【实验原理】

酮体是脂肪酸在肝脏中经 β-氧化生成的乙酰 CoA 在酶的催化下转变成的三种中间代谢物的总称,包括乙酰乙酸、β-羟丁酸和丙酮。酮体中的乙酰乙酸及丙酮可在碱性条件下与亚硝基铁氰化钠和硫酸铵反应,生成异硝基胺,异硝基胺可与$[Fe(CN)_5]^{3-}$生成紫红色化合物。酮体显色剂由亚硝基铁氰化钠、无水碳酸钠和硫酸铵组成,可与酮体反应产生紫红色化合物。利用酮体的颜色反应,即可证明酮体的存在。

肝细胞中含有合成酮体的酶系,能催化酮体的生成。正常情况下,肝内生成的酮体可被及时转运至肝外组织利用,肝细胞内只有极少量的酮体存在。在

体外制备动物的肝匀浆,合成酮体的相关酶类就由肝细胞释放到肝匀浆内。将肝匀浆与含有底物丁酸的缓冲液一同保温,丁酸会在酮体合成酶系的作用下转变为酮体。而肌肉组织内无合成酮体的酶系,同样处理的肌匀浆无法催化丁酸生成酮体,故不能与显色剂产生颜色反应。

将肝匀浆、肌匀浆的两种保温后的溶液滴入加有显色粉的白瓷比色盘中,呈现紫红色说明有酮体存在。

【器材与试剂】

1.器材

恒温水浴箱、匀浆器、解剖剪、研钵、电子天平、试管、试管架、滴管、白瓷比色盘、小鼠。

2.试剂

(1)9 g/L 的氯化钠溶液、150 g/L 的三氯醋酸溶液。

(2)洛克溶液:称取氯化钠 0.9 g,氯化钾 0.042 g,氯化钙 0.024 g,碳酸氢钠 0.02 g,葡萄糖 0.1 g,将上述药品混合溶于水中,定容至 100 mL。

(3)0.5 mol/L 的丁酸溶液:取 44.0 g 丁酸溶于 0.1 mol/L 的氢氧化钠溶液中,并用 0.1 mol/L 的 NaOH 溶液定容到 1 L。

(4)0.1 mol/L 的磷酸盐缓冲液(pH=7.6):准确称取 7.74 g $Na_2HPO_4 \cdot 2H_2O$ 和 0.897 g $NaH_2PO_4 \cdot H_2O$,用蒸馏水定容至 500 mL,并精确测定溶液的 pH 值。

(5)显色粉:亚硝基铁氰化钠 1 g,无水碳酸钠 30 g,硫酸铵 50 g,混合后研碎。

【实验步骤】

1.肝匀浆和肌匀浆的制备

取小鼠一只,左手按住颈椎处,右手用力拉住尾巴,拉断颈椎将其处死。迅速剖腹,取出肝脏和部分肌肉组织,用剪刀剪碎,分别放入匀浆器内,加入生理盐水(质量与体积的比例为 1:3),研磨成匀浆。

2.取 4 支试管分别编号,按表 5-15-1 所示加入试剂。

表 5-15-1　酮体的定性检测体系

试剂	1	2	3	4
洛克溶液	1.0 mL	1.0 mL	1.0 mL	1.0 mL

续表

试剂	1	2	3	4
蒸馏水	—	2.0 mL	1.0 mL	—
0.5 mol/L 的丁酸溶液	2.0 mL	—	2.0 mL	2.0 mL
0.1 mol/L 的磷酸盐缓冲液	1.0 mL	1.0 mL	1.0 mL	1.0 mL
肝匀浆	1.0 mL	1.0 mL		
肌匀浆				1.0 mL

3.将各管摇匀,置于 37 ℃的恒温水浴中保温 40～50 min。

4.将各管取出,各加入 15% 的三氯醋酸 1 mL,摇匀,于离心机中 3000 r/min离心 5 min。

5.在有凹白瓷反应板的每个凹槽内加入显色粉一小匙,将上述 4 支试管内的离心液用滴管取适量,分别滴入不同的凹槽内,观察颜色变化并解释原因。

【注意事项】

1.取小鼠时要注意安全,防止被咬伤或抓伤。

2.取肝脏和肌肉组织时要迅速,肝匀浆和肌匀浆要充分研磨。

3.吸取上清液时,要注意避免交叉污染。

4.取显色粉后立即盖好瓶盖,取量以覆盖凹槽的一半容积为准。

【思考题】

(一)选择题

1.下列物质中,不属于酮体的是(　　　)

　　A.乙酰乙酸　　　　　　　　　B.β-羟丁酸

　　C.丙酮　　　　　　　　　　　D.丁酮

2.肝脏酮体生成实验中使用的底物是(　　　)

　　A.甲酸　　　　　　　　　　　B.乙酸

　　C.丙酸　　　　　　　　　　　D.丁酸

3.酮体与显色粉中的亚硝基铁氰化钠等反应后,溶液颜色为(　　　)

　　A.蓝色　　　　　　　　　　　B.紫红色

　　C.褐色　　　　　　　　　　　D.黑色

(二)简答题

1.在本实验中,2 号试管和 3 号试管的作用分别是什么?

2.酮体代谢有何生理意义?

3.糖尿病酮症酸中毒的生化机制是什么?

【知识链接】

临床案例分析

实验十六　DNA 片段的琼脂糖凝胶电泳

【实验目的】

1.学习并掌握琼脂糖凝胶电泳技术。

2.理解通过电泳技术将不同大小的 DNA 分子分离的原理。

3.了解 DNA 片段电泳时所用琼脂糖的浓度和荧光染料。

【实验原理】

琼脂糖是从琼脂中提取出来的,是由 D-半乳糖和 3,6-脱水-L-半乳糖结合形成的链状多糖,含硫酸根比琼脂少,因而对 DNA 分子的分离效果有明显的提高。

琼脂糖电泳具有以下优点:①琼脂糖含液体量大,可达 98%～99%,近似自由电泳,但样品的扩散度比自由电泳小;②琼脂糖作为支持体,有分辨率高、重复性好等优点;③电泳速度快;④透明而不吸收紫外线,可以直接用紫外检测仪进行定量测定;⑤区带可染色,样品易回收,有利于制备。

DNA 片段的琼脂糖凝胶电泳是重组 DNA 研究中常用的技术,可用于分离、鉴定和纯化 DNA 片段。DNA 分子在电泳时带负电荷,因此在电场中向正极移动。不同大小、不同形状和不同构象的 DNA 分子在相同的电泳条件下(如凝胶浓度、电流、电压、缓冲液等)有不同的迁移率,其迁移率取决于 DNA 分子的大小、DNA 分子的构象、凝胶浓度和电场强度这四大因素,据此可通过电泳对不同的 DNA 分子进行分离纯化。

现将上述几个因素对 DNA 分子迁移率的影响简述如下:

(1)DNA 分子的大小:线性 DNA 分子的迁移率与其分子量的对数值成反比。

(2)DNA 分子的构象:在同一浓度的琼脂糖凝胶中,超螺旋 DNA 分子的迁移率比线性 DNA 分子快,线性 DNA 分子的迁移率比开环 DNA 分子快。

(3)凝胶浓度:一定大小的 DNA 片段在不同浓度的琼脂糖凝胶中的迁移率是不相同的。相反,在同一浓度的琼脂糖凝胶中,不同大小的 DNA 片段的迁移率也是不同的。若要有效地分离不同大小的 DNA 片段,应采用适当浓度的琼脂糖凝胶(见表 5-16-1)。

表 5-16-1　琼脂糖凝胶浓度与分辨 DNA 片段大小范围的关系

琼脂糖凝胶的浓度(质量/体积,单位为 g/mL)	可分辨的线性 DNA 片段的大小/kb
0.3	5～60
0.6	1～20
0.7	0.8～10
0.9	0.5～7
1.2	0.4～6
1.5	0.2～3
2.0	0.1～2

(4)电场强度:每厘米凝胶电压不超过 5.0 V,若电压过高,分辨率会降低,分离的线性范围也会变窄。只有在低电压(1.0 V/cm)时,线性 DNA 分子的电泳迁移率才与所用电压成正比。电场强度偏高还会产生大量热量,引起 DNA 片段的降解。一般来讲,分子量较大的 DNA 片段用较低的电场强度以避免拖尾,分子量较小的 DNA 片段用较高的电场强度以避免扩散。

凝胶中的 DNA 分子可与荧光染料溴化乙啶(EB)结合,在紫外灯下可看到荧光条带。有时候还需要加入指示剂以便指示核酸迁移情况,常用的指示剂有溴酚蓝(Bromophenol blue,Bb,蓝紫色)、二甲苯蓝(Xylenecyanol,Xc,蓝色)等,由此可分析实验结果。

【器材与试剂】

1.器材

电泳仪、电泳槽、紫外灯、微量移液器、移液器吸头、EP 管等。

2.试剂

(1)琼脂糖。

(2)6×点样缓冲液:含有 0.25%的溴酚蓝和 40%的蔗糖。

(3)DNA 分子量标准:λDNA 分子量标准(λDNA/HindⅢ)。

(4)50×TAE 电泳缓冲液存放液配方:242 g Tris,57 mL 冰醋酸,100 mL 0.5 mol/L 的 EDTA(pH=8.0)(50×,每升)。

(5)1×缓冲液:0.04 mol/L 的 Tris-HAc,0.002 mol/L 的 EDTA。

(7)0.8%的琼脂糖:0.8 g 琼脂糖用 100 mL 1×TAE 沸水浴溶解。

(8)10 mg/mL 的 EB:1.0 g 溴化乙啶入 100 mL 三蒸水中。

【实验步骤】

1.取洁净的电泳内槽,两端用透明胶带或橡皮膏封好,不得留缝隙,水平放置,将选好的梳子放好,梳子底部与模具之间留 1 mm 的空间。

2.称取 DNA 电泳用琼脂糖 0.8 g,放入 250 mL 的锥形瓶中,加入 100 mL 1×TAE 缓冲液,混匀后,将烧瓶置于微波炉或水浴上加热融化,取出后摇匀。

3.将融化后的液体置于室温下冷却至 60 ℃左右(手握烧瓶可以耐受),再加入溴化乙啶(10 mg/mL)5 μL,混匀后,将凝胶溶液缓慢倒入电泳槽内,直至所需的厚度,注意不要形成气泡,特别是梳子的下面;如有气泡,可以用牙签等将其挑破。

4.室温下,待凝胶完全凝固约需 30 min。凝固后,揭去两端的透明胶带(或橡皮膏),拔出梳齿,将胶板放入电泳槽中。注意凝胶点样端要靠近负极。

5.在电泳槽中加入 1×TAE 缓冲液,以高出凝胶表面 2 mm 为宜。

6.取 EP 管 3 支,编号,如表 5-16-2 所示准备电泳样品。

表 5-16-2 DNA 电泳样品的制备

	1	2	3
样品	λDNA/HindⅢ	未酶解质粒	酶解质粒
样品体积/μL	10	10	10
6×点样液体积/μL	2	2	2

7.将上面三管样品置于振荡器上混匀,短暂离心。

8.用加样器吸取样品,依序分别加入三个点样孔中,注意加样器吸头末端应恰好置于凝胶点样孔中,不可刺穿凝胶,也要防止将样品溢出孔外。

9.接通电源,检查正负极,DNA 片段应是从负极向正极移动。调节电压,使其不超过 5 V/cm 凝胶长度。电泳约 90 min 后(或根据染料的前沿判断),停止电泳。

10.观察结果时,需将凝胶板取出,在紫外灯下观察结果(见图 5-16-1),注意要通过防护屏或戴上防护眼镜观察。另外可用 DNA 成像仪或相机拍照分析。

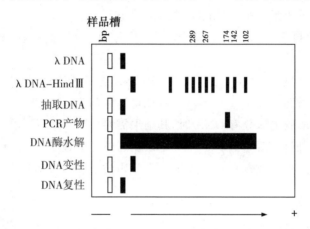

图 5-16-1　DNA 电泳条带图谱

细菌噬菌体 λDNA 全长 49.01 kb,其序列及酶切位点目前已基本研究清楚,它经不同的限制性内切酶消化后可产生不同的电泳条带图谱。因为每条区带的 DNA 分子长度是已知的,所以其被选为基因工程中常用的 DNA 分子大小标准,与其进行比较计算,即可得到待测 DNA 片段的长度。λDNA 经 HindⅢ酶消化后可产生 7 条区带,大小依次为 23.7 kb、9.46 kb、6.75 kb、4.26 kb、2.26 kb、1.98 kb、0.58 kb。

【注意事项】

1.制备凝胶板时,一定要等溶解后的琼脂糖冷却至 60 ℃左右再倒入成形板上,以免成形板受热变形。

2.溴化乙啶为一种有毒试剂,使用时一定要戴手套操作,注意安全。

3.在紫外灯下观察结果时要放下防护罩,以免眼睛受到紫外辐射的伤害;也可用手提式紫外灯照射凝胶进行观察,这样更安全一些。

【思考题】

(一)选择题

1.琼脂糖凝胶电泳分离 DNA 时,电场强度要求一般为(　　)

　A.分子量较大者用较高的电场强度,分子量较小者用较低的电场强度

　B.分子量较大者用较低的电场强度,分子量较小者用较高的电场强度

　C.不论分子量大小,均用较高的电场强度

　D.不论分子量大小,均用较低的电场强度

2.琼脂糖凝胶电泳分离 DNA 时,下列因素中与 DNA 迁移率无关的是(　　)

　A.凝胶浓度　　　　　　　　B.DNA 分子的构象

　C.电场强度　　　　　　　　D.电泳时间

3.琼脂糖凝胶电泳分离 DNA 时,其结果需要(　　)

　A.在紫外灯下观察　　　　　B.在红外灯下观察

　C.在自然光下观察　　　　　D.超声波处理后观察

(二)简答题

　若 DNA 中有少量蛋白质或 RNA 污染,电泳结果会怎样?用什么方法可判定 DNA 的纯度?

【知识链接】

几种荧光染料的介绍及常见问题的解决方案

实验十七　SDS-PAGE 测定蛋白质的相对分子量

【实验目的】

1.理解聚丙烯酰胺凝胶电泳法的基本原理。
2.学习聚丙烯酰胺凝胶电泳法的操作技术。

【实验原理】

SDS-PAGE 即十二烷基磺酸钠-聚丙烯酰胺凝胶电泳（sodiumdodecyl sulfate polyacrylamide gel electrophoresis）的英文缩写。聚丙烯酰胺凝胶电泳具有较高的分辨率，用它分离、检测蛋白质混合样品时，主要是根据各蛋白质组分的电泳迁移率的不同。就蛋白质分子本身而言，这种差异主要与其所带净电荷以及分子量和分子形状有关。当电泳体系中含有一定浓度的十二烷基磺酸钠（SDS）时，则电泳迁移率的大小只取决于蛋白质的分子量，从而可直接由电泳迁移率推算出蛋白质的分子量。

SDS 的作用原理在于，这种阴离子去污剂能够与蛋白质结合，破坏蛋白质分子内部、分子之间以及与其他物质分子之间的非共价键，使蛋白质变性而改变原有的空间构象。当有强还原剂（如巯基乙醇）存在时，可使蛋白质分子内的二硫键被彻底还原。此外，当 SDS 的总量为蛋白量的 3～10 倍且 SDS 单位浓度大于 1 mol/L 时，这两者的结合是定量的，大约每克蛋白质可结合 1.4 g SDS。蛋白质分子一经结合一定量的 SDS 阴离子，其所带负电荷的量就会远远超过它原有的电荷量，从而消除了不同种类蛋白质间电荷符号的差异。而且，由于分子量越大的蛋白质结合的 SDS 越多，所带负电荷也越多，这就使各蛋白质-SDS 复合物的电荷密度趋于一致。同时，不同蛋白质的 SDS 复合物形状也相似，均是长椭圆状，因此在电泳过程中，迁移率仅取决于蛋白质-SDS 复合物的大小，也可以说是取决于蛋白质分子量的大小，而与蛋白质原来所带电荷量及蛋白质原来的分子形状均无关。据经验得知，当蛋白质的分子量为 1.5 万～20 万时，蛋白质-SDS 复合物的电泳迁移率与蛋白质分子量的对数呈线性关系，将已知分子量的标准蛋白质在 SDS-聚丙烯酰胺凝胶中的电泳迁移率对分子量的对数作图，即可得到一条标准曲线。只要测得未知分子量的蛋白质在相同条件下的电泳迁移率，就能根据标准曲线求得其分子量。由此可得方程：

$$lgMW = K - bm$$

式中,MW 为蛋白质的分子量,m 为相对迁移率,K 为一常数,b 为直线斜率。

【器材与试剂】

1.器材

电泳仪(直流稳压电源)、垂直板电泳槽、微量移液器、吸管、烧杯、水浴锅、染色槽。

2.试剂

(1)标准蛋白质:细胞色素 C、胰凝乳蛋白酶等。

(2)30%的丙烯酰胺溶液:称取丙烯酰胺(Acr)29.2 g 及 N,N′-甲叉双丙烯酰胺(Bis)0.8 g,重蒸水定容至 100 mL,过滤后置于棕色试剂瓶中,于 4 ℃保存。

(3)10%的浓缩胶贮液:称取 Acr 10 g 及 Bis 0.5 g,溶于重蒸水中并定容至 100 mL,过滤后置于棕色试剂瓶中,于 4 ℃保存。

(4)1.5 mol/L 的 Tris-HCl 分离胶缓冲液(4×,pH=8.8):称取 Tris 18.15 g,加约 80 mL 去离子水,用 1 mol/L 的 HCl 调 pH 值至 8.8,用去离子水定容至 100 mL,于 4 ℃保存。

(5)0.5 mol /L 的 Tris-HCl 浓缩胶缓冲液,(4×,pH=6.8):称取 Tris 6 g,加约 60 mL 去离子水,用 1 mol/L 的 HCl 调 pH 值至 6.8,用去离子水定容至 100 mL,于4 ℃保存。

(6)电极缓冲液(Tris-Gly 缓冲液,pH=8.3):称取 14.49 g 甘氨酸和 3.02 g Tris,加 100 mL 10%的 SDS,加水至 1000 mL,于 4 ℃保存。

(7)10%的 SDS:称取 10 g SDS,加重蒸水定容至 100 mL,完全溶解后室温下保存(注意:低温下易析出结晶,用前需微热,使其完全溶解)。

(8)质量分数 10%的过硫酸铵溶液(AP):配制后分装,于-20 ℃保存(或临用前现配)。

(9)染色液(0.25%的考马斯亮蓝 R250,50%的甲醇和 7%的乙酸):分别取考马斯亮蓝 R250 2.5 g,甲醇(可用无水乙醇代替)500 mL,冰乙酸 70 mL,溶解后补足水至总体积为 1000 mL。

(10)脱色液(30%的甲醇、7%的乙酸):甲醇(可用无水乙醇代替)300 mL,冰乙酸 70 mL,补足水至 1000 mL。

(11)样品缓冲液(2×):双蒸水 2.5 mL,Tris-HCl(pH=6.8)2 mL,甘油

2 mL,20%的 SDS 2 mL,2-巯基乙醇(二硫苏糖醇 DTT 或者 msp)1 mL,0.1%
的溴酚蓝 0.5 mL。

(12)TEMED(四甲基乙二胺)。

【实验步骤】

1.安装夹心式垂直板电泳槽

夹心式垂直板电泳槽有很多种型号,其主要结构相同,且操作简单,不易泄
漏。可根据具体型号的不同要求进行操作,主要注意事项包括:①安装前,胶
条、玻璃板、槽子都要洁净干燥;②勿用手接触灌胶面的玻璃。

2.配制分离胶

根据所测蛋白质的相对分子量范围,选择某一合适的分离胶浓度,按表 5-
17-1 所列的试剂用量进行配制。

表 5-17-1　分离胶的配制

分离胶浓度	7.5%	10%	15%
H_2O	4.90 mL	4.10 mL	2.40 mL
30%的丙烯酰胺	2.50 mL	3.30 mL	5.00 mL
分离胶缓冲液(pH=8.8)	2.50 mL	2.50 mL	2.50 mL
10%的 SDS	0.10 mL	0.10 mL	0.10 mL
TEMED	0.02 mL	0.02 mL	0.02 mL
10%的过硫酸铵	0.02 mL	0.02 mL	0.02 mL
总体积	10 mL	10 mL	10 mL

由于 AP 和 TEMED 相遇后凝胶即开始聚合,所以应立即混匀混合液。混
匀后,用注射器抽取 3.2～3.5 mL 凝胶液,加至长、短玻璃板间的缝隙内(立即
清洗注射器及针头)。再用滴管取少许蒸馏水,沿长玻璃板壁缓慢注入 3～
4 mm高,以进行水封。30～60 min 后,凝胶与水封层间出现折射率不同的界
线,则表明凝胶已完全聚合。倾去水封层的蒸馏水,再用滤纸条吸去多余的水
分(见图 5-17-1)。

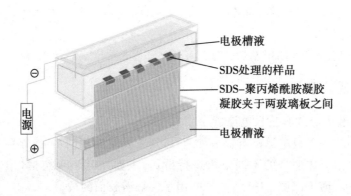

图 5-17-1　SDS-PAGE 电泳仪的基本结构

3.浓缩胶的制备（待分离胶聚合后再配制）

按表 5-17-2 所示配制浓缩胶，混匀后用注射器直接灌注在已聚合的分离胶上方，直至距离短玻璃板上缘约 0.5 cm 处（立即清洗注射器及针头），然后立即插入样品槽梳子，避免带入气泡。于室温下聚合（约 30 min）。

待凝胶凝固后，小心拔去样品槽中的梳子，用窄条滤纸吸去样品凹槽中多余的水分，将 Tris-Gly 电泳缓冲液倒入上、下贮槽中，应没过短玻璃板0.5 cm以上，即可按表 5-17-2 所示进行加样。

表 5-17-2　浓缩胶的配制

浓缩胶浓度	3%	4%	6%
H_2O	3.2 mL	3.05 mL	2.7 mL
30%的丙烯酰胺	0.5 mL	0.65 mL	1.0 mL
浓缩胶缓冲液（pH＝6.8）	1.25 mL	1.25 mL	1.25 mL
10%的 SDS	0.05 mL	0.05 mL	0.05 mL
TEMED	0.05 mL	0.05 mL	0.05 mL
10%的过硫酸铵	0.05 mL	0.05 mL	0.05 mL
总体积	5 mL	5 mL	5 mL

4.样品预处理

蛋白质标样及待测蛋白都用样品溶解液溶解，使其浓度为 0.5～1 mg/mL，沸水浴加热 1～2 min，冷却至室温备用（处理好的样品液如经长期存放，使用前应在沸水浴中加热 1 min，以消除亚稳态聚合）。

5.加样

用微量加样器加样。每个样品孔加入 $10\sim15~\mu L$ 样品。如样品较稀,可适量增加加样体积。加样时,要小心地将样品通过缓冲液加到凝胶的凹形样品槽底部(双手操作,避免伤及凝胶),待在所有的样品槽内都加完样品后,即可开始电泳。

6.电泳

将直流稳压电泳仪的开关打开,在 $100\sim150~V$ 的电压下电泳,待蓝色染料(溴酚蓝)迁移至距凝胶底部不远时,即可关闭电源。

7.染色

先用注射器取水,从两侧小心地冲洗使之松动,再用取胶板轻轻将短玻璃板撬开移去(必要时同时用水冲洗),在胶板一端切除一角作为标记,将胶板移至大培养皿中,染色约 2 h。

8.脱色

用蒸馏水漂洗凝胶数次,移出凝胶,放入脱色液中脱色,直到蛋白区带清晰为止。

9.相对分子量的计算

用直尺分别量出样品区带中心及染料与凝胶顶端的距离,按下式计算:

$$相对迁移率 = \frac{样品迁移的距离(单位为~cm)}{染料迁移的距离(单位为~cm)}$$

以标准蛋白质的相对分子量的对数对相对迁移率作图,得到标准曲线。根据待测样品的相对迁移率,从标准曲线上得出其相对分子量,如图 5-17-2 所示。

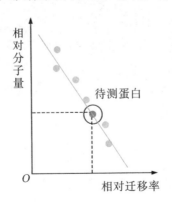

图 5-17-2 相对分子量与迁移率的关系

SDS-PAGE 电泳结果如图 5-17-3 所示。

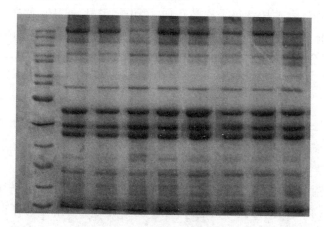

图 5-17-3　SDS-PAGE 电泳结果

【注意事项】

1.30％的 Acr-Bis 是神经毒性化合物,操作时要小心,做好个人防护。

2.过硫酸铵需现用现配。

3.过硫酸铵和 TEMED 在灌胶前加入即可。

4.用微量加样器上样时,勿刺破胶面。

【思考题】

(一)选择题

1.SDS-PAGE 电泳分离蛋白质时,与蛋白质迁移率有关的是(　　)

　A.蛋白质的分子量　　　　　　B.蛋白质分子的外形

　C.蛋白质的空间结构　　　　　D.电场强度的大小

2.SDS-PAGE 电泳分离蛋白质时,蛋白质的移动方向是(　　)

　A.向正极移动　　　　　　　　B.向负极移动

　C.横向移动　　　　　　　　　D.随机移动

3.SDS-PAGE 电泳分离蛋白质时,其结果需要(　　)

　A.在紫外灯下观察　　　　　　B.在红外灯下观察

　C.在自然光下观察　　　　　　D.超声波处理后观察

(二)简答题

在制胶过程中,当分离胶加完后,为什么要加一层水?

参考答案

实验十八　质粒 DNA 的制备

【实验目的】

1.了解质粒的特性及其在分子生物学研究中的作用。

2.掌握分离和纯化质粒 DNA 的原理。

3.学习用碱裂解法和煮沸法分离质粒 DNA 的操作技术。

4.培养学生团结协作的能力。

【实验原理】

质粒是细菌内的共生型遗传因子,它能在细菌中垂直遗传并且赋予宿主细胞特定的表型。质粒载体是在天然质粒的基础上,为适应实验室操作而进行人工构建制得的。与天然质粒相比,质粒载体通常带有一个或一个以上的选择性标记基因(如抗生素抗性基因)和一个人工合成的含有多个限制性内切酶识别位点的多克隆位点序列,并去掉了大部分非必需序列,旨在使分子量尽可能地小,以便于进行基因工程操作。大多数质粒载体带有一些多用途的辅助序列,这些用途包括通过组织化学方法肉眼鉴定重组克隆、产生用于序列测定的单链DNA、体外转录外源 DNA 序列、鉴定片段的插入方向、外源基因的大量表达等。一个理想的克隆载体大致应具备下列特性:

(1)分子量小、多拷贝、松弛控制型。

(2)具有多种常用的限制性内切酶的单个酶切位点。

(3)能插入较大的外源 DNA 片段。

(4)具有容易操作的检测表型。

常用的质粒载体大小一般为 1～10 kb,如 pBR322、pUC 系列、pGEM 系列和 pBluescript(简称 pBS)等。经过改造的基因工程质粒是携带外源基因进入细菌中扩增或表达的重要媒介,这种基因运载工具在基因工程中具有极广泛的用途,而质粒的分离与提取则是基因工程中最常用、最基本的实验技术之一。

从细菌(如大肠杆菌)细胞中分离质粒 DNA 的方法众多,一般分离质粒 DNA 的方法都包括这样三个步骤:①培养细菌,使质粒 DNA 大量扩增;②收集和裂解细菌;③分离和纯化质粒 DNA。对质粒 DNA 的分离可以根据分子大小的不同、碱基组成的差异以及质粒 DNA 的超螺旋共价闭合环状结构的特点来进行。分离制备质粒 DNA 的方法有很多,其中常用的方法有碱裂解变性法(又称"碱变性抽提法")、羟基磷灰石柱层析法、煮沸法、SDS 法、质粒 DNA 释放法、酸酚法、两相法以及溴化乙锭-氯化铯密度梯度离心法等。以上方法各有利弊,在实际操作中可以根据宿主菌株的类型、质粒分子的大小、碱基组成和结构等特点以及质粒 DNA 的用途等选择不同的方法,但总结多数实验室的实践经验,认为碱裂解变性法效果良好经济且回收率较高,是一种广泛的制备质粒 DNA 的方法。

碱裂解变性法提取质粒 DNA 是基于染色体 DNA 与质粒 DNA 的变性和复性差异,从而达到分离的目的。当细胞在 NaOH 和 SDS 溶液(pH＝12.6)中裂解时,蛋白质发生变性,染色体的线性 DNA 氢键断裂,双螺旋结构解开;共价闭合环状质粒 DNA 大部分氢键也断裂,但因其存在闭合环状这样的特殊结构,故两条互补链不会完全分离,仍会紧密地结合在一起。用 pH＝4.8 的 KAc 或 NaAc 高盐缓冲液调节其 pH 值至中性时,因为共价闭合环状的质粒 DNA 的两条互补链仍维系在一起,因此可以迅速复性;而线性的染色体 DNA 的两条互补链彼此已完全分开,不能复性,它们相互缠绕形成不溶性的网状物,而复性的质粒 DNA 则可恢复原来的构型,保持可溶性状态。通过离心,染色体 DNA 与不稳定的大分子 RNA、蛋白质-SDS 复合物等一起沉淀下来而被除去,用酚-氯仿抽提纯化上清液中的质粒 DNA,然后用乙醇或异丙醇将溶于上清液中的质粒 DNA 沉淀。

由于细菌裂解后受到剪切力或核酸降解酶的作用,染色体 DNA 容易被切断成为各种大小不同的碎片,从而与质粒 DNA 共同存在。因此,采用乙醇沉淀法得到的 DNA 除含有质粒 DNA 外,还可能含有少部分染色体 DNA 和 RNA,必要时可进一步纯化。

【器材与试剂】

1.器材

超净工作台、微量移液器(20 μL、200 μL、1000 μL)、高速离心机、恒温振荡摇床、灭菌锅、涡旋振荡器、电泳仪、琼脂糖平板电泳装置、恒温水浴锅等。

2.试剂

(1)大肠杆菌 DH5α(含质粒 pT-GFP,该质粒为 T 载体联上了绿色荧光蛋白 GFP 基因的重组质粒),其他质粒 DNA 的大肠杆菌工程菌亦可。

(2)LB(Luria-Bertani)液体培养基:称取蛋白胨 10 g,酵母提取物 5 g,NaCl 10 g,溶于 800 mL 去离子水中,用 NaOH 溶液调节 pH 值至 7.4,加去离子水至总体积为 1000 mL。将培养基分装于 150 mL 的锥形瓶中,每瓶 50 mL,置高压蒸气锅内以 1.034×10^5 Pa 的压力 121 ℃灭菌 20 min。

(3)氨苄西林(Ampicillin,Amp)母液:用无菌水配成 10 mg/mL 的水溶液,过滤除菌,分装成小份,存于灭菌有盖离心管中,−20 ℃保存备用,不宜反复冻融。

(4)含 Amp 的 LB 培养基:每 100 mL LB 培养液在临高压灭菌前加入 1.5 g 琼脂,以 1.034×10^5 Pa 的压力 121 ℃灭菌 20 min 后,待溶液尚未完全冷却时取出培养基,并轻轻摇动以便使琼脂均匀分布于整个培养基中。必须小心操作,因此时培养基溶液可能过热,旋动液体会发生爆沸。应使培养基降温至 50 ℃(用手背碰一下瓶壁不致太烫手)方可加入 Amp,按每 100 mL 培养基加入 10 mg/mL 的 Amp 溶液 1.0 mL 的量,使其终浓度为 100 μg/mL,然后在超净工作台上铺平板,90 mm 直径的培养皿约需 25 mL 培养基。

(5)溶液Ⅰ:终浓度为葡萄糖 50 mmol/L,Tris-HCl 25 mmol/L(pH= 8.0)和 EDTA 10 mmol/L(pH=8.0)。高压灭菌 15 min,储存于 4 ℃的冰箱,临用前加溶菌酶至浓度为 2 mg/mL。

(6)溶液Ⅱ:0.2 mol/L 的 NaOH 溶液(临用前用 10 mol/L 的 NaOH 母液稀释)和 1%的 SDS(从 10%的 SDS 母液中稀释,SDS 母液可室温下保存)等体积混合,现配现用。

(7)溶液Ⅲ:5 mol/L 的醋酸钾溶液 60 mL、冰醋酸 11.5 mL 和双蒸水 28.5 mL混合,高压灭菌,4 ℃冰箱内保存。溶液中 K^+ 的终浓度为 3 mol/L,Ac^- 的终浓度为 5 mol/L。

(8)Tris-HCl 饱和酚(pH=8.0):将市售的苯酚置于 65 ℃的水浴中溶解,用空气冷凝管进行蒸馏,当温度升高至 183 ℃时开始收集于数个棕色瓶中(每瓶约 200 mL),于−20 ℃下可保存数年。使用前,取一瓶重蒸酚于室温下放置一段时间后,移至 65 ℃水浴融化(从冰箱中取出后勿立即放入 65 ℃的水浴中,以防玻璃炸裂)。融化后加 8-羟基喹啉至终浓度为 0.1%(质量/体积),溶解混匀,此时溶液呈黄色。小心地将酚倒入等体积的 1 mmol/L 的 Tris-HCl(pH= 8.0)中,立即加盖,剧烈振荡并加入固体 Tris 摇匀(一般每 100 mL 酚加入 1 g

固体 Tris)。静置分层后从分液漏斗中放出下层黄色酚相,弃上层。将酚重新加至分液漏斗中,加入等体积的含 0.2% 的 β-巯基乙醇的 0.1 mol/L 的 Tris-HCl(pH=8.0),剧烈振荡,直至酚相 pH>7.8。将酚装入棕色试剂瓶中,加入相当于酚体积 0.1 倍的含 0.2% 的 β-巯基乙醇的 0.1 mol/L 的 Tris-HCl(pH=8.0)覆盖酚相,置于 4 ℃ 的冰箱中存放备用。

(9)3 mol/L 的醋酸钠(pH=5.2)溶液:在 800 mL 水中溶解 408.1 g NaAc·$3H_2O$,用冰醋酸调 pH 值至 5.2,加水定容至 1000 mL,分装后高压灭菌,置于 4 ℃ 的冰箱中存放备用。

(10)TE 缓冲液:将 10 mmol/L 的 Tris·HCl(pH=8.0)、1 mmol/L 的 EDTA(pH=8.0)等体积混合,高压灭菌后置于 4 ℃ 的冰箱中存放备用。

(11)10 mg/mL 的 RNase A:将 RNAase A 溶于 10 mmol/L 的 Tris·HCl(pH=7.5)中,用 15 mmol/L 的 NaCl 溶液将其配成 10 mg/mL 的溶液,于 100 ℃ 下加热 15 min,使残留的 DNA 酶失活。冷却后,用 1.5 mL 的 EP 管分装成小份,保存于 −20 ℃ 下。

(12)其他试剂:氯仿、异丙醇及无水乙醇等。

【实验步骤】

1.用接种环挑取一环冷冻保存的含有质粒 DNA 的 DH5α 大肠杆菌工程菌,划线接种在 LB 固体培养基(含有 100 μg/mL 的 Amp)上,37 ℃ 培养 12~24 h。

2.用接种针或无菌牙签挑取单菌落接种到 5 mL LB 液体培养基(含有 100 μg/mL 的 Amp)中,37 ℃ 振荡培养 14~16 h。

3.取 1.5 mL 培养液,加入 1.5 mL 离心管中,室温下 10000 r/min 离心 2 min,弃上清,将离心管倒扣于纸巾上,使所有的液体流出(视菌体量多少,可重复此步骤)。

4.向沉淀中加入 100 μL 预冷的溶液 Ⅰ,涡旋振荡悬浮菌体,静置 5 min。

5.加入新配制的溶液 Ⅱ 200 μL,轻轻地上下颠倒数次,轻轻混匀至溶液澄清(动作要轻,不可剧烈振荡),冰浴 5~10 min,至溶液透明黏稠。

6.立即加入用冰预冷的 150 μL 溶液 Ⅲ,颠倒混匀,冰浴 5~10 min,溶液中出现白色沉淀。

7.12000 r/min 离心 5 min,取上清入另一干净的 EP 管中,加入等体积的酚抽提一次,12000 r/min 离心 2 min。取上层水相移入另一干净的 EP 管中。

8.加入等体积的氯仿再抽提一次,12000 r/min 离心 2 min。取上层水相移入另一干净的 EP 管中。

9.加入 2～2.5 倍体积的无水乙醇,振荡混匀,沉淀 DNA,−20 ℃下放置 10 min(或者加 1 倍体积的异丙醇,室温下静置 10 min),12000 r/min 离心 10 min。弃上清,加入 200 μL 70％的乙醇沉淀,12000 r/min 离心 5 min。弃上清,洗涤沉淀两次以去盐。

10.将 EP 管倒置于一张吸水纸上,使液体流出,然后短暂离心,用移液器小心地吸出残液,这一步操作要格外小心,因为有时沉淀块会贴壁不紧。吸完后,放 EP 管于超净工作台上蒸发痕迹乙醇(除去上清的简便方法是用一次性吸头与真空管相连,轻缓抽吸,并用吸头接触液面。当液体从管中吸出时,尽可能使吸头远离核酸沉淀,然后继续用吸头通过抽真空的方法除去附于管上的液滴)。

11.加入 50 μL TE 缓冲液(pH=8.0,含 20 μg/mL 的 RNaseA)溶解 DNA,振荡,室温下静置 20 min,存放于−20 ℃的冰箱中。如直接酶切,可将沉淀溶于 30～50 μL 双蒸水中(含 20 μg/mL 的 RNase A)。

12.用 1％的琼脂糖凝胶电泳观察质粒 DNA 的纯度和条带情况。质粒 DNA 的存在形式有以下三种:

(1)共价闭合环状 DNA,常以超螺旋的形式存在。

(2)开环 DNA,此种质粒 DNA 的两条链中有一条发生一处或多处断裂。

(3)线性 DNA,因质粒 DNA 的两条链在同一处断裂而造成。

用琼脂糖电泳法进行质粒 DNA 的鉴定时,多数情况下能看到三条带,即超螺旋 DNA、线性 DNA 和开环 DNA 这三条带。在电泳时,同一质粒 DNA 的三种形式泳动速度为超螺旋 DNA＞线性 DNA＞开环 DNA,如图 5-18-1 所示。

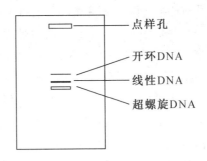

图 5-18-1　质粒 DNA 的琼脂糖凝胶电泳结果

【注意事项】

1.应在实验前两天划线接种细菌,实验前一天晚上进行单个菌落的液体培养,并注意无菌操作。培养时,应加入筛选压力(抗生素),否则菌体易污染,质粒易丢失。应使用处于对数期的新鲜菌体(老化菌体会导致开环质粒数增加),细菌培养时间过长会导致细胞和 DNA 的降解,故培养时间不要超过 16 h。

2.溶液Ⅰ中的溶菌酶应在临用前加入,加入溶液Ⅰ时可以用力振荡。

溶液Ⅰ中各成分的作用是:葡萄糖的作用是分散细胞;EDTA 是钙、镁等二价金属离子的螯合剂,其主要目的是螯合二价金属离子,从而达到抑制 DNase 的活性。

3.溶液Ⅱ应在临用前用母液配制;溶液Ⅱ加入后 5 min 内,如果溶液不变黏稠(用移液吸嘴蘸取没有丝状物出现),则应终止实验,检查使用的试剂是否正确,加量是否正确等。如果溶液变得黏稠,则应尽快加入溶液Ⅲ中和,防止共价闭合环状质粒 DNA 分子在强碱性环境中暴露时间过长,发生不可逆的变性,使质粒易被打断。

溶液Ⅱ中各成分的作用是:NaOH 主要是为了溶解细胞,释放 DNA,因为在强碱性的情况下,细胞膜发生了从双层膜(bilayer)结构向微囊(micelle)结构的变化,但 NaOH 易和空气中的 CO_2 发生反应形成 Na_2CO_3,降低了 NaOH 的碱性,所以必须用新鲜的 NaOH。SDS 与 NaOH 联用,其目的是增强 NaOH 的强碱性,同时 SDS 能很好地结合蛋白,产生沉淀。

4.加入溶液Ⅱ和溶液Ⅲ后不要剧烈振荡,防止可能把基因组 DNA 剪切成碎片,从而混杂在质粒中;复性时间也不宜过长,否则会有基因组 DNA 的污染。

溶液Ⅲ中各成分的作用是:KAc 是为了使 K^+ 置换 SDS 中的钠离子而形成十二烷基硫酸钾(potassium dodecylsulfate,PDS),但 PDS 是不溶于水的;同时,一个 SDS 分子平均可结合两个氨基酸,钾、钠离子置换所产生的大量沉淀自然就将绝大部分蛋白质沉淀了。2 mol/L 的醋酸是为了中和 NaOH,因为长时间的碱性条件会打断 DNA,所以要中和 NaOH。基因组 DNA 一旦发生断裂,就不能再被 PDS 共沉淀了,所以碱处理的时间要短,而且不得剧烈振荡,否则最后得到的质粒上总会有大量的基因组 DNA 混入,琼脂糖凝胶电泳时可以观察到一条浓浓的总 DNA 条带。75%的酒精主要是为了清洗盐分和抑制 DNase。

5.酚、氯仿抽提后,应小心吸取含质粒 DNA 的上清溶液,防止吸到位于有机相和水相之间的变性蛋白质;使用乙醇沉淀 DNA,并在低温条件下放置稍长时间可使 DNA 沉淀得更完全。

6.TE 中的 EDTA 能螯合 Mg^{2+} 或 Mn^{2+},抑制 DNase 的活性,pH 值为 8.0 可防止 DNA 发生酸解;得到的质粒样品一般用含 RNase(50 $\mu g/mL$)的 TE 缓冲液进行溶解,以防止大量未降解的 RNA 干扰电泳的结果。

【思考题】

(一)选择题

1.下列中,不属于理想的克隆载体特点的是( )

  A.分子量大　　　　　　　　B.具有多种酶切位点

  C.能插入较大的 DNA 片段　　D.多拷贝、松弛控制型

2.采用碱裂解变性法制备质粒 DNA 时,下列中不属于溶液 Ⅰ 成分的是( )

  A.葡萄糖溶液　　　　　　　　B.Tris-HCl 溶液

  C.EDTA 溶液　　　　　　　　D.氢氧化钠溶液

(二)简答题

1.讨论分析影响本实验的关键因素有哪些。

2.氯仿抽提后,为什么要加入 2～2.5 倍体积的无水乙醇?

【知识链接】

其他质粒 DNA 的制备方法简介

实验十九　PCR 方法扩增 DNA

【实验目的】

1.掌握用 PCR 方法扩增 DNA 的技术及原理。

2.学习 PCR 扩增仪的使用方法。

3.了解影响 PCR 反应的实验因素。

【实验原理】

多聚酶链式反应（polymerase chain reaction，PCR）是一种体外 DNA 扩增技术，于 1985 年由卡里·穆利斯（Kary B. Mullis）等人创立。该技术能在几小时的实验操作中，将人为选定的一段 DNA 片段扩增几百万倍，具有灵敏度高、特异性强、操作简便和应用广泛等优点，目前已成为分子生物学及基因工程中极为有用的研究手段之一。另外，在医学研究和医疗诊断中，PCR 技术亦体现出了极大的应用价值。

PCR 的基本原理类似于 DNA 的天然复制过程，在模板 DNA、引物和四种脱氧核糖核苷酸存在的条件下，依赖 DNA 聚合酶完成酶促反应。PCR 的特异性依赖于与靶序列两端与模板 DNA 互补的寡核苷酸引物的特异性。PCR 反应分以下三个步骤：

（1）变性：通过加热至 93 ℃ 一定时间后，模板 DNA 双螺旋的氢键断裂，双链解离形成单链 DNA；变性温度与 DNA 中 G-C 含量有关，G-C 间由三个氢键连接，而 A-T 间只由两个氢键连接，所以 G-C 含量较高的模板，其解链温度相对要高些。PCR 反应中，DNA 变性需要的温度和时间与模板 DNA 的二级结构的复杂性、G-C 含量高低等均有关。对于高 G-C 含量的模板 DNA，在实验中需添加一定量的二甲基亚砜（DMSO），并且在 PCR 循环的起始阶段，热变性温度可以采用 97 ℃，时间可适当延长，即所谓的"热启动"。

（2）退火：当温度突然降低至约 55 ℃ 时，由于模板分子结构较引物要复杂得多，而且反应体系中引物 DNA 的量大大多于模板 DNA 的量，使引物和其互补的模板在局部形成了杂交链，而模板 DNA 双链互补的机会较少。退火所需要的温度和时间取决于引物与靶序列的同源性程度及寡核苷酸的碱基组成。退火时间一般为 1~2 min。

（3）延伸：在耐高温的 Taq DNA 聚合酶和四种 dNTP 底物及 Mg^{2+} 存在的条件下，以靶序列为模板，按碱基互补配对原则与半保留复制原理进行 DNA 的合成。在 72 ℃ 的条件下，Taq DNA 聚合酶催化的合成速度为每秒 40~60 个碱基。

以上三个步骤为一个循环，每完成一个循环需 2~4 min，其循环产物可作为下一个循环的模板，介于两个引物之间的特异性靶 DNA 片段将得到大量复制。扩增初期，扩增的量呈直线上升，但是当引物、模板、聚合酶达到一定比值时，酶的催化反应趋于饱和，便会出现所谓的"平台效应"，即靶 DNA 产物的浓度不再增加。这样，经过 2~3 h，进行 30~40 次循环就能将待扩增的目的基因数量扩大几百万倍。

蛋白质激酶 CK2 是一种在真核细胞中普遍存在的信使非依赖性丝/苏氨酸蛋白激酶,它是由两个催化亚基和两个调节亚基构成的不均一四聚体。通过 RT-PCR 技术,可从人的肿瘤细胞中扩增出人的 CK2β 亚基的 cDNA,通过 pT7-7 载体定向克隆并经过测序确证,得到重组人蛋白激酶人 CK2β 亚基 cDNA 质粒(pTCKB,3087 bp)。本实验利用此重组质粒 pTCKB 作为 DNA 的扩增模板,加入人蛋白激酶 CK2β 亚基 cDNA 的上游和下游引物和四种 dNTP 底物,在 Taq DNA 聚合酶的作用下进行 PCR 扩增。理论上,扩增 PCR 产物的大小为 672 bp。

【器材与试剂】

1.器材

PCR 扩增仪、台式高速离心机、移液器(10 μL、20 μL、100 μL)及相应配套的吸头、经高压灭菌后的 EP 管、电泳仪。

2.试剂

(1)DNA 模板:重组人蛋白质激酶 CK2β 亚基 cDNA 质粒(pTCKB,大小为 3087 bp),浓度为 1 ng/μL,25 μL 反应液中应加入 5 ng。

(2)Taq DNA 聚合酶(5 U/μL),50 μL 反应液中应加入 1 U,临用前用消毒双蒸水稀释为 0.5 U/μL;10× 扩增缓冲液(Taq 酶配套缓冲液),四种 dNTP (2.5 mmol/L,分别取 10 mmol/L 的 dATP、dGTP、dTTP、dCTP 四种等量混合即可)。

(3)引物(100 pmol/L):设计并合成与目的 DNA 两侧互补的引物。

①本次实验的上游引物为 5′-AATCTAGACATATGAGCAGCTCAGA-GGAGGT-3′,其序列含有人蛋白激酶 CK2β 亚基 cDNA 编码区的 20 个核苷酸,其 5′端含有 NdeⅠ酶切位点。上游引物的浓度为 5 pmol/L,25 μL 反应液中应加入 12.5 μL。

②本次实验的下游引物为 5′-AAGGATCCAAGCTTCAGCGAATCGTC-TTGACTGG-3′,与人蛋白激酶 CK2β 亚基 cDNA 编码区的最后 21 个核苷酸互补,其 5′端含有 HindⅢ酶切位点。下游引物的浓度为 5 pmol/L,25 μL 反应液中应加入 12.5 μL。

(4)6× 上样缓冲液:0.25% 的二甲苯青(FF),0.25% 的溴酚蓝,30% 的甘油。

(5)含 SYBR®Green Ⅰ荧光染料的 6× 上样缓冲液:将 SYBR®Green Ⅰ的

浓缩原液用 DMSO 稀释 50 倍后,取 60 μL 加入 1 mL 6×上样缓冲液中,避光,4 ℃下保存(每 5 μL DNA 样品中加 1 μL 含 SYBR®Green I 荧光染料的上样缓冲液)。

(6)50×TAE 电泳缓冲液:将 12.2 g Tris、2.85 mL 冰醋酸和 10 mL 0.25 mol/L 的 EDTA(pH=8.0)混合,加水至 50 mL。

(7)DNA Marker、10×MgCl₂ 溶液(25 mmol/L)、消毒三蒸水。

【实验步骤】

1.取 0.2 mL 的 PCR 管,按照下面的表 5-19-1 所示的反应体系进行加样。

表 5-19-1 PCR 反应体系

试剂	加入量	最终浓度(或含量)
灭菌水	9.5 μL	—
10×缓冲液	2.5 μL	1×缓冲液
10×MgCl₂ 溶液	2.5 μL	2.5 mmol/L
dNTP	2 μL	各 0.2 mmol/L
上游引物	2.5 μL(5 μmol/L)	12.5 pmol
下游引物	2.5 μL(5 μmol/L)	12.5 pmol
Taq DNA 聚合酶	1 μL(0.5 U/μL)	0.5 U
模板 DNA	5 μL(1 ng/μL)	5 ng
总体积	25 μL	

2.用手指轻弹管壁混匀,稍离心,盖好盖,编号,于 PCR 仪上进行反应。PCR 反应参数为:25 个 PCR 循环。反应参数为:94 ℃反应 30 s,50 ℃反应 30 s,72 ℃反应 30 s,其中第一个循环 72 ℃反应 10 min。

3.琼脂糖凝胶电泳

(1)灌胶:胶应在进行 PCR 时预先灌好,方法是称取 1 g 琼脂糖,加 2 mL 50× TAE电泳缓冲液和 98 mL 蒸馏水,在电炉或微波炉上溶解,配成 1% 的琼脂糖凝胶 100 mL,稍冷后,安装电泳槽和样品梳,灌胶。

(2)上样:在电泳槽内盛放 1×TAE,撕去制胶托架两端的封胶,将制胶托架装入电泳槽内,小心地取出样品梳。取 PCR 样品 10 μL,加入 2 μL 含有 SYBR®Green I 荧光染料的 6×上样缓冲液,在 Parafilm 膜上混匀,小心地将此样品加入放有凝胶的样品池中。

(3)电泳:正确连接电极,在 100 V 的恒压条件下进行电泳,待蓝色染料超过凝胶长度的 2/3 时停止电泳。

(4)取出凝胶,在紫外分析仪上观察结果,判断 PCR 产物的大小。

【注意事项】

1.PCR 设计引物长度一般为 18～22 个碱基。这对引物的特异性以及退火温度而言均已足够。引物不能太短,也不能太长:引物过短时会造成 T_m 值过低,在酶反应温度时不能与模板很好地配对;引物过长时又会造成 T_m 值过高,超过酶反应的最适温度,还会导致其延伸温度大于 74 ℃,不适于 Taq DNA 聚合酶进行反应,而且合成长引物还会大大增加合成费用。

2.纯化范本所选用的方法对污染的风险有极大影响。一般而言,只要能够得到可靠的结果,纯化的方法越简单越好。

3.所有试剂都应该没有核酸和核酸酶的污染,操作过程中均应戴手套。

4.PCR 试剂配制应使用最高质量的新鲜双蒸水,采用 0.22 μm 的滤膜过滤除菌或高压灭菌。

5.试剂都应该以大体积配制,试验一下是否满意,然后分装成仅够一次使用的量存放,从而确保实验与实验之间的连续性。

6.试剂或样品准备过程中都要使用一次性灭菌的塑料瓶和管子,玻璃器皿应洗涤干净并高压灭菌。

7.PCR 的样品应在冰浴上化开,并且要充分混匀。

【思考题】

(一)选择题

1.以下物质在 PCR 反应中不需要的是(　　)
   A.Taq DNA 聚合酶　　　　B.dNTP
   C.Mg^{2+}　　　　　　　　D.RNA 酶

2.以下酶中可以耐高温的是(　　)
   A.Taq DNA 聚合酶　　　　B.HindⅢ
   C.T4 连接酶　　　　　　　D.Klenow 片段

3.采用 PCR 技术进行 DNA 扩增时,其特异性的决定因素为(　　)
   A.Taq DNA 聚合酶　　　　B.引物
   C.模板　　　　　　　　　D.Mg^{2+}

（二）简答题

1.PCR 试剂为什么要进行分装？

2.实验操作过程中该如何防止污染？

【知识链接】

逆转录 PCR 简介

实验二十　质粒 DNA 的转化

【实验目的】

1.掌握质粒 DNA 转化的原理和方法。

2.学习将外源质粒 DNA 转入受体细菌细胞的操作步骤。

3.了解热激法转化感受态细胞的操作。

【实验原理】

当质粒或其他载体进行重组后，通常会发生质粒的重组失败，包括质粒的自身环化，因而要求进行筛选，把重组成功的质粒找出来。在目前常用的质粒和其他载体中，含有相应的抗生素抗性基因，一旦重组成功，质粒环化（包括自身环化），抗生素抗性基因表达，被转化的大肠杆菌便具备抗相应抗生素的能力，可以在含该抗生素的培养基中生长传代，而重组失败的大肠杆菌由于不能抵抗培养基中的抗生素而死亡。

转化是将外源 DNA 分子导入到受体细胞，使之获得新的遗传特性的一种方法，它是生物化学、分子生物学及其相关学科研究领域的一项基本实验技术。转化所用的受体细胞一般是限制-修饰系统缺陷变异株，即不含限制性内切酶和甲基化酶（R^-、M^-）的菌株。将对数生长期的细菌（受体细胞）经理化方法处理后，其细胞膜的通透性会发生暂时性改变，成为能允许外源 DNA 分子进入的感受态细胞。进入受体细胞的 DNA 分子通过复制和表达实现遗传信息的转移，使受体细胞具有了新的遗传性状。将经过转化的细胞在筛选培养基上培养，即可筛选出转化子(即带有异源 DNA 分子的细胞)。

本实验采用 $CaCl_2$ 法制备感受态细胞,其原理是大肠杆菌细胞处于 $0\sim4$ ℃的 $CaCl_2$ 低渗溶液中时,其胞体会膨胀成球状。转化混合物中的 DNA 形成抗 DNA 酶的羟基-钙磷酸复合物,黏附于细胞表面,经 42 ℃热激处理 90 s,大肠杆菌出现热休克,质粒可通过大肠杆菌细胞膜上形成的孔隙进入菌体内。随后,将细菌放置在非选择性 LB 培养基中保温一段时间,使细菌复苏,并使在转化过程中获得的新的表型,如氨苄西林耐药基因(Ampr)得到表达,然后将此细菌培养物涂在含 Amp 的选择性培养基上,倒置培养过夜,即可获得转化后的细菌菌落。

【器材与试剂】

1.器材

恒温水浴箱、超净工作台、高速冷冻离心机、恒温摇床、恒温箱、消毒离心管、消毒移液器吸头、玻璃培养皿(直径 90 mm)、玻璃涂布器、记号笔。

2.试剂

(1)95％的乙醇。

(2)LB 液体培养基:称取 10 g 胰蛋白胨、5 g 酵母提取物、10 g NaCl,混合后加水至 1 L,高压灭菌消毒。

(3)LB 固体培养基:LB 液体培养基中加 1.5％的琼脂粉,高压灭菌消毒,待冷却至不烫手背时铺培养皿。

(4)0.1 mol/L 的 $CaCl_2$ 溶液:高压灭菌消毒或过滤除菌。

(5)氨苄西林:用无菌水或生理盐水配制成 100 mg/mL 的溶液,置于 -20 ℃保存。

(6)人 Bcl-2 重组质粒:该质粒由 EcoR I 单酶切的 pBluescript II KS(一)载体与 EcoR I 单酶切的人 Bcl-2 cDNA 重组而成,大小为 4861 bp,前者是一种由 pUC19 质粒衍生而来的长度为 2961 bp 的质粒载体,因此用 EcoR I 酶切空载 pBluescript II KS(一)载体和人 Bcl-2 cDNA 片段(1.9 kb),配制成 2 ng/μL 的浓度。

(7)大肠杆菌 DH5α:此为 DNA 扩增菌,是经过实验室改造过的工程菌。

【实验步骤】

1.细菌感受态细胞的制备

(1)将 DH5α 菌种划线于 LB 琼脂板上,37 ℃培养过夜。

(2)挑取单菌落接种于 5 mL LB 培养基中,37 ℃振荡培养过夜。

(3)次日取菌液 1 mL 接种至含有 100 mL LB 培养基的烧瓶中,37 ℃剧烈振荡培养 2～3 h,待 A_{600} 的值达到 0.3～0.4 时,将烧瓶置于冰浴上 10～15 min。

(4)将细菌转移到一个灭菌处理过的冰预冷的 50 mL 的离心管中,4 ℃下以 $4000g$($g \approx 9.8 \text{ m/s}^2$)的加速度离心 10 min,弃去培养基,将离心管倒置于滤纸上,使最后的残留液体流尽。

(5)加预冷的已过滤除菌的 0.1 mol/L 的 $CaCl_2$溶液重悬菌体,置于冰浴上 30 min。4 ℃下以 $4000g$ 的加速度离心 10 min,弃去培养基。

(6)再加 4 mL 预冷的 0.1 mol/L 的 $CaCl_2$溶液,轻轻重悬菌体,置于 4 ℃的冰箱中 12～16 h。

2.DNA 重组子的转化(大肠杆菌 DH5α)

(1)本实验中的 DNA 重组子为人 Bcl-2 重组质粒。在无菌条件下,按每管取 200 μL 新鲜感受态 DH5α 细菌置于无菌的 5 mL 塑料离心管中,共 2 管,分别加入人 Bcl-2 重组质粒(10 ng)和消毒水(作为阴性对照)各 5 μL,轻轻旋转以混合内容物,在冰上放置 30 min。

(2)42 ℃热休克 90 s,中途不要摇动离心管,每管加 800 μL 无抗生素的 LB 培养基,于 37 ℃的空气摇床上以 150 r/min 的速度振摇 45 min,使细菌复苏。

(3)每管取 200 μL 液体,加至含氨苄西林(Amp 浓度为 50 μg/mL)的 LB 琼脂平板上,用玻璃涂布器涂布均匀,室温下放置 20 min,使液体吸收,然后 37 ℃倒置培养 12～16 h 至单菌落形成。

【注意事项】

1.感受态 DH5α 细菌很脆弱,加入 Bcl-2 重组质粒 5 μL 后,要轻轻旋转混匀,禁止剧烈振摇或吹打。

2.在 42 ℃水浴时,时间和温度要准确,中途不要摇动离心管。

3.无菌操作要严格,防止外界细菌污染。

4.细菌铺板密度不能过高,倒置培养时间不能过长(12～16 h)。细菌铺板密度过高或培养时间过长会使一些未转化(不含 Amp 抗性)的细菌也形成菌落,这时可将氨苄西林的浓度提高至 100 μg/mL。

5.含人 Bcl-2 重组质粒的 DH5α 转化菌如果要用于后续实验,可将培养平板倒置放于 4 ℃保存。

6.由于实验中要用到酒精灯,所以要特别注意用火安全。

【思考题】

(一)选择题

1.下列克隆载体中,对外源 DNA 的容载量最大的是( )
  A.质粒   B.黏粒
  C.酵母人工染色体 YAC   D.λ 噬菌体

2.将外源 DNA 分子导入到原核受体细胞中,使之获得新的遗传性状的过程称为( )
  A.转化   B.转导
  C.转染   D.感染

3.在质粒 DNA 转化实验中,42 ℃热休克的时间一般为( )
  A.20 s   B.90 s
  C.15 min   D.8 h

(二)简答题

42 ℃热休克时需要注意什么? 为什么?

参考答案

附　录

附录一　27 种常见元素的名称、符号和相对原子质量一览表

名称	符号	相对原子质量	名称	符号	相对原子质量	名称	符号	相对原子质量
氢	H	1	铝	Al	27	铁	Fe	56
氦	He	4	硅	Si	28	铜	Cu	63.5
碳	C	12	磷	P	31	锌	Zn	65
氮	N	14	硫	S	32	银	Ag	108
氧	O	16	氯	Cl	35.5	钡	Ba	137
氟	F	19	氩	Ar	40	铂	Pt	195
氖	Ne	20	钾	K	39	金	Au	197
钠	Na	23	钙	Ca	40	汞	Hg	201
镁	Mg	24	锰	Mn	55	碘	I	127

附录二 水在不同温度下的饱和蒸气压

温度 (temperature) $t/℃$	饱和蒸气压 (saturated water vapor pressure) $/(×10^3 \text{ Pa})$	温度 (temperature) $t/℃$	饱和蒸气压 (saturated water vapor pressure) $/(×10^3 \text{ Pa})$	温度 (temperature) $t/℃$	饱和蒸气压 (saturated water vapor pressure) $/(×10^3 \text{ Pa})$
0	0.61129	125	232.01	250	3973.6
1	0.65716	126	239.24	251	4041.2
2	0.70605	127	246.66	252	4109.6
3	0.75813	128	254.25	253	4178.9
4	0.81359	129	262.04	254	4249.1
5	0.87260	130	270.02	255	4320.2
6	0.93537	131	278.20	256	4392.2
7	1.0021	132	286.57	257	4465.1
8	1.0730	133	295.15	258	4539.0
9	1.1482	134	303.93	259	4613.7
10	1.2281	135	312.93	260	4689.4
11	1.3129	136	322.14	261	4766.1
12	1.4027	137	331.57	262	4843.7
13	1.4979	138	341.22	263	4922.3
14	1.5988	139	351.09	264	5001.8
15	1.7056	140	361.19	265	5082.3
16	1.8185	141	371.53	266	5163.8
17	1.9380	142	382.11	267	5246.3
18	2.0644	143	392.92	268	5329.8
19	2.1978	144	403.98	269	5414.3
20	2.3388	145	415.29	270	5499.9
21	2.4877	146	426.85	271	5586.4

续表

温度 (temperature) $t/℃$	饱和蒸气压 (saturated water vapor pressure) $/(\times 10^3\ Pa)$	温度 (temperature) $t/℃$	饱和蒸气压 (saturated water vapor pressure) $/(\times 10^3\ Pa)$	温度 (temperature) $t/℃$	饱和蒸气压 (saturated water vapor pressure) $/(\times 10^3\ Pa)$
22	2.6447	147	438.67	272	5674.0
23	2.8104	148	450.75	273	5762.7
24	2.9850	149	463.10	274	5852.4
25	3.1690	150	475.72	275	5943.1
26	3.3629	151	488.61	276	6035.0
27	3.5670	152	501.78	277	6127.9
28	3.7818	153	515.23	278	6221.9
29	4.0078	154	528.96	279	6317.2
30	4.2455	155	542.99	280	6413.2
31	4.4953	156	557.32	281	6510.5
32	4.7578	157	571.94	282	6608.9
33	5.0335	158	586.87	283	6708.5
34	5.3229	159	602.11	284	6809.2
35	5.6267	160	617.66	285	6911.1
36	5.9453	161	633.53	286	7014.1
37	6.2795	162	649.73	287	7118.3
38	6.6298	163	666.25	288	7223.7
39	6.9969	164	683.10	289	7330.2
40	7.3814	165	700.29	290	7438.0
41	7.7840	166	717.83	291	7547.0
42	8.2054	167	735.70	292	7657.2
43	8.6463	168	753.94	293	7768.6
44	9.1075	169	772.52	294	7881.3
45	9.5898	170	791.47	295	7995.2
46	10.094	171	810.78	296	8110.3
47	10.620	172	830.47	297	8226.8

续表

温度 (temperature) $t/℃$	饱和蒸气压 (saturated water vapor pressure) $/(\times 10^3 \text{ Pa})$	温度 (temperature) $t/℃$	饱和蒸气压 (saturated water vapor pressure) $/(\times 10^3 \text{ Pa})$	温度 (temperature) $t/℃$	饱和蒸气压 (saturated water vapor pressure) $/(\times 10^3 \text{ Pa})$
48	11.171	173	850.53	298	8344.5
49	11.745	174	870.98	299	8463.5
50	12.344	175	891.80	300	8583.8
51	12.970	176	913.03	301	8705.4
52	13.623	177	934.64	302	8828.3
53	14.303	178	956.66	303	8952.6
54	15.012	179	979.09	304	9078.2
55	15.752	180	1001.9	305	9205.1
56	16.522	181	1025.2	306	9333.4
57	17.324	182	1048.9	307	9463.1
58	18.159	183	1073.0	308	9594.2
59	19.028	184	1097.5	309	9726.7
60	19.932	185	1122.5	310	9860.5
61	20.873	186	1147.9	311	9995.8
62	21.851	187	1173.8	312	10133
63	22.868	188	1200.1	313	10271
64	23.925	189	1226.1	314	10410
65	25.022	190	1254.2	315	10551
66	26.163	191	1281.9	316	10694
67	27.347	192	1310.1	317	10838
68	28.576	193	1338.8	318	10984
69	29.852	194	1368.0	319	11131
70	31.176	195	1397.6	320	11279
71	32.549	196	1427.8	321	11429
72	33.972	197	1458.5	322	11581
73	35.448	198	1489.7	323	11734

续表

温度 (temperature) $t/℃$	饱和蒸气压 (saturated water vapor pressure) $/(×10^3\ Pa)$	温度 (temperature) $t/℃$	饱和蒸气压 (saturated water vapor pressure) $/(×10^3\ Pa)$	温度 (temperature) $t/℃$	饱和蒸气压 (saturated water vapor pressure) $/(×10^3\ Pa)$
74	36.978	199	1521.4	324	11889
75	38.563	200	1553.6	325	12046
76	40.205	201	1568.4	326	12204
77	41.905	202	1619.7	327	12364
78	43.665	203	1653.6	328	12525
79	45.487	204	1688.0	329	12688
80	47.373	205	1722.9	330	12852
81	49.324	206	1758.4	331	13019
82	51.342	207	1794.5	332	13187
83	53.428	208	1831.1	333	13357
84	55.585	209	1868.4	334	13528
85	57.815	210	1906.2	335	13701
86	60.119	211	1944.6	336	13876
87	62.499	212	1983.6	337	14053
88	64.958	213	2023.2	338	14232
89	67.496	214	2063.4	339	14412
90	70.117	215	2104.2	340	14594
91	72.823	216	2145.7	341	14778
92	75.614	217	2187.8	342	14964
93	78.494	218	2230.5	343	15152
94	81.465	219	2273.8	344	15342
95	84.529	220	2317.8	345	15533
96	87.688	221	2362.5	346	15727
97	90.945	222	2407.8	347	15922
98	94.301	223	2453.8	348	16120
99	97.759	224	2500.5	349	16320

续表

温度 (temperature) $t/℃$	饱和蒸气压 (saturated water vapor pressure) /($\times 10^3$ Pa)	温度 (temperature) $t/℃$	饱和蒸气压 (saturated water vapor pressure) /($\times 10^3$ Pa)	温度 (temperature) $t/℃$	饱和蒸气压 (saturated water vapor pressure) /($\times 10^3$ Pa)
100	101.32	225	2547.9	350	16521
101	104.99	226	2595.9	351	16825
102	108.77	227	2644.6	352	16932
103	112.66	228	2694.1	353	17138
104	116.67	229	2744.2	354	17348
105	120.79	230	2795.1	355	17561
106	125.03	231	2846.7	356	17775
107	129.39	232	2899.0	357	17992
108	133.88	233	2952.1	358	18211
109	138.50	234	3005.9	359	18432
110	143.24	235	3060.4	360	18655
111	148.12	236	3115.7	361	18881
112	153.13	237	3171.8	362	19110
113	158.29	238	3288.6	363	19340
114	163.58	239	3286.3	364	19574
115	169.02	240	3344.7	365	19809
116	174.61	241	3403.9	366	20048
117	180.34	242	3463.9	367	20289
118	186.23	243	3524.7	368	20533
119	192.28	244	3586.3	369	20780
120	198.48	245	3648.8	370	21030
121	204.85	246	3712.1	371	21286
122	211.38	247	3776.2	372	21539
123	218.09	248	3841.2	373	21803
124	224.96	249	3907.0	—	—

注:过热蒸汽比热容=压力下的饱和蒸汽比热容+4.187×(过热温度−饱和温度)。

附录三　pH 标准缓冲溶液

名称	配制	不同温度时的 pH 值								
		0 ℃	5 ℃	10 ℃	15 ℃	20 ℃	25 ℃	30 ℃	35 ℃	40 ℃
草酸盐标准缓冲溶液	$c[KH_3(C_2O_4)_2 \cdot 2H_2O]$ 为 0.05 mol/L。称取 12.71 g 四草酸钾 $[KH_3(C_2O_4)_2 \cdot 2H_2O]$ 溶于无 CO_2 的水中，稀释至 1000 mL	1.67	1.67	1.67	1.67	1.68	1.68	1.69	1.69	1.69
		不同温度时的 pH 值								
		45 ℃	50 ℃	55 ℃	60 ℃	70 ℃	80 ℃	90 ℃	95 ℃	—
		1.70	1.71	1.72	1.72	1.74	1.77	1.79	1.81	—
酒石酸盐标准缓冲溶液	在 25 ℃ 时，用无 CO_2 的水溶解外消旋的酒石酸氢钾($KHC_4H_4O_6$)，并剧烈振摇至成饱和溶液	不同温度时的 pH 值								
		0 ℃	5 ℃	10 ℃	15 ℃	20 ℃	25 ℃	30 ℃	35 ℃	40 ℃
		—	—	—	—	—	3.56	3.55	3.55	3.55
		不同温度时的 pH 值								
		45 ℃	50 ℃	55 ℃	60 ℃	70 ℃	80 ℃	90 ℃	95 ℃	—
		3.55	3.55	3.55	3.56	3.58	3.61	3.65	3.67	—
苯二甲酸氢盐标准缓冲溶液	$c(C_6H_4CO_2HCO_2K)$ 为 0.05 mol/L，称取在 (115.0 ± 5.0)℃ 的温度下干燥 2~3 h 的邻苯二甲酸氢钾 $(KHC_8H_4O_4)$ 10.21 g，溶于无 CO_2 的蒸馏水中，并稀释至 1000 mL (注:可用于酸度计校准)	不同温度时的 pH 值								
		0 ℃	5 ℃	10 ℃	15 ℃	20 ℃	25 ℃	30 ℃	35 ℃	40 ℃
		4.00	4.00	4.00	4.00	4.00	4.01	4.01	4.02	4.04
		不同温度时的 pH 值								
		45 ℃	50 ℃	55 ℃	60 ℃	70 ℃	80 ℃	90 ℃	95 ℃	—
		4.05	4.06	4.08	4.09	4.13	4.16	4.21	4.23	—

续表

名 称	配 制	不同温度时的 pH 值								
		0 ℃	5 ℃	10 ℃	15 ℃	20 ℃	25 ℃	30 ℃	35 ℃	40 ℃

名 称	配 制	不同温度时的 pH 值								
磷酸盐标准缓冲溶液	分别称取在 (115.0±5.0)℃的 温度下干燥2~ 3 h的磷酸氢二钠 (Na₂HPO₄)(3.53 ±0.01)g 和磷酸 二氢钾(KH₂PO₄) (3.39±0.01)g,溶 于预先煮沸过 15~30 min 并迅 速冷却的蒸馏水 中,并稀释至 1000 mL(注:可用 于酸度计校准)	0 ℃	5 ℃	10 ℃	15 ℃	20 ℃	25 ℃	30 ℃	35 ℃	40 ℃
		6.98	6.95	6.92	6.90	6.88	6.86	6.85	6.84	6.84
		45 ℃	50 ℃	55 ℃	60 ℃	70 ℃	80 ℃	90 ℃	95 ℃	—
		6.83	6.83	6.83	6.84	6.85	6.86	6.88	6.89	—
硼酸盐标准缓冲溶液	c(Na₂B₄O₇· 10H₂O)称取硼砂 (Na₂B₄O₇· 10H₂O)(3.80± 0.01)g(注意:不能 烘!),溶于预先煮 沸过 15~30 min 并迅速冷却的蒸 馏水中,并稀释至 1000 mL。置于聚 乙烯塑料瓶中密 闭保存。存放时 要防止空气中的 CO₂进入(注:可用 于酸度计校准)	0 ℃	5 ℃	10 ℃	15 ℃	20 ℃	25 ℃	30 ℃	35 ℃	40 ℃
		9.46	9.40	9.33	9.27	9.22	9.18	9.14	9.10	9.06
		45 ℃	50 ℃	55 ℃	60 ℃	70 ℃	80 ℃	90 ℃	95 ℃	—
		9.04	9.01	8.99	8.96	8.92	8.89	8.85	8.83	—

续表

名称	配制	不同温度时的 pH 值								
		0 ℃	5 ℃	10 ℃	15 ℃	20 ℃	25 ℃	30 ℃	35 ℃	40 ℃
氢氧化钙标准缓冲溶液	在 25 ℃,用无二氧化碳的蒸馏水制备氢氧化钙的饱和溶液。氢氧化钙溶液的浓度 c [1/2Ca(OH)$_2$] 应为（0.0400～0.0412）mol/L。测定氢氧化钙溶液的浓度时可以酚红为指示剂,用 HCl 标准溶液[c(HCl)= 0.1 mol/L]滴定测出。存放时要防止空气中的 CO_2 进入。出现混浊应弃去重新配制	不同温度时的 pH 值								
		0 ℃	5 ℃	10 ℃	15 ℃	20 ℃	25 ℃	30 ℃	35 ℃	40 ℃
		13.42	13.21	13.00	12.81	12.63	12.45	12.30	12.14	11.98
		不同温度时的 pH 值								
		45 ℃	50 ℃	55 ℃	60 ℃	70 ℃	80 ℃	90 ℃	95 ℃	—
		11.84	11.71	11.57	11.45	—	—	—	—	—

注:为保证 pH 值的准确度,上述标准缓冲溶液必须使用 pH 基准试剂配制。

附录四　常用的各种酸碱指示剂

序号	名称	pH 值变色范围	酸色	碱色	pK_a	浓度
1	甲基紫(第一次变色)	0.13～0.5	黄	绿	0.8	0.1%的水溶液
2	甲酚红(第一次变色)	0.2～1.8	红	黄	—	0.04%的乙醇(50%)溶液
3	甲基紫(第二次变色)	1.0～1.5	绿	蓝	—	0.1%的水溶液
4	百里酚蓝(第一次变色)	1.2～2.8	红	黄	1.65	0.1%的乙醇(20%)溶液

续表

序号	名称	pH 值变色范围	酸色	碱色	pK_a	浓度
5	茜素黄 R（第一次变色）	1.9～3.3	红	黄	—	0.1%是水溶液
6	甲基紫（第三次变色）	2.0～3.0	蓝	紫	—	0.1%的水溶液
7	甲基黄	2.9～4.0	红	黄	3.3	0.1%的乙醇(90%)溶液
8	溴酚蓝	3.0～4.6	黄	蓝	3.85	0.1%的乙醇(20%)溶液
9	甲基橙	3.1～4.4	红	黄	3.40	0.1%的水溶液
10	溴甲酚绿	3.8～5.4	黄	蓝	4.68	0.1%的乙醇(20%)溶液
11	甲基红	4.4～6.2	红	黄	4.95	0.1%的乙醇(60%)溶液
12	溴百里酚蓝	6.0～7.6	黄	蓝	7.1	0.1%的乙醇(20%)
13	中性红	6.8～8.0	红	黄	7.4	0.1%的乙醇(60%)溶液
14	酚红	6.8～8.0	黄	红	7.9	0.1%的乙醇(20%)溶液
15	甲酚红（第二次变色）	7.2～8.8	黄	红	8.2	0.04%的乙醇(50%)溶液
16	百里酚蓝（第二次变色）	8.0～9.6	黄	蓝	8.9	0.1%的乙醇(20%)溶液
17	酚酞	8.2～10.0	无色	紫红	9.4	0.1%的乙醇(60%)溶液
18	百里酚酞	9.4～10.6	无色	蓝	10.0	0.1%的乙醇(90%)溶液
19	茜素黄 R（第二次变色）	10.1～12.1	黄	紫	11.16	0.1%的水溶液
20	靛胭脂红	11.6～14.0	蓝	黄	12.2	25%的乙醇(50%)溶液

注：最右一栏中括号内是对应的作为溶剂的乙醇的浓度。

附录五　危险化学品名称及其临界量表

序号	类别	危险化学品名称和说明	临界量/t
1	爆炸品	迭氮化钡	0.5
2		迭氮化铅	0.5
3		雷酸汞	0.5
4		三硝基苯甲醚	5
5		三硝基甲苯	5
6		硝化甘油	1
7		硝化纤维素	10
8		硝酸铵(含可燃物超过0.2%)	5
9	易燃气体	丁二烯	5
10		二甲醚	50
11		甲烷、天然气	50
12		氯乙烯	50
13		氢	5
14		液化石油气 (含丙烷、丁烷及其混合物)	50
15		一甲胺	5
16		乙炔	1
17		乙烯	50
18	毒性气体	氨	10
19		二氟化氧	1
20		二氧化氮	1
21		二氧化硫	20
22		氟	1
23		光气	0.3

续表

序号	类别	危险化学品名称和说明	临界量/t
24	毒性气体	环氧乙烷	10
25		甲醛(含量超过90%)	5
26		磷化氢	1
27		硫化氢	5
28		氯化氢	20
29		氯	5
30		煤气(CO、H_2 和 CH_4 的混合物)	20
31		砷化三氢(胂)	1
32		锑化氢	1
33		硒化氢	1
34		溴甲烷	10
35	易燃液体	苯	50
36		苯乙烯	500
37		丙酮	500
38		丙烯腈	50
39		二硫化碳	50
40		环己烷	500
41		环氧丙烷	10
42		甲苯	500
43		甲醇	500
44		汽油	200
45		乙醇	500
46		乙醚	10
47		乙酸乙酯	500
48		正己烷	500
49	易于自燃的物质	黄磷	50
50		烷基铝	1
51		戊硼烷	1

续表

序号	类别	危险化学品名称和说明	临界量/t
52	遇水放出易燃气体的物质	电石	100
53		钾	1
54		钠	10
55	氧化性物质	发烟硫酸	100
56		过氧化钾	20
57		过氧化钠	20
58		氯酸钾	100
59		氯酸钠	100
60		硝酸(发红烟的)	20
61		硝酸(发红烟的除外,含 HNO_3 超过 70%)	100
62		硝酸铵(含可燃物不超过 0.2%)	300
63		硝酸铵基化肥	1000
64	有机过氧化物	过氧乙酸(含量不少于 60%)	10
65		过氧化甲乙酮(含量不少于 60%)	10
66	毒性物质	丙酮合氰化氢	20
67		丙烯醛	20
68		氟化氢	1
69		环氧氯丙烷(3-氯-1,2-环氧丙烷)	20
70		环氧溴丙烷(表溴醇)	20
71		甲苯二异氰酸酯	100
72		氯化硫	1
73		氰化氢	1
74	毒性物质	三氧化硫	75
75		烯丙胺	20
76		溴	20
77		乙撑亚胺	20
78		异氰酸甲酯	0.75

附录六　常用酸、碱的浓度和密度

一、酸溶液

酸的名称和化学式	密度/(g·mL^{-1})	质量分数/%	物质的量浓度/(mol·L^{-1})
浓盐酸（HCl）	1.19	38.32	12.5
稀盐酸（HCl）	1.10	20.39	6.15
稀盐酸（HCl）	1.07	7.15	2.0
浓硝酸（HNO$_3$）	1.42	71.63	16.14
稀硝酸（HNO$_3$）	1.195	32.21	6.1
稀硝酸（HNO$_3$）	1.065	11.81	1.997
浓硫酸（H$_2$SO$_4$）	1.835	95.72	17.91
稀硫酸（H$_2$SO$_4$）	1.12	17.43	1.99
稀硫酸（H$_2$SO$_4$）	1.18	25.21	3.03
浓醋酸（HAc）	1.05	99.9	17.5
稀醋酸（HAc）	1.045	36.2	6.3
高氯酸（HClO$_4$）	1.675	70.15	11.70
磷酸（H$_3$PO$_4$）	1.635	80.75	13.48
磷酸（H$_3$PO$_4$）	1.69	85.54	14.75
（磷酸 H$_3$PO$_4$）	1.745	90.13	16.04

二、碱溶液

碱的名称和化学式	密度/(g·mL^{-1})	质量分数/%	物质的量浓度/(mol·L^{-1})
浓氨水（NH$_3$·H$_2$O）	0.896	28.67	15.08
稀氨水（NH$_3$·H$_2$O）	0.954	10.65	6.13
稀氨水（NH$_3$·H$_2$O）	0.988	2.35	1.365
氢氧化钠（NaOH）	1.085	7.83	2.123
氢氧化钠（NaOH）	1.110	10.10	2.802

附录七 实验室常用试剂的配制

一、酸溶液

试剂名称和化学式	密度(20 ℃)/(g·mL⁻¹)	质量分数/%	物质的量浓度/(mol·L⁻¹)	配制方法
浓盐酸(HCl)	1.19	37.23	12	原装试剂,无需配制
稀盐酸(HCl)	1.10	20.39	6	浓盐酸 500 mL,用水稀释至 1000 mL
稀盐酸(HCl)	1.03	7.15	2	浓盐酸 167 mL,用水稀释至 1000 mL
浓硝酸(HNO_3)	1.40	68	15	原装试剂,无需配制
稀硝酸(HNO_3)	1.20	32	6	浓硝酸 381 mL,用水稀释至 1000 mL
浓硫酸(H_2SO_4)	1.84	98	18	原装试剂,无需配制
稀硫酸(H_2SO_4)	1.34	44	6	浓硫酸 334 mL 慢慢加到 600 mL 中,并不断搅拌,再用水稀释至 1000 mL
浓醋酸(HAc)	1.05	99	17	原装试剂,无需配制
稀醋酸(HAc)	1.04	35	6	浓醋酸 353 mL,用水稀释至 1000 mL
稀醋酸(HAc)	1.02	12	2	浓醋酸 118 mL,用水稀释至 1000 mL
浓磷酸(H_3PO_4)	1.69	85.5	14.7	原装试剂,无需配制
浓氢氟酸(HF)	1.15	48	27.6	原装试剂,无需配制
高氯酸($HClO_4$)	1.12	19	2	原装试剂,无需配制

二、碱溶液

试剂名称和化学式	密度(20℃)/(g · mL^{-1})	质量分数/%	物质的量浓度/(mol · L^{-1})	配制方法
氢氧化钠(NaOH)	1.22	20	6	240 g NaOH 溶于水中,稀释至 1000 mL
氢氧化钠(NaOH)	1.09	8	2	80 g NaOH 溶于水中,稀释至 1000 mL
氢氧化钾(KOH)	1.25	26	6	337 g NaOH 溶于水中,稀释至 1000 mL
浓氨水($NH_3 \cdot H_2O$)	0.90	25~27	15	原装试剂,无需配制
稀氨水($NH_3 \cdot H_2O$)	0.96	10	6	浓氨水 400 mL 溶于水中,稀释至 1000 mL
氢氧化钙[$Ca(OH)_2$]	—	—	0.025	饱和溶液
氢氧化钡[$Ba(OH)_2$]	—	—	0.2	饱和溶液

三、盐溶液

试剂名称和化学式	摩尔质量/(g · mL^{-1})	物质的量浓度/(mol · L^{-1})	配制方法
氯化铵(NH_4Cl)	53.5	1	溶解 53.5 g NH_4Cl,用水稀释至 1000 mL
氯化铵(NH_4Cl)	53.5	3	溶解 160 g NH_4Cl,用水稀释至 1000 mL
硝酸铵(NH_4NO_3)	80	1	溶解 80 g NH_4NO_3,用水稀释至 1000 mL
硝酸铵(NH_4NO_3)	80	2.5	溶解 200 g NH_4NO_3,用水稀释至 1000 mL
硫酸铵[$(NH_4)_2SO_4$]	132	1	溶解 132 g $(NH_4)_2SO_4$,用水稀释至 1000 mL
氯化钾(KCl)	74.5	1	溶解 74 g KCl,用水稀释至 1000 mL
碘化钾(KI)	166	1	溶解 166 g KI,用水稀释至 1000 mL
铬酸钾(K_2CrO_4)	194.5	1	溶解 194 g K_2CrO_4,用水稀释至 1000 mL

续表

试剂名称和化学式	摩尔质量/(g·mL^{-1})	物质的量浓度/(mol·L^{-1})	配制方法
高锰酸钾($KMnO_4$)	158	饱和溶液	溶解 70 g $KMnO_4$,用水稀释至 1000 mL
高锰酸钾($KMnO_4$)	158	0.01	溶 1.6 g $KMnO_4$,用水稀释至 1000 mL
高锰酸钾($KMnO_4$)	158	0.03%	溶解 0.3 g $KMnO_4$,用水稀释至 1000 mL
铁氰化钾[$K_3Fe(CN)_6$]	329.2	1	溶解 329 g $K_3Fe(CN)_6$,用水稀释至 1000 mL
亚铁氰化钾[$K_3Fe(CN)_6·3H_2O$]	422.4	1	溶解 422.4 g $K_3Fe(CN)_6·3H_2O$,用水稀释至 1000 mL
醋酸钠($NaAc·3H_2O$)	136.1	1	溶解 136 g $NaAc·3H_2O$,用水稀释至 1000 mL
硫代硫酸钠($Na_2S_2O_3·5H_2O$)	248.2	0.1	溶解 24.82 g $Na_2S_2O_3·5H_2O$,用水稀释至 1000 mL
磷酸氢二钠($Na_2HPO_4·12H_2O$)	358.2	0.1	溶解 35.82 g $Na_2HPO_4·12H_2O$,用水稀释至 1000 mL
碳酸钠(Na_2CO_3)	106.0	1	溶解 106 g Na_2CO_3,用水稀释至 1000 mL
硝酸银($AgNO_3$)	169.87	0.1	溶解 17 g $AgNO_3$,用水稀释至 1000 mL
氯化钡($BaCl_2·2H_2O$)	244.3	10%	溶解 100 g $BaCl_2·2H_2O$,用水稀释至 1000 mL
氯化钡($BaCl_2·2H_2O$)	244.3	0.1	溶解 24.4 g $BaCl_2·2H_2O$,用水稀释至 1000 mL
硫酸亚铁($FeSO_4·7H_2O$)	278	1	溶解 278 g $FeSO_4·7H_2O$,用水稀释至 1000 mL
氯化铁($FeCl_3·6H_2O$)	270.3	1	溶解 270 g $FeCl_3·6H_2O$,用水稀释至 1000 mL
醋酸铅($PbAc_2·3H_2O$)	379	1	溶解 379 g 固体于水中,加水稀释至 1000 mL
氯化亚锡($SnCl·2H_2O$)	225.6	0.1	溶解 22.5 g $SnCl·2H_2O$ 于150 mL 浓盐酸中,加水稀释至 1000 mL
硫酸锌($ZnSO_4·7H_2O$)	287	饱和溶液	溶解 900 g $ZnSO_4$,用水稀释至 1000 mL
硫酸锌($ZnSO_4·7H_2O$)	287	5%	溶解 5 g 固体于水中,加水稀释至 1000 mL

附录八　常见生化检查项目的临床意义

一、丙氨酸氨基转移酶(ALT)

ALT 增高常见于肝胆疾病(如病毒性肝炎、肝硬化活动期、肝癌、中毒性肝炎、胆管炎、胆囊炎等)、心血管疾病(如心肌梗死、心肌炎、心力衰竭时肝淤血、脑出血等)、骨骼肌组织受损、药物性肝损害(如氯丙嗪、异烟肼、奎宁、水杨酸制剂、抗癌药、四氯化碳、酒精、铅、汞等造成的肝损害)。

二、天冬氨酸氨基转移酶(AST)

AST 增高常见于急性心肌梗死、急性肝炎、药物中毒性肝细胞坏死、慢性肝炎、肝硬化、肝硬化活动期、心肌炎、皮肌炎、肾炎、胆道疾病、急性胰腺炎、胆道阻塞、肝癌等。

三、AST/ALT

AST/ALT 对于急性肝炎和慢性肝炎的诊断、鉴别诊断及转归判断有一定的价值。急性肝炎时,AST/ALT<1,肝硬化时 AST/ALT≥2,肝癌时 AST/ALT≥3(两者都明显升高时该比值才有意义)。

特别注意:重症肝炎时,由于大量的肝细胞坏死,血中 ALT 逐渐下降,而胆红素却进行性升高,出现所谓的"酶胆分离"现象,这常常是肝坏死的前兆。

四、碱性磷酸酶(ALP)

ALP 增高常见于肝胆疾病(阻塞性黄疸、急性或慢性黄疸型肝炎、肝癌等)、骨骼疾病(纤维性骨炎、成骨不全症、佝偻病、骨转移癌、骨折修复愈合期等)。

ALP 主要用于骨骼、肝胆系统疾病等的诊断和鉴别诊断,尤其是黄疸的鉴别诊断。

五、γ-谷氨酰转移酶(GGT,又称为"γ-谷氨酰转肽酶",γ-GT)

γ-GT 增高常见于胰腺癌和泛特氏(Vaters)壶腹癌、胆道梗阻、恶性肿瘤(有/无肝转移)、嗜酒或长期使用某些药物(如苯巴比妥、避孕药)等。

六、乳酸脱氢酶(LDH)

LDH 增高常见于心肌梗死、肝胆疾病(如肝炎、肝癌、肝硬化、阻塞性黄疸等)、肺梗死、急性白血病、非霍奇金淋巴瘤、神经母细胞瘤、乳腺癌、结肠癌、胃癌及肺癌等。由于各组织中 LDH 的含量较血清高上千倍,微量损伤也足以引起血清 LDH 升高,故该项检查敏感性较高,也由此导致其特异性相对较差,但这一特点可用于分析无明显原因升高的 LDH 及其同工酶,从而为早期发现无症状肿瘤患者提供线索,其同工酶有 LDH_1、LDH_2、LDH_3、LDH_4、LDH_5。

七、胆碱酯酶(ChE)

ChE 是判断肝脏合成功能的"指针",是协助有机磷中毒诊断及预后估计的重要手段。胆碱酯酶在肝脏中合成,然后分泌到血液中。

ChE 增高常见于甲亢、糖尿病、肾病综合征、脂肪肝等。

ChE 降低常见于有机磷和氨基甲酯类杀虫剂中毒时,其活性明显降低;各种慢性肝脏疾病,如肝炎(包括病毒性肝炎、阿米巴肝炎)、肝脓肿和肝硬化患者中,约一半存在 ChE 活性降低,各种肝病的病情越差,ChE 活性越低,持续降低无回升迹象者多预后不良;肝、胆疾病都会引起 ALT、γ-GT 升高,往往难以进行鉴别,如果增加对 ChE 的测定,可以发现 ChE 活性降低者均为肝脏疾病患者,而正常者多为胆道疾病患者;营养不良时 ChE 亦可降低。

八、总胆红素(TBIL)

TBIL 增高常见于原发生胆汁性肝硬化急性黄疸型肝炎,慢性活动期肝炎,病毒性肝炎,肝硬化、溶血性黄疸、新生儿黄疸、胆石症等各种原因引起的黄疸。

九、直接胆红素(DBIL)

DBIL 增高常见于阻塞性黄疸、肝细胞性黄疸、肝癌、胰头癌、胆石症等。

十、间接胆红素(IBIL)

IBIL 增高常见于常见于溶血性黄疸、肝细胞性黄疸。

十一、总胆汁酸(TBA)

TBA 增高常见于肝胆疾病(如急慢性肝炎、门脉性肝硬化、胆汁淤积、原发性肝癌、药物性黄疸及酒精性肝硬化等)。其优越性在于:在肝病早期、无黄疸的潜在性肝病进展期以及肝实质细胞微小坏死等情况下,常规肝功能实验尚未检出任何异常时,该项检查即可发挥其诊断价值。此外,TBA 测定还可用来区别高胆红素血症和胆汁淤积:TBA 正常而胆红素升高可视为高胆红素血症;反之则视为胆汁淤积;二者均升高则考虑为胆汁淤积性黄疸。

十二、总蛋白(TP)

TP 增高常见于高度脱水症、血液浓缩、网状上皮系统增生、慢性肾上腺皮质机能减退及多发性骨髓瘤。

TP 降低常见于肝脏疾病、消耗性疾病、营养不良、广泛烧伤、肾病综合征、大量反复性胸腹水、溃疡性结肠炎、失血等。

十三、白蛋白(ALB)

ALB 增高常见于严重失水和血液浓缩。

ALB 降低常见于营养不良、慢性消化道疾病、肝胆疾病、消耗性疾病、腹腔恶性肿瘤、恶病质、肾病综合征、遗传性无白蛋白血症。

十四、球蛋白

球蛋白增高常见于肝脏疾病(如慢性肝炎、肝硬化、肝癌、肾炎等)、网状内皮系统疾病(如多发性骨髓瘤、单核细胞性白血病)、慢性感染(如化脓性感染、梅毒、麻风、结缔组织病)。

十五、白/球比值

白/球比值增高常见于肝脏疾病(如慢性肝炎、肝硬化、肝癌、肾炎等)。如治疗后白蛋白升高至正常或接近正常,A/G 比值接近正常,表示肝功能有改善。故检测血清白蛋白、球蛋白及其比值可估计肝脏疾病的病情和预后。

十六、前白蛋白(PA)

PA 降低常见于炎症、恶性疾病时,手术(手术创伤后 24 h PA 水平下降,2~3天时达高峰,其下降可持续 1 周)、肝炎、肝硬化(PA 在肝脏合成,各类肝炎、肝硬化致肝功能受到损害时,由于合成减少,PA 水平降低,是肝功能障碍的一个敏感指标,对肝病的早期诊断有一定的价值)、营养不良、蛋白质消耗性疾病、肾病、妊娠或高雌激素血症(负急性时相反应蛋白)。

十七、α-羟丁酸脱氢酶(α-HBDH)

α-HBDH 增高常见于急性心梗、心肌炎、叶酸或维生素 B_{12} 缺乏等。

十八、血清肌酸激酶

血清肌酸激酶增高:心肌梗死 4~6 h 开始升高,18~36 h 可达正常值的 20~30 倍,为最高峰,2~4 天恢复正常。另外,病毒性心肌炎、皮肌炎、肌肉损伤、肌营养不良、心包炎、脑血管意外及心脏手术、骨骼肌损伤、肌营养不良、进行性肌萎缩、急性心肌炎、脑血管意外、脑膜炎、甲状腺功能减退、剧烈运动或使用氯丙嗪、青霉素等药物后都可以使 CK 增高。

血清肌酸激酶降低常见于甲状腺功能亢进症。

十九、肌酸激酶同工酶 MB(CK-MB)

CK-MB 是心肌梗死的特异性诊断指标(12~20 h 达到高峰,2~3 天恢复正常)

二十、淀粉酶(AMY)

AMY 增高常见于急/慢性胰腺炎、流行性腮腺炎、吗啡注射后(显著升高)、胰腺癌、胰腺外伤、急性阑尾炎、急性胆囊炎、肾衰竭、溃疡病穿孔、尿毒症、糖尿病、异位妊娠等(中度升高)。

在急性胰腺炎发病后 2~3 h 血 AMY 开始升高(也有延迟 12 h 开始升高者),多在 12~24 h 达峰值,2~5 天下降至正常。如持续升高达数周,常提示胰腺炎有反复,或有并发症发生。尿 AMY 于发病后 12~24 h 开始升高,下降也比血清 AMY 慢,因此在急性胰腺炎后期测定尿 AMY 更有诊断价值。

二十一、脂肪酶(LPS 或 LIP)

LPS 增高:急性胰腺炎时,LPS 或 LIP 2~12 h 显著升高,24 h 达峰值,48~72 h 可能恢复正常,但随后又可持续升高 8~15 天。由于血清 LPS 在急性胰腺炎时活性升高的时间早,上升幅度大,持续时间长,故其诊断价值优于 AMY(临床研究证实:LPS 的灵敏度为 80%~100%,特异性为 84%~96%;而血清 AMY 的灵敏度为 73%~79%,特异性为 82%~84%)。临床观察发现,凡血清 AMY 升高的病例,其 LPS 均升高;而 LPS 升高者 AMY 不一定升高,约有 2/3 的 AMY 正常的胰腺炎患者其 LPS 正常;非胰腺炎的急腹症患者有血清

AMY 升高而 LPS 不升高。酗酒、乙醇性胰腺炎、慢性胰腺炎、胰腺癌、肝胆疾病等患者的血清 LPS 可有不同程度的升高（正常人血清中 LPS 含量极少）。

二十二、总胆固醇(CHO)

CHO 增高常见于动脉粥样硬化、肾病综合征、胆总管阻塞、糖尿病、黏液性水肿等。

二十三、三酰甘油(TG)

TG 增高常见于动脉硬化、冠心病、糖尿病、肾病综合征、先天性脂蛋白酶缺陷、脂肪肝、口服避孕药等。

二十四、高密度脂蛋白胆固醇(HDL-C)

HDL-C 降低常见于冠心病危险因素、心脑血管病、肝炎、肝硬化、吸烟等；高 TG 血症患者往往伴有低 HDL-C,多数肥胖者该项检查结果也偏低（其被认为是冠心病的保护因子）。

二十五、低密度脂蛋白胆固醇(LDL-C)

LDL-C 增高常见于高脂血症,是动脉粥样硬化发生发展的主要脂类危险因素(LDL 也被称为"致动脉硬化脂蛋白")。

二十六、载脂蛋白-A(apo-A)

apo-A 降低常见于冠心病、脑血管病(同时测定 apo-AⅠ与 HDL-C 对病理生理状态有一定的提示:家族性高 TG 血症患者 HDL-C 往往偏低,但 apo-AⅠ不一定低,不增加患冠心病的危险性;但家族性混合型高脂血症患者 apo-AⅠ与 HDL-C 都会轻度下降,患冠心病的危险性高)、apo-AⅠ缺乏症(如 Tangier 病,这是一种罕见的遗传性疾病)、家族性低 a 脂蛋白血症、鱼眼病等。

二十七、载脂蛋白-B(apo-B)

apo-B 增高常见于动脉粥样硬化标志物、冠心病的危险因素增多。另外,apo-A 降低、apo-B 增高常见于冠心病、动脉硬化、肾病综合征、活动性肝炎、肝实质损害、糖尿病等

二十八、C 反应蛋白(CRP)

CRP 增高常见于急性心梗、创伤、感染、炎症、外科手术,肿瘤浸润时迅速显

著升高,可达正常水平的 2000 倍(急性时相反应蛋白)。

二十九、尿素(UREA)

UREA 增高常见于各种原因引起的无尿、尿毒症、严重肾衰竭、高蛋白饮食、糖尿病、轻度肾功能低下等。

UREA 降低常见于严重肝病等。

三十、肌酐(CREA)

CREA 增高常见于各种原因引起的肾实质损害、尿路梗阻、心功能不全等。

CREA 降低常见于肌萎缩、贫血、白血病、尿崩症等。

三十一、尿酸(UA)

UA 增高常见于痛风、子痫、白血病、红细胞增多症、多发性骨髓瘤、肾功能减退、中毒性肝病等。

UA 降低常见于恶性贫血、遗传性黄嘌呤尿症。

三十二、血清葡萄糖

高血糖:某些生理因素(如情绪紧张、饭后 1~2 h)及静脉注射肾上腺素后可引起血糖增高。病理性增高常见于各种糖尿病、慢性胰腺炎、心肌梗死、肢端肥大症、某些内分泌疾病(如甲状腺功能亢进症、垂体前叶嗜酸性细胞腺瘤、垂体前叶嗜碱性细胞功能亢进症、肾上腺机能亢进症)等。颅内出血、颅外伤等也可引起血糖增高。

低血糖:糖代谢异常、胰岛细胞瘤、胰腺瘤、严重肝病、新生儿低血糖症、妊娠、哺乳等都可造成低血糖。

三十三、血清钾(K$^+$)

K$^+$ 增高常见于肾上腺皮质功能减退症、急/慢性肾衰竭、休克、组织挤压伤、病理或人为因素造成溶血、口服或注射含钾液过多等。

K$^+$ 降低常见于严重腹泻、呕吐、肾上腺皮质功能亢进、服用利尿剂和胰岛素、钡盐与棉籽油中毒等。

三十四、血清钠(Na$^+$)

Na$^+$ 增高常见于肾上腺皮质功能亢进、严重脱水、中枢性尿崩症等。

Na^+ 降低常见于胃肠道疾病引起的消化液丢失、严重肾盂肾炎、肾小管严重损害、肾上腺皮质功能不全、糖尿病、应用利尿剂、大量出汗、大面积烧伤等。

三十五、血清氯(Cl^-)

Cl^- 增高常见于高钠血症的脱水、高血氯性代谢性酸中毒、过量输入生理盐水等。

Cl^- 降低常见于胃肠道疾病、严重肾小管损害、肾上腺皮质功能不全、糖尿病、应用利尿剂、低盐饮食等。

三十六、血清钙(Ca^{2+})

Ca^{2+} 增高常见于甲状旁腺功能亢进(增生、腺瘤、癌肿)、骨髓瘤、多发性骨髓瘤、结节病、维生素 D 过多症等。

Ca^{2+} 降低常见于甲状旁腺功能减退、佝偻病、软骨病、严重乳糜泻、慢性肾炎尿毒症、维生素 D 缺乏症、老年骨质疏松、低钙饮食、吸收不良等。

三十七、二氧化碳分压($PaCO_2$)

CO_2 分压增高常见于代谢性碱中毒(如呕吐、肾上腺功能亢进、缺钾或过度使用碱性药物等)、呼吸性酸中毒(如肺纤维化、肺气肿、呼吸麻痹、支气管扩张、气胸、呼吸道阻塞等)。

CO_2 分压降低常见于代谢性酸中毒(如糖尿病酮症酸中毒、尿毒症、休克、严重腹泻、脱水等)、呼吸性碱中毒(如呼吸性中枢兴奋、呼吸加快等)。

三十八、血清镁(Mg^{2+})

Mg^{2+} 增高常见于镁盐摄入过多、静脉用含镁药物,肾功能衰竭时限制了排泄过多镁的能力,使用含镁制剂、灌肠剂等。镁增高不常见,多数是轻微升高。

Mg^{2+} 降低常见于胃肠道疾病,如持续性胃肠减压、吸收障碍综合征、急/慢性腹泻、急性出血性胰腺炎以及原发性低镁血症等。

肾脏丢失镁可见于:①渗透性利尿,如糖尿病、使用甘露醇等脱水剂;②高钙血症;③使用乙醇及其他药物;④代谢性酸中毒及酮症酸中毒;⑤肾脏疾病,如肾盂肾炎、间质性肾炎、肾小球肾炎、肾小管酸中毒、肾移植术后;⑥磷酸盐缺乏等。

三十九、血清磷(P)

P 增高常见于:①肾小球滤过率降低(如急/慢性肾衰竭)、肾小管重吸收增加(如甲状旁腺功能减退症)、假性甲状旁腺功能减退症、肢端肥大症及用依替磷酸二钠治疗等;②磷酸盐摄入过多;③细胞内磷酸盐大量转移到细胞外,如乳酸酸中毒、呼吸性酸中毒或糖尿病酮症酸中毒、横纹肌溶解、血管内溶血、细胞毒性抗癌药物治疗、白血病及淋巴瘤等。

P 降低常见于磷向细胞内转移(如输注葡萄糖、高营养治疗、使用胰岛素或呼吸性碱中毒)、肾磷酸盐阈值降低(如原发性或继发性甲状旁腺功能亢进、肾小管缺损性家族性低磷血症)、肠道磷酸盐的吸收减少(如呕吐、腹泻丢失或与口服制酸剂结合;吸收减少如吸收障碍综合征、维生素 D 缺乏症)、细胞外磷酸盐丢失等。

四十、血清铁(Fe)

Fe 增高常见于红细胞破坏过多(如溶血性贫血)、红细胞再生或成熟障碍(如再生障碍性贫血、巨幼红细胞贫血)。

Fe 降低常见于缺铁性贫血、慢性长期失血、恶性肿瘤等。

四十一、血清抗链 O

血清抗链 O 增高常见于:①溶血性链球菌感染、猩红热、丹毒、链球菌性咽炎、扁桃体炎,对风湿热、急性肾小球肾炎有间接诊断价值,若多次检测结果递增并伴有红细胞沉降率(ESR)加快可有助于诊断;②少数非溶血性链球菌感染,如病毒性肝炎、肾病综合征、结核病、结缔组织病、亚急性感染性心内膜炎、多发性骨髓瘤等;③寒冷地区、寒冷季节。

血清抗链 O 降低常见于药物性因素(如水杨酸盐类、肾上腺皮质激素、抗生素等)。

四十二、类风湿因子(RF)

RF 增高常见于类风湿性关节炎。

四十三、血清 β_2-微球蛋白

血清 β_2-微球蛋白增高常由于肾小球滤过功能差所致,见于早期肾小球病变,急、慢性肾炎,慢性肾功能不全等病症以及长期血透患者;也见于淋巴细胞性白血病、胃淋巴瘤、血管性鼻淋巴瘤、黑色素瘤等肿瘤疾病。

四十四、同型半胱氨酸(HCY)

HCY 增高是动脉粥样硬化等心血管疾病发病的一个独立危险因子。

四十五、转铁蛋白(TF)

血清 TF 测定可提示患有缺铁性贫血等多种疾病。

TF 增高常见于缺铁性贫血、急性肝炎、急性炎症、口服避孕药、妊娠后期。

TF 降低常见于肾病综合征、肝硬化、恶性肿瘤、溶血性贫血、营养不良时。

四十六、总铁结合力(TIBC)

TIBC 增高常见于缺铁性贫血、铁摄入不足或需要增加、口服避孕药后、急性肝炎等。

TIBC 降低常见于先天性转铁蛋白缺乏症、慢性感染、病毒性肝炎、肝硬化、肾病综合征等。

四十七、视黄醇结合蛋白(RBP)

肾小球滤过率降低可引起血中 RBP 增高,甲亢时降低,甲减时增高。

四十八、脂蛋白(a)[Lp(a)]

Lp(a)是动脉粥样硬化性心脑疾病的一个重要的独立危险因素,其可加速血栓形成,在肾小球硬化中具有致病作用。早期肾功能减退和晚期肾衰竭可见 Lp(a)增高,糖尿病患者也可见 Lp(a)增高。Lp(a)是糖尿病并发微血管病变、冠心病的一个重要因素。